实用

急诊掌中宝

崔守永 ◎ 主编

化学工业出版社

·北京·

全书共七章。分别介绍了常见症状的诊断及处理，常见危重症、内科急症、外科急症、妇科急症、五官科急症的诊断、检查及治疗，常用急诊操作。可供急诊科医师、全科医师参考使用。

图书在版编目（CIP）数据

实用急诊掌中宝/崔守永主编. —北京：化学工业出版社，2015.11（2024.11重印）
ISBN 978-7-122-25055-1

Ⅰ.①实… Ⅱ.①崔… Ⅲ.①急诊 Ⅳ.①R459.7

中国版本图书馆 CIP 数据核字（2015）第 204483 号

责任编辑：赵兰江　　　　　　文字编辑：何　芳
责任校对：宋　玮　　　　　　装帧设计：关　飞

出版发行：化学工业出版社　（北京市东城区青年湖南街
　　　　　　13 号　邮政编码 100011）
印　　刷：北京云浩印刷有限责任公司
装　　订：三河市振勇印装有限公司
850mm×1168mm　1/64　印张 6¼　字数 213 千字
2024 年 11 月北京第 1 版第 12 次印刷

购书咨询：010-64518888　　售后服务：010-64518899
网　　址：http://www.cip.com.cn
凡购买本书，如有缺损质量问题，本社销售中心负责调换。

定　价：35.00 元　　　　　　版权所有　违者必究

编写人员

主　编　崔守永

副主编　庄福聚　姚丽娟

编　者　（按姓氏笔画排序）

马莲美　车　娟　庄福聚　孙胜房

孙　斌　吴立强　张　帆　周国军

胡蓬勃　姜海明　姚丽娟　崔守永

前　言

　　急诊医学经过几十年的发展已经成为一门独立的临床学科。急诊科医师需要掌握的诊疗知识更加全面，对各种疾病的诊疗能力要求更高。因此，我们组织滨州医学院附属医院具有长期急诊临床经验的专家，在临床实践和研究工作的基础上，参考国内、国外急诊医学的最新进展，编写了本书。本书编著者均是从事临床一线工作十余年的临床医师，书中重点介绍了常见症状的鉴别诊断和各科常见急症的诊断、检查、治疗等内容。由于我们经验不足、水平有限，成书时间紧迫，书中难免出现一些疏漏，望广大读者提出宝贵意见，以便今后完善本书。

主编

2015 年 6 月

目　录

第一章

常见症状的诊断及处理

第一节 咯 血

（一）病因

（1）感染 气管、支气管炎、结核、咽炎、支气管扩张症、肺炎、肺脓肿、真菌病。

（2）肿瘤 肺癌、咽喉癌、支气管腺瘤、转移癌。

（3）外伤 肺挫伤、胸壁穿透伤、胸钝伤。

（4）心血管病 二尖瓣狭窄、肺栓塞或梗死、严重左心室衰竭、肺高压、动静脉畸形、艾森曼格综合征、阻塞性肺血管病。

（5）自身免疫性疾病 儿童及成人含铁血黄素沉着病、肾小球肾炎伴肺出血、青霉胺引起的肺出血和肾小球肾炎、三苯六羧酐引起的肺出血。

（6）其他 吸入异物、囊性纤维化、支气管的子宫内膜异位或绒癌肺转移、支气管结石病、肺尘埃沉着病、肺囊肿和肺大疱、气管-无名动脉瘘、支气管胸膜瘘、出血素质。

（7）医源性原因 抗凝治疗、漂浮导管、经气管吸引、经胸和经支气管活检、锁骨大动脉-肺动脉吻合术。

（二）辅助检查

（1）三大常规　血红蛋白、红细胞计数、血细胞比容及其动态变化、白细胞计数及分类、血小板计数，尿检中有无红细胞、白细胞，大便有无潜血等。

（2）凝血功能　出血时间、凝血时间、凝血酶原时间、纤维蛋白原等。

（3）痰液检查　痰找抗酸杆菌、肿瘤细胞、寄生虫卵、真菌等，痰细菌培养。

（4）X线检查　胸部后前位及侧位摄影、必要时进行高分辨率计算机体层X线摄影（HRCT）检查。

（5）纤维支气管镜检查　找到出血部位和明确病变性质或局部止血治疗。

（6）支气管动脉造影　如怀疑支气管动脉出血（如支气管扩张症等），为了明确出血部位和进行治疗，可考虑此项检查。

（7）肺动脉造影　怀疑肺动脉出血如肺栓塞、肺动静脉瘘可考虑此项检查。

（8）其他　超声心动图、骨髓检查、免疫系统检查等。

（三）诊断流程

（1）确诊咯血　注意与呕血鉴别，见表1-1。

表 1-1 咯血与呕血的鉴别

咯血	呕血
血液来源于气道本身	胃肠道出血
鲜红泡沫状	常呈暗红色、褐色或咖啡渣样
碱性的	酸性的
常混有痰液	可含有食物残渣
常伴有咳嗽或先有痰鸣音	常伴有恶心、厌恶感或呕吐

注：洗胃和粪便潜血试验有助于鉴别出血来源。

（2）咯血量的确定

① 小量咯血：24h 咯血＜100mL。

② 中量咯血：24h 咯血 100～500mL。

③ 大量咯血：24h 咯血＞500mL（或一次咯血＞100mL）即为大咯血。

一次性咯血量达 1500～2000mL 可发生失血性休克。有时咯血量的多少与病变严重程度并不完全一致，肺功能严重障碍或发生血块阻塞窒息时，即使少量咯血也可致命。

（3）初步确定出血部位 可以根据病史、体检、X 线胸部检查结果初步判断咯血来源部位。

（4）进一步做出病因诊断 综合病史、体检、实验室检查和特殊检查结果（参见辅助检查），明确咯血的病因。

① 年龄：青壮年咯血多见于肺结核、支气管扩张症、风湿性心瓣膜病二尖瓣狭窄，40 岁以上

有长期大量吸烟者高度警惕支气管肺癌。

② 咯血量：大咯血主要见于肺结核空洞、支气管扩张症和慢性肺脓肿，支气管肺癌的咯血主要表现为持续或间断痰中带血，稍有大咯血，慢性支气管炎和支原体肺炎咳嗽剧烈时可偶有痰中带血或血性痰。

③ 颜色和性状：肺结核、支气管扩张症、肺脓肿、支气管结核、出血性疾病，咯血色颜色鲜红；铁锈色血痰主要见于球菌大叶性肺炎、肺血吸虫病和肺泡出血；砖红色胶冻样痰主要见于肺炎杆菌肺炎。二尖瓣狭窄肺淤血咯血一般为暗红色，左心衰肺水肿时咳浆液性粉红色泡沫样血痰，并发肺梗死常咳黏稠暗红色血痰。

（5）伴随症状的意义

① 咯血伴发热：多见于肺结核、肺炎、肺脓肿、肺出血、钩端螺旋体病、流行性出血热、血管炎、支气管癌。

② 咯血伴胸痛：可见于大叶性肺炎、肺栓塞、肺结核、支气管癌。

③ 咯血伴大量脓痰：可见于肺脓肿、支气管扩张症、支气管癌合并感染。

④ 咯血伴呛咳：可见于支气管癌、肺炎。

⑤ 咯血伴皮肤黏膜出血：可见于钩端螺旋体病、流行性出血热、血液病、自身免疫病。

⑥ 咯血伴黄疸：可见于钩端螺旋体病、大叶

性肺炎、肺栓塞等。

（四）治疗

（1）镇静、休息　小量咯血无须特殊处理，仅需休息、对症治疗。中量以上咯血需卧床休息，患者侧卧位或平卧位。对精神紧张、恐惧不安者，应解除其顾虑，必要时可给予少量镇静药。咳嗽剧烈的大咯血者，可适当给予镇咳药，但禁用吗啡，以免过度抑制咳嗽引起窒息。

（2）加强护理，密切观察　中量以上咯血者，应定时测量血压、脉搏和呼吸。鼓励患者轻咳，将血液咳出，以免滞留于呼吸道内。保持呼吸道畅通，保持大便通畅。

（3）大咯血患者应开放静脉，备血，必要时补充血容量。

（4）止血药的应用

① 垂体后叶素：能收缩肺小动脉，使局部血流减少、血栓形成而止血。

② 酚妥拉明：通过直接扩张血管平滑肌，降低肺动静脉压而止血。

③ 普鲁卡因：有扩张血管和镇静作用。

④ 6-氨基己酸：抑制纤溶酶原激活为纤溶酶，从而抑制纤维蛋白溶解。

⑤ 酚磺乙胺（止血敏）：增强血小板和毛细血管功能。

⑥ 卡巴克洛（安络血）：增强毛细血管对损伤

的抵抗力。

⑦ 维生素 K：促进肝脏合成凝血酶原，促进凝血。

⑧ 纤维蛋白原：可在凝血酶作用下形成许多纤维蛋白单体，后者在凝血因子ⅩⅢ的作用下形成纤维蛋白，促进止血。

⑨ 云南白药：0.3～0.5g，每日 3 次口服。

（5）气管镜止血　经药物治疗无效者可考虑通过硬质气管镜清除积血并止血。

① 冷生理盐水灌洗：4℃冷生理盐水 500mL 加肾上腺素 5mg，分次注入出血肺段，停留 1min 后吸出。

② 气囊导管止血：气囊堵塞出血支气管，压迫止血，防止窒息。24h 后放松气囊，观察几小时无出血可拔管。

③ 激光冷冻止血。

（6）支气管动脉栓塞术、手术治疗。

（7）大咯血窒息的处理

① 窒息表现：患者突感胸闷难忍，烦躁不安，面色苍白或发绀，咯血突然中止，呼吸困难，意识丧失。

② 处理：保持呼吸道畅通，足高头低位，拍背；用开口器打开口腔，将舌拉出，迅速清除口腔及咽喉部积血，气管插管或切开，吸氧，适当应用呼吸兴奋药。

第二节 呕 血

（一）病因

（1）食管出血 食管炎、食管-胃底静脉曲张破裂、食管裂孔疝、食管-贲门黏膜撕裂症。

（2）胃十二指肠出血 胃平滑肌瘤、胃黏膜脱垂、胃癌、急性胃黏膜损害（包括急性应激性溃疡病和急性糜烂性胃炎两种疾病）、消化性溃疡、十二指肠球炎。

（3）胆道出血 肝化脓性感染、肝外伤、胆管结石、癌及出血性胆囊炎等可引起胆道出血。

（二）诊断流程

1. 消化道出血识别

一般情况下，呕血表示有消化道出血，但应注意与咯血相鉴别（参见咯血）。

2. 出血量估计

（1）一般情况

① 无自觉症状表示失血量少，在 400mL 以下。

② 头晕、心慌、冷汗、乏力、口干等症状时，表示急性失血在 400mL 以上。

③ 晕厥、四肢冰凉、尿少、烦躁不安时，出血量大，失血在 1200mL 以上。

④ 除晕厥外，尚有气短、无尿，出血仍然继续，急性失血达 2000mL 以上。

（2）脉搏

① 当大量出血时，脉搏快而弱（或脉细弱），脉搏增至 100～120 次/分以上，失血估计为 800～1600mL。

② 脉搏细微，甚至扪不清时，失血已达 1600mL 以上。

（3）血压

① 收缩压正常或稍升高，脉压缩小，急性失血 800mL 以上时（占总血量的 20%）。已进入休克早期，应密切观察血压的动态改变。

② 收缩压降至 70～80mmHg（9.33～10.67kPa），脉压小，急性失血 800～1600mL 时（占总血量的 20%～40%）。

③ 收缩压降至 50～70mmHg（6.67～9.33kPa），急性失血 1600mL 以上（占总血量的 40%）。

（4）血象

① 如果患者出血前无贫血，血红蛋白在短时间内下降至 7g/L 以下，表示出血量大，在 1200mL 以上。

② 大出血后 2～5h，白细胞计数可增高，但通常不超过 $15×10^9$/L。然而在肝硬化、脾功能亢进时，白细胞计数可以不增加。

3. 出血是否停止

以下情况应认为有继续出血或再出血。

① 反复呕血甚至呕血转为鲜红色，黑粪次数增多，粪便稀薄，粪色暗红，伴有肠鸣音亢进。

② 周围循环衰竭经积极输血补液后未见明显改善或虽有好转而又恶化。经快速补液输血，中心静脉压仍有波动或稍有稳定后再次下降。

③ 红细胞计数、血红蛋白测定与血细胞比容持续下降，网织红细胞计数持续增高。

④ 补液与尿量足够的情况下，血尿素氮持续或再次增高。

4. 出血原因及部位

(1) 病史与体检

① 消化性溃疡病史者：溃疡性出血？

② 慢性肝病病史者：门脉高压伴食管静脉曲张破裂出血？

③ 45 岁以上伴有持续粪便潜血试验阳性：胃癌、食管裂孔疝？

④ 服用消炎止痛药物或肾上腺皮质激素类药物或严重创伤史：急性胃黏膜病变？

(2) 特殊诊断方法

① 内镜检查：是消化道出血定位定性诊断的首选方法。

② X线钡剂检查：仅适应于出血已停止和病情未定的患者，阳性率不高。

③ 血管造影：最好在活动性出血的情况下即出血速率＞0.5mL/min 时，才可能发现真正的出

血病灶，适宜于下消化道出血诊断。

④ 放射性核素显像。

⑤ 剖腹探查：各种检查均不能明确原因时应用。

（3）伴随症状

① 上腹痛：中青年人，慢性反复发作的上腹痛，具有一定的周期性与节律性，多为消化性溃疡。中老年人，慢性上腹痛，疼痛无明显规律性并有厌食及消瘦者，应警惕胃癌。

② 肝脾大：脾大，皮肤有蜘蛛痣、肝掌、腹壁静脉怒张或有腹水，化验有肝功能障碍，提示肝硬化门脉高压，出现肝区疼痛、肝大、质地坚硬、表面凹凸不平或有结节，血液化验甲胎蛋白（AFP）阳性者多为肝癌。

③ 黄疸：黄疸、寒战、发热伴右上腹绞痛而呕血者，可能由肝胆疾病所引起。黄疸、发热及全身皮肤黏膜有出血倾向者，见于某些感染性疾病，如败血症及钩端螺旋体病等。

④ 皮肤黏膜出血：常与血液疾病及凝血功能障碍的疾病有关。

⑤ 其他：近期有服用非甾体抗炎药物史、大面积烧伤、颅脑手术、脑血管疾病者和严重外伤伴呕血者，应考虑急性胃黏膜病变。在剧烈呕吐后继而呕血，应注意食管贲门黏膜撕裂伤。

⑥ 头晕、黑矇、口渴、冷汗：提示血容量不

足，早期伴随体位变动（如由卧位变坐位、立位时）而发生。腹鸣、黑粪或便血伴随，提示活动性出血。

（三）治疗

（1）卧床，监测血压、脉搏、出血量、每小时尿量；有条件时漂浮导管监测中心静脉压；放置鼻胃管。

（2）迅速补充血容量，必要时输血。输血以输入新鲜全血为佳，配血同时可先用右旋糖酐40或右旋糖酐20 500～1000mL输注，同时输注5%葡萄糖氯化钠注射液及10%葡萄糖液。要避免输液量过多。

（3）止血

① 胃内降温：10～14℃水反复灌洗胃腔使胃降温。

② 口服止血药：去甲肾上腺素8mg加入生理盐水或冰生理盐水150mL中分次口服。

③ 药物：质子泵抑制剂、H_2受体阻滞剂、血管升压素、生长抑素及其衍生物。

④ 内镜下止血：局部喷洒药物、注射硬化剂、圈扎术。

⑤ 气囊压迫：三腔二囊管是一种有效的暂时治疗非手术方法，由于其他技术发展及并发症，近年来应用有减少趋势。

第三节　血　尿

正常尿液中无红细胞或偶见个别红细胞，如离心沉淀后的尿液，镜检下每高倍视野有红细胞 3 个以上，即为血尿。尿色正常，需经显微镜检查方能确定称显微镜血尿；尿呈洗肉水色或血色称肉眼血尿。

（一）病因

（1）泌尿系统疾病　是最常见的原因，如泌尿系统结石、尿路感染、肾小球肾炎、肿瘤、多囊肾、结核、外伤、血管异常、畸形等。

（2）全身性疾病

① 血液病：如血小板减少性紫癜、过敏性紫癜、再生障碍性贫血、白血病、血友病等。

② 感染性疾病：如感染性心内膜炎、败血症、流行性出血热、猩红热、钩端螺旋体病、丝虫病等。

③ 风湿病：如系统性红斑狼疮、结节性多动脉炎等。

④ 心血管疾病：如亚急性细菌性心内膜炎、急进性高血压、慢性心力衰竭等。

（3）尿路邻近器官疾病　如前列腺炎、急性阑尾炎、急性盆腔炎、直肠癌、结肠癌、宫颈癌等。

（4）药物与化学因素　如磺胺类、吲哚美辛、汞剂、甘露醇、抗凝药、环磷酰胺等的副作用或毒性作用。

（5）功能性血尿　见于健康人，如运动后血尿。

（二）诊断

（1）血尿持续时间

① 肾小球肾炎：肉眼血尿间断出现，镜下血尿多持续存在。

② 尿路感染或结石：感染控制或结石排出后血尿消失。

③ 泌尿系统肿瘤：常先表现为肉眼血尿，后出现持续肉眼血尿。

④ 肾穿刺活检术或肾挫伤：可谓持续性肉眼血尿，或镜下血尿和肉眼血尿交替出现。

（2）病变部位

① 肾性血尿：尿呈暗红色及云雾状，尿中可见三角形或锥形或蠕虫状血块；尿液检查常有蛋白质、管型、肾小管上皮细胞或肾盂黏膜细胞。

② 膀胱性血尿：血尿颜色较鲜红，常有不规则血块，尿液检查有膀胱黏膜上皮细胞，蛋白质较少，无管型。常有膀胱刺激症状。

③ 尿道性血尿：血尿颜色鲜红，前尿道出血为初始血尿或滴沥状出血，后尿道及前列腺出血多为终末血尿，常伴有膀胱刺激症状。

（3）伴随症状

① 伴肾绞痛是肾、输尿管结石的特征，如排尿时痛、尿流突然中断或排尿困难，是膀胱或尿道结石的症状。

② 血尿伴膀胱刺激症状（尿频、尿急、尿痛）者，提示病变位于膀胱或后尿道（常见于尿道炎、结核等），同时伴高热、寒战、腰痛，常为肾盂肾炎。

③ 血尿伴水肿、高血压者常见于肾小球肾炎。

④ 血尿伴肾肿块者可见于肿瘤、先天性多囊肾等。

⑤ 血尿伴皮肤黏膜出血，见于血液病、感染性疾病及其他全身性疾病。

⑥ 血尿合并乳糜尿者，可见于丝虫病、慢性肾盂肾炎。

（4）辅助检查

① 尿液：尿常规、尿红细胞计数和形态、尿三杯试验、尿液细菌学检查、尿蛋白测定、尿钙测定、尿液脱落细胞学检查。

② 血液：血常规、血生化（血尿素氮、血肌酐、血尿酸、血糖、电解质、肝功能、血脂等）、内生肌酐清除率、血液细菌学检查、免疫学检查、血沉、凝血功能检查。

③ X线检查：腹部平片、尿路造影、CT

扫描。

④ B超、磁共振成像、核素肾图、DSA、内镜检查。

⑤ 肾穿刺活检。

（三）治疗

1. 肾小球性血尿

主要为原发病治疗。

2. 非肾小球性血尿

① 尿路感染：抗感染治疗，尿路结核给予抗结核治疗。

② 尿路结石：排石冲剂、碎石或手术治疗。

③ 泌尿道肿瘤：专科手术或抗肿瘤药物治疗。

④ 膀胱息肉和憩室、尿道肉阜等血尿：专科治疗。

⑤ 损伤性血尿：创伤处理。

⑥ 对症治疗。

第四节 呼 吸 困 难

呼吸困难是指患者感到空气不足、呼吸费力；客观表现呼吸运动用力，重者鼻翼扇动、张口耸肩，甚至出现发绀，呼吸辅助肌也参与活动，并伴有呼吸频率、深度与节律的异常。

（一）病因

见表 1-2。

表 1-2　呼吸困难分类、病因、特点及疾病

分类		病因	特点	疾病
肺源性	吸气性	大气道阻塞	三凹征、干咳、吸气性喉鸣	喉、气管、大支气管狭窄和阻塞
	呼气性	肺泡弹性回缩力减退,小气道广泛狭窄	呼气费力,伴哮鸣音	哮喘、喘息性慢支、肺气肿
	混合性	广泛病变,呼吸面积减少,换气下降	浅、快、呼吸音异常	肺实变、肺间质纤维化、气胸
心源性	左心衰	肺循环淤血、肺泡弹性降低	劳力性、夜间阵发性、端坐	
	右心衰	体循环淤血	血氧含量降低	
中毒性		代谢性酸中毒呼吸中枢受抑	Kussmaul 呼吸(酸中毒大呼吸)、呼吸缓慢、间停呼吸	尿毒症、肾小管酸中毒、糖尿病酮症酸中毒
		药物抑制	呼吸节律异常	
血源性		重度贫血、异常血红蛋白血症	呼吸变快	贫血、出血、休克、中毒

分类	病因	特点	疾病
神经 精神性	呼吸中枢受压 供血减少 精神心理因素 伴呼吸性碱中毒	呼吸慢而深及 节律异常 呼吸浅快频数 叹气后轻快	颅脑疾病 癔症 神经官能征

（二）诊断

（1）肺源性呼吸困难　由呼吸器官病变所致，主要表现为下面三种形式。

① 吸气性呼吸困难：表现为喘鸣、吸气时胸骨、锁骨上窝及肋间隙凹陷即三凹征。常见于喉、气管狭窄，如炎症、水肿、异物和肿瘤等。

② 呼气性呼吸困难：呼气相延长，伴有哮鸣音，见于支气管哮喘和阻塞性肺病。

③ 混合性呼吸困难：见于肺炎、肺纤维化、大量胸腔积液、气胸等。

（2）心源性呼吸困难　常见于左心功能不全所致心源性肺水肿，其临床特点如下。

① 患者有严重的心脏病史。

② 呈混合性呼吸困难，卧位及夜间明显。

③ 肺底部可出现中、小湿啰音，并随体位而变化。

④ X线检查：心影有异常改变；肺门及其附近充血或兼有肺水肿征。

（3）中毒性呼吸困难　各种原因所致的酸中毒，均可使血中二氧化碳升高、pH降低，刺激外周化学感受器或直接兴奋呼吸中枢，增加呼吸通气量，表现为深而大的呼吸困难；呼吸抑制药如吗啡、巴比妥类等中毒时，也可抑制呼吸中枢，使呼吸浅而慢。

（4）血源性呼吸困难　重症贫血可因红细胞减少，血氧不足而致气促，尤以活动后显著；大出血或休克时因缺血及血压下降，刺激呼吸中枢而引起呼吸困难。

（5）神经精神性与肌病性呼吸困难　重症脑部疾病如脑炎、脑血管意外、脑肿瘤等直接累及呼吸中枢，出现异常的呼吸节律，导致呼吸困难；重症肌无力危象引起呼吸肌麻痹，导致严重的呼吸困难；另外，癔症也可有呼吸困难发作，其特点是呼吸显著频速、表浅，因呼吸性碱中毒常伴有手足搐搦。

（6）胃胀气　由于胃膨大顶住膈肌，使胸腔变小，致呼吸困难、胸闷，是一种主观感觉，即呼吸费力或气不够用。

鉴别见表1-3。

表1-3　支气管哮喘与心源性哮喘鉴别

鉴别点	支气管哮喘	心源性哮喘
发病年龄	儿童或青少年	40岁以后

鉴别点	支气管哮喘	心源性哮喘
病史	家族史和过敏史哮喘发作史	高血压、冠心病、风心病一般无过敏史
发作时间	多发于深秋或冬春季	常发于夜间或劳累后
肺部体征	双肺弥漫性哮鸣音	双肺底湿啰音
心脏体征	正常	左心增大、奔马律、心脏杂音
X线检查	肺野清晰或肺气肿征	肺淤血，左心大
药物疗效	解痉药有效	吗啡、强心、扩管、利尿有效

（三）辅助检查

（1）呼吸困难的实验室检查　血常规检查在感染时有白细胞计数增高、中性粒细胞增高，过敏性疾病时嗜酸粒细胞计数增高。支气管-肺疾病应注意痰量、性质、气味并做细菌培养、真菌培养，痰中找结核菌等都有一定的诊断价值。

（2）呼吸困难的器械检查　X线检查对因心肺疾病引起的呼吸困难均有明显的心肺X线征象。心脏病患者可做心电图、超声心动图等检查。对慢性肺疾病如慢性阻塞性肺疾病（COPD）、支气管哮喘等做肺功能测定，诊断肺功能损害的性质和程度。纤维支气管镜检查用于支气管肿瘤、狭窄、异物的诊断和治疗，肺穿刺活检对肺纤维化、肿瘤等意义重大。

（四）治疗

（1）原则 保持呼吸道通畅，纠正缺氧和（或）二氧化碳潴留，纠正酸碱平衡失调，为基础疾病及诱发因素的治疗争取时间。

（2）保持呼吸道通畅

① 开放气道，必要时快速建立人工气道。

② 清除气道内分泌物及异物。

③ 如存在支气管痉挛，静脉给予支气管扩张药物。

（3）纠正缺氧 鼻导管或面罩给氧使动脉血氧分压>60mmHg 或血氧饱和度>90%。必要时呼吸机辅助呼吸。

（4）支持疗法 纠正酸碱失调及电解质紊乱，同时加强心、脑、肾等重要器官功能支持。

（5）病因治疗。

第五节 恶 心 呕 吐

（一）病因

1. 中枢性呕吐 中枢性呕吐为突然发生的喷射状呕吐，吐前无恶心，吐后无不适，与进食和食物有关。中枢性呕吐常见于下列原因。

① 颅内压增高：呕吐往往于头痛剧烈时出现，尤易发生于从卧位坐起时，见于脑炎、脑膜炎及脑肿瘤，常为喷射状。

② 药物或毒素直接刺激呕吐中枢：如阿扑吗啡、尿毒症、糖尿病酮中毒、低钠血症、低钾血症以及妊娠引起的呕吐等均系直接作用于呕吐中枢而引起。

2. 精神性呕吐　多见于年轻女性，其发病常与精神因素有关，并伴有其他神经官能症症状，多无器质性病变。表现为食后即吐，吐前无明显的恶心动作，呕吐常不费力，吐量不多，本病往往是慢性顽固性呕吐，常不影响摄食和营养状况。条件反射性呕吐（如嗅到某种气体或看到某种食物而引起）也与精神因素有关。

3. 周围性呕吐

① 胃原性呕吐：当胃黏膜受到化学或机械性刺激（如急性胃炎、胃癌等）或胃过度充盈（幽门梗阻）时即可发生呕吐。此种呕吐，常先有恶心、流涎等前驱症状，吐后觉胃部舒适或胃痛缓解，胃炎、胃癌患者呕吐多发生在食后不久，呕吐量不多；幽门梗阻患者呕吐常发生在进食 6～8h 或以上，可吐出发酵的前一餐至隔日的宿食，呕吐量较多。

② 腹部疾病引起的反射性呕吐：各种急腹症如肠梗阻、腹膜炎、阑尾炎、胆道及胰腺疾病，因刺激迷走神经纤维引起反射性呕吐常有恶心。此种呕吐胃已排空，但呕吐动作仍不停止。

③ 周围感觉器官疾病引起反射性呕吐：如咽

部或迷路遭受刺激时（急性迷路炎、梅尼埃病），常易发生呕吐，后者多伴有眩晕、耳聋、耳鸣等。此外，心肌梗死也可引起呕吐。

（二）辅助检查

（1）呕吐物检查　潜血试验、药物检测、毒物检测。

（2）血清学检查　胆碱酯酶活性、血清淀粉酶等。

（3）其他　眼压测定、腹部 X 线检查、血常规、尿淀粉酶、B 超等。

（三）诊断

1. 病史

① 餐后近期内出现呕吐，并有骤起的集体发病情况：食物中毒？

② 餐后即刻发生：神经性呕吐？

③ 在餐后较久或积数餐之后才出现呕吐：多见于消化性溃疡、胃癌等引起的幽门、十二指肠慢性不全梗阻。

2. 呕吐发生时间

① 晨间呕吐在育龄女性应考虑早孕反应，有时也见于尿毒症或慢性酒精中毒。有些鼻窦炎因分泌物刺激咽部，也有晨起恶心和干呕。

② 夜间呕吐多见于幽门梗阻。

3. 呕吐的特点

① 一般呕吐常先有明显恶心，然后出现呕吐。

② 神经性呕吐可不伴有恶心或仅有轻微恶心，呕吐并不费力，甚至可以随心所欲地呕吐。

③ 高血压脑病或颅内病变引起颅内压增高时，也常常没有恶心而突然出现喷射状呕吐。

4. 呕吐物的性质

① 幽门梗阻的呕吐物含有隔餐或隔日食物，有腐酵酸臭气味。

② 呕吐物中含有多量黄色苦味胆汁，多见于频繁剧烈呕吐或十二指肠乳头以下的肠梗阻。

③ 大量呕吐多见于幽门梗阻或急性胃扩张，一次呕吐可超过 1000mL。

④ 呕吐物有大便臭味的可能是低位肠梗阻。

⑤ 呕吐大量酸性胃液多见于高酸性胃炎、活动期十二指肠溃疡或胃泌素瘤。

⑥ 呕吐物呈咖啡样或鲜红色，考虑上消化道出血。

5. 恶心呕吐伴有腹痛

① 伴有腹痛者，首先应考虑急腹症。

② 慢性腹痛在呕吐之后获得暂时缓解，可能是消化性溃疡、急性胃炎或高位肠梗阻。

③ 腹痛在呕吐之后不缓解可见于胆囊炎、胆石症、胆道蛔虫病、急性胰腺炎等。

6. 恶心呕吐伴头痛与眩晕

① 伴有头痛，应考虑高血压脑病、偏头痛、鼻窦炎、青光眼、屈光不正等。

② 伴有眩晕者可能是梅尼埃病、迷路炎等。

③ 药物作用：近期应用硫酸链霉素、卡那霉素、新霉素或庆大霉素等药物。

（四）治疗

（1）体位　呕吐患者应采取侧卧位或头取侧位，尤其是意识障碍患者。

（2）病因治疗　抗感染、解除梗阻、降低颅内压、降低眼压、改善血供、及时清除药物或毒物等。

（3）对症治疗　可应用下列药物。

① 多巴胺受体拮抗剂：甲氧氯普胺、多潘立酮。

② 抗胆碱药物：东莨菪碱、山莨菪碱。

③ 抗组胺类药：苯海拉明。

④ 5-羟色胺受体拮抗剂和激动剂：昂丹司琼、格拉司琼。

⑤ 酚噻嗪类：氯丙嗪、异丙嗪、奋乃静。

第六节　急性腹泻

（一）病因

（1）肠道疾病　包括由病毒、细菌、真菌、原虫、蠕虫等感染所引起的肠炎及急性出血性坏死性肠炎、克罗恩病或溃疡性结肠炎急性发作、急性肠道缺血等。此外，医院内感染可致腹泻，亦可因抗生素使用而发生的抗毒素相关性小肠结肠炎。

（2）急性中毒　服食毒蕈、河豚、鱼胆及化学药物如砷、磷、铅、汞等制剂引起的腹泻。

（3）全身性感染　如败血症、伤寒或副伤寒、钩端螺旋体病等。

（4）其他　变态反应性疾病、过敏性紫癜、服用某些药物如氟尿嘧啶、利血平及新斯的明等。

（二）辅助检查

（1）大便检查　常规镜检、大便培养、电镜、免疫电镜、酶联免疫吸附试验、放射免疫学检查。

（2）内镜检查　可行病理活检。

（3）X线检查　透视、钡剂灌肠。

（4）超声、CT、MRI、ERCP等检查。

（5）吸收不良检查。

（6）血液内分泌检查　胃泌素、5-羟色胺、降钙素、血管活性肠肽等。

（7）小肠黏膜活检。

（三）诊断

1. 病史及体格检查

（1）从年龄来分析　儿童腹泻多为轮状病毒感染、双糖酯酶缺乏症、先天性氯泻、肠系膜淋巴结结核和胰腺纤维囊性变；青壮年腹泻多为功能性腹泻与溃疡性肠结核；中年或老年腹泻常为结肠癌。

（2）从性别分析　甲状腺功能亢进症引起的功能性腹泻多见于女性，而结肠憩室与结肠癌多见于男性。

（3）从籍贯和职业分析　居住于长江中下游一带的农民与渔民，频繁与疫水接触，腹泻时应考虑有血吸虫感染的可能。

（4）从起病与病程分析　起病急、病程短而腹泻次数频繁者，应考虑各种原因引起的腹泻，如轮状病毒感染、沙门菌感染、细菌性痢疾、副溶血弧菌感染、葡萄球菌肠毒素性食物中毒、阿米巴病、肠变态反应性疾病以及药物作用和化学中毒等。若病史超过2年者，则结肠癌引起的可能性就较小；若病史达数年至数十年之久，常见于功能性腹泻、血吸虫病、溃疡性结肠炎及克罗恩病；若腹泻呈间歇性发作，常见于功能性腹泻、吸收不良综合征及结肠憩室炎等。

（5）从胃肠道症状分析

① 从患者所呈现的胃肠症状，尤其是腹泻情况，可以推测病变部位在小肠或结肠。如患者便意频繁，有里急后重感，每次排便量少，有时甚至只排出一些气体或少量黏液而无粪质，粪便色较深，稀烂，黏冻样，含或不含肉眼可见的血液，臭气不重，伴下腹或左下腹持续性疼痛，腹痛于便后可稍缓解，这种腹泻病变位于直肠和（或）乙状结肠。若腹泻时无里急后重症状，粪便色淡、量多、水样、多泡沫或油腻状、恶臭，无肉眼可见的血和脓，但含有不消化食物残渣，伴脐周围或局限于右下腹部间歇性绞痛，肠鸣音亢进，这种腹泻病变位

于小肠。

② 若24h排便次数在 10 次以上甚至达数十次，常见于急性感染引起的分泌性腹泻，如霍乱和细菌性痢疾。而每天排便几次的慢性腹泻可见于许多疾病，如慢性细菌性痢疾、慢性阿米巴肠病、血吸虫病、溃疡性结肠炎、直肠癌与结肠癌以及肠易激惹综合征等。

③ 若腹泻与便秘交替发生，可见于溃疡性肠结核、结肠癌、不完全性肠梗阻、结肠憩室炎、便秘而有服泻药的习惯者和肠易激惹综合征，后者在便秘时，大便如"牛粪"样，带黏液而无脓血。

④ 若腹泻与进餐有关，禁食后可止泻，这种腹泻常见于肠内容物渗透压升高、黏膜通透性异常和肠蠕动加速。

⑤ 若在清晨或餐后发生腹泻，常见于肠易激惹综合征；若夜间腹泻，使患者从睡梦中惊醒，常提示由器质性疾病引起。

(6) 从全身症状分析　若腹泻伴有发热者，应首先考虑引起肠道感染的各种原因，也应除外溃疡性结肠炎、克罗恩病及晚期肠道癌肿。若患者显著消瘦或营养不良，常见于小肠性腹泻，如胰源性腹泻、胃肠道有短路形成或其他吸收缺陷病变等，而少见于结肠性腹泻，但结肠癌可出现恶病质，应属例外。若腹泻伴有失眠、健忘、注意力不集中等，且症状常随情绪转移而可用暗示暂时缓解，这种腹泻常见于肠易激惹综合征。

（7）从腹部体征分析　慢性腹泻患者，如腹部可触及包块，常提示肿瘤或炎症性疾病。若包块位于左下腹，应怀疑左半结肠癌、乙状结肠憩室炎或癌肿造成肠腔狭窄引起的粪块壅积。若包块位于右下腹，应怀疑右半结肠癌、阿米巴或血吸虫病性肉芽肿、肠结核、克罗恩病与肠放线菌病。结肠炎与结肠周围炎形成的包块较癌肿软，且压痛明显。结肠痉挛时可触及肠段时现时消，并不经常存在，可与器质性病变造成的包块相鉴别。若腹部压痛明显，可见于克罗恩病、结肠憩室炎及盆腔或阑尾脓肿。若腹部膨隆并伴有肠鸣音亢进，常提示存在肠梗阻。

（8）直肠指诊分析　直肠指诊简便易行，可以发现肛周有无病变以及直肠有无狭窄、癌肿或粪石，故直肠指诊对于直肠癌引起腹泻的患者，具有直接诊断的重要价值。当手指触及坚硬而不能移动的结节状肿块，指套染有血迹，常提示为直肠癌。

2. 实验室检查

通过直接镜检以及粪便中的细菌培养来诊断致病菌。

3. X线检查

用X线腹平片检查肠道情况，或用气钡造影摄片，诊断除外消化道功能和器质性病变。

4. 伴随症状

① 伴重度失水，常见于霍乱或副霍乱、沙门菌食物中毒、慢性尿毒症等。

② 伴发热，可见于急性细菌性痢疾、伤寒或副伤寒、肠结核、结肠癌、小肠恶性淋巴瘤、局限性肠炎、急性血吸虫病、败血病、病毒性肠炎、甲状腺危象等。

③ 伴里急后重，可见于急性痢疾、慢性痢疾急性发作、直肠癌等。

④ 伴明显体重减轻，可见于消化系肿瘤、吸收不良综合征等。

⑤ 伴皮疹，可见于败血症、伤寒与副伤寒、麻疹、变态反应性肠病、过敏性紫癜、糙皮病等。

⑥ 伴关节痛或关节肿痛，可见于慢性非特异溃疡性肠炎、局限性回肠炎、结缔组织病、肠结核、Whipple 病等。

⑦ 伴腹部包块，可见于肠恶性肿瘤、增殖性肠结核、血吸虫性肉芽肿等。

（四）治疗

（1）病因治疗　根据病因给予相关治疗。

（2）对症治疗　苯乙哌啶、洛哌丁胺等，应在病因治疗的基础上使用，避免长期、大量应用。

（3）防治并发症　大量腹泻应及时预防、纠正脱水、电解质紊乱、代谢性酸碱失衡、休克等并发症。

第七节　少尿、无尿

成人 24h 尿量少于 400mL（或 17mL/h）称为少尿，24h 尿量少于 100mL 或 12h 内完全无尿者称为无尿或尿闭。

（一）病因

（1）肾前性　休克、失血、脱水、低血压、心力衰竭、肝肾综合征、肾病综合征、烧伤、肾血管痉挛或栓塞。

（2）肾性

① 肾小球疾病：急性肾小球肾炎、急进性肾小球肾炎、慢性肾小球肾炎急性发作。

② 肾小管-间质疾病：急性肾小管坏死、双侧肾皮质坏死、急性重症间质性肾炎、肾髓质坏死、急性高尿酸血症肾病。

③ 肾血管疾病及肾血循环障碍疾病：恶性小动脉性肾硬化症、急性双侧肾动脉阻塞、肾静脉血栓形成、溶血性尿毒症综合征、血栓性血小板减少性紫癜。

④ 其他慢性肾脏病所致肾功能衰竭期。

（3）肾后性　结石（肾盂、输尿管、膀胱、尿道）、肿瘤（膀胱、前列腺、腹腔巨大肿瘤）、肾盂或输尿管内血块、脓块、乳糜块阻塞，或炎症性水肿、瘢痕、狭窄所致梗阻，输尿管及肾损伤（外伤、器械检查、插管术后）、特发性腹腔后纤维增殖症（阻塞性输尿管周围炎）、前列腺增生症等。

（二）临床表现

（1）先驱症状 乏力、倦怠、水肿，大多数在先驱症状12～24h时即开始出现少尿或无尿。

（2）消化系统 恶心、呕吐、厌食、呃逆及腹泻等。

（3）呼吸系统 呼吸深快，常有气促，甚至发生 Kussmaul 呼吸。易合并感染。

（4）循环系统 血压不同程度升高，重者可发生高血压脑病。可合并心包炎，晚期出现心脏扩大、各种心律失常和心力衰竭。

（5）血液系统 正细胞正色素性贫血。

（6）神经系统 头晕、烦躁不安、意识障碍、抽搐、扑翼样震颤及肌阵挛，思维不集中、失眠或嗜睡、周围神经病变、自主神经症状等。

（7）皮肤 面色萎黄、水肿，皮肤干燥、脱屑、无光泽、有色素沉着、顽固性皮肤瘙痒。

（8）性腺功能障碍 男性可出现阳痿、性欲缺乏；女性可出现闭经、不孕。

（9）代谢异常 负氮平衡常见，空腹血糖正常或偏低，糖耐量减退，甘油三酯、极低密度脂蛋白及低密度脂蛋白水平升高。

（三）诊断

（1）病史

① 有无导致血容量不足的原因。

② 有无严重的肝脏和心脏疾病。

③ 有无慢性肾脏病史，慢性肾病应特别注意既往有无肾毒性药物用药史。

④ 有无尿路梗阻病史。

⑤ 少尿或无尿的发展及持续时间。

（2）体格检查　重点放在有无颜面水肿、心力衰竭体征及浆膜腔积液等体液潴留体征和腹部检查，包括膀胱尿潴留、包块、腹水、肾扪诊、压痛、叩击痛等检查，必要时可行直肠检查。系统检查主要是生命体征、循环状态和皮肤黏膜弹性等检查。

（3）实验室及辅助检查　精确记录尿量，尿常规、血常规、血液及生化等检查有助于判定少尿或无尿的原因并有利于病情及预后判定；针对病因可行 B 超、CT 等检查，必要时可行肾活检病理检查；中心静脉压测定对判定血容量不足和心力衰竭引起的肾前性少尿有重要价值；可行相关疾病的检查，如怀疑糖尿病应行血糖测定，怀疑溶血性贫血应行免疫学检查，怀疑中毒应行毒物分析，怀疑感染性疾病应行病原学检查。

急性肾功能衰竭与血容量不足的鉴别见表 1-4。

（四）治疗

① 应优先处理危及生命的严重液体过量或水不足、高钾血症。

表 1-4 急性肾功能衰竭与血容量不足的鉴别

鉴别点	急性肾功能衰竭	血容量不足（严重脱水）
病史	有引起肾缺血或中毒病史	有引起血容量不足或脱水病史
尿比重	常固定于 1.010 左右	在 1.020 以上
尿常规	有尿蛋白、红、白细胞、管型	一般正常
红细胞压积及血红蛋白含量	下降（大量失血者）	上升（脱水者）
血化学改变		
血钠、血氯	下降	上升
血钾	迅速上升	缓慢轻度上升
氮质血症	明显	轻度
尿化学改变		
尿钠	>30～60mmol/L	<30～60mmol/L
尿氯	<100mmol/L	<30mmol/L
尿素	<1g/100mL	>2g/100mL
尿尿素/血尿素比率	<15	>15
尿肌酐/血肌酐比率	<20	>20
甘露醇诊断治疗	尿量不增多（<40mL/h）	尿量增多（>50mL/h）
中心静脉压	正常或偏高	低于 6mH₂O

② 监测生命体征和中心静脉压。

③ 血容量不足应补液。血容量补足可给予呋塞米。如果血压仍持续较低，应开始应用扩血管药物。

④ 血容量过多应考虑紧急血液过滤或透析，并给予吸氧、祥利尿药、硝酸酯类药物。

⑤ 积极处理高血钾：10%葡萄糖酸钙10～20mL静脉注射，据需要可在1h后重复；50%葡萄糖50mL加入胰岛素10U，15～30min内静脉注射；必要时可行血液透析。

⑥ 病因及对症治。

第八节 排尿困难

（一）病因

（1）机械性梗阻 常见有前列腺增生症、前列腺肿瘤、前列腺炎、前列腺纤维化、尿道损伤、尿道狭窄，女性常见的膀胱颈部纤维化、盆腔肿瘤、妊娠子宫、处女膜闭锁的血块。

（2）动力性梗阻 麻醉或下腹部手术后，中枢或周围神经损伤、炎症、肿瘤以及更多原因引起的低钾血症、高热及昏迷，醛固酮增多症、腹泻、长期应用利尿药等，应用松弛平滑肌药物。

（二）临床表现

① 发病突然：下腹部胀痛难忍，有时从尿道口溢出部分尿液，但不能缓解下腹部疼痛。

② 排尿困难：尿液滴沥或一滴也排不出。

③ 耻骨上包块：体格检查可于耻骨上触及胀大膀胱，导尿后消失。

（三）治疗

导尿是快速有效的急诊处理尿潴留的方法。

第九节　头　　痛

（一）病因

（1）颅内病变

① 感染：如脑膜炎、脑膜脑炎、脑炎、脑肿瘤等。

② 血管病变：如蛛网膜下腔出血、脑出血、脑血栓形成、脑栓塞、高血压脑病、脑供血不足、脑血管畸形、血栓闭塞性脉管炎等。

③ 占位性病变：脑肿瘤、颅内转移、颅内白血病浸润、颅内囊虫病或包虫病。

④ 颅脑外伤：脑震荡、脑挫伤、硬膜下血肿、颅内血肿、脑外伤后遗症。

⑤ 其他：偏头痛、丛集性头痛、头痛型癫痫。

（2）颅外病变

① 颅骨疾病：颅底凹入症、颅骨肿瘤。

② 颈椎病及其他颈部疾病。

③ 神经痛：三叉神经、吞咽神经及枕神经痛。

④ 眼、耳、鼻和齿疾病所致的头痛。

（3）全身性疾病

① 急性感染：流感、伤寒、肺炎等发热性疾病。

② 心血管疾病：高血压病、心力衰竭。

③ 中毒：铅、酒精、一氧化碳、有机磷、药物（如颠茄、水杨酸类）等中毒。

④ 其他：尿毒症、低血糖、贫血、肺源性脑病、系统性红斑狼疮、月经期及绝经期头痛、中暑等。

（4）神经官能症　神经衰弱、癔症性头痛。

（二）诊断

1. 发病情况

① 急性起病并有发热者常为感染性疾病所致。

② 急剧的头痛持续不减，并有不同程度的意识障碍而无发热者提示颅内血管疾病。

③ 长期反复的发作性头痛或波动性头痛，多为血管性头痛或神经官能症。

④ 慢性进行性头痛并有颅内压增高症状应注意颅内占位性病变。

⑤ 青壮年慢性头痛但无颅内压增高，常因焦急、情绪紧张而发生，多为肌紧张性头痛。

2. 头痛部位

① 偏头痛及丛集性头痛多偏在一侧。

② 颅内病变的头痛常为深在性且较弥散，颅内深部病变的部位不一定与病变部位相一致，但疼痛多向病灶同侧放射。

③ 高血压引起的头痛多在额部或整个头部。

④ 全身性或颅内感染性疾病的头痛多为全头部痛。

⑤ 蛛网膜下腔出血或脑脊髓膜炎出头痛外尚有颈痛。

⑥ 眼源性头痛为浅在且局限于眼眶、前额或颞部。

⑦ 鼻源性或牙源性多为浅表性。

3. 头痛的程度与性质

① 三叉神经痛、偏头痛及脑膜刺激的疼痛最为剧烈。

② 脑膜瘤的同多为中度或轻度。

③ 高血压性、血管性及发热性疾病的头痛往往带有搏动性。

④ 神经功能性头痛有时也颇剧烈。

⑤ 神经痛多呈电击样痛或刺痛。

⑥ 肌肉收缩性头痛多为重压感、紧箍感或钳夹样痛。

4. 头痛出现的时间与持续时间

① 颅内占位性病变往往清晨加剧。

② 鼻窦炎的头痛常发生于清晨或上午。

③ 丛集性头痛常在晚间发生。

④ 女性偏头痛常与月经有关。

⑤ 脑肿瘤的头痛常为持续性，可有长短不等的缓解期。

5. 加重、减轻或激发头痛的因素

① 咳嗽、打喷嚏、摇头、俯身可使颅内高压性头痛、颅内感染性头痛及脑肿瘤性头痛加剧。

② 丛集性头痛在直立时可缓解。

③ 颈肌急性炎症所致的头痛可因颈部运动而加剧。

④ 慢性或职业性的颈肌痉挛所致的头痛，可因活动按摩颈肌而逐渐缓解。

⑤ 偏头痛在应用麦角胺后可缓解。

6. 有助于鉴别诊断的伴随症状

① 头痛同时伴有剧烈呕吐者提示为颅内压增高，头痛在呕吐后减轻者可见于偏头痛。

② 头痛伴眩晕见于小脑肿瘤、椎-基底动脉供血不足。

③ 头痛伴有发热者常见于感染性疾病，包括颅内或全身性感染。

④ 慢性进行性头痛伴有精神症状者应注意颅内肿瘤。

⑤ 慢性头痛突然加剧并有意识障碍提示可能发生脑疝。

⑥ 头痛伴脑膜刺激征者提示有脑膜炎或蛛网膜下腔出血。

⑦ 头痛伴癫痫发作者可见于脑血管畸形、颅内寄生虫或脑肿瘤。

⑧ 头痛伴神经功能紊乱症状者可能是神经功

能性头痛。

（三）辅助检查

① 血常规、尿常规、肝肾功能、血电解质等。

② 免疫学检查、心功能检查。

③ 腰穿、颅内压测定及脑脊液常规、生化及细胞学、病理学检查。

④ 脑电图：对头痛型癫痫、脑炎及脑膜炎诊断有一定帮助。

⑤ 颅脑 CT、MRI：可帮助明确颅内肿瘤、头痛性血管病、寄生虫病、脑脓肿等病变性质及部位。

⑥ TCD：对血管性头痛的诊断有一定帮助。

（四）诊治流程图

见图 1-1。

（五）治疗

① 上呼吸道感染：解热镇痛药、抗生素、抗病毒药物。

② 颅内高压者脱水、利尿，低颅压者静脉补充低渗液。

③ 感染性头痛：针对病原体积极抗感染治疗。

④ 颅内肿瘤、脑脓肿、硬膜下血肿：手术治疗。

⑤ 焦虑烦躁者：酌情加用镇静药。

⑥ 扩张性头痛：麦角胺。

⑦ 表浅神经痛：封闭治疗。

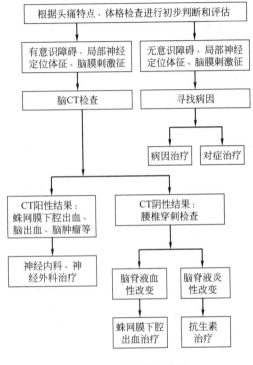

图 1-1　头痛诊治流程

⑧ 蛛网膜下腔出血、脑出血参见相关章节。

第十节 急性胸痛

（一）病因

（1）胸腔内结构疾病

① 心源性胸痛：最常见的是缺血性心脏病引起的心绞痛，尤其是不稳定型心绞痛、急性心肌梗死，即急性冠脉综合征。另外一种常见的心源性胸痛是急性心包炎。

② 非心脏结构引起的胸痛：胸腔内除心脏外的其他器官结构包括肺脏、气管、大血管、纵隔、食管等，在某些病理状态下都可以引起胸痛。

a. 主动脉病变：最严重的是主动脉夹层，可以表现为剧烈胸痛。

b. 肺部疾病：肺组织、气管、支气管以及肺部血管的病变都可以引起胸痛，如急性肺栓塞、张力性气胸、大叶性肺炎、肺癌和严重的肺动脉高压等。

c. 胸膜疾病：急性胸膜炎、胸膜间皮瘤、肺癌累及胸膜都可以引起胸痛。

d. 食管疾病：常见的有食管贲门失弛缓症、反流性食管炎、食管下段黏膜撕裂等。

e. 膈肌病变：食管破裂引起的纵隔气肿、纵隔内占位病变都可以表现为不同程度的胸痛。

（2）胸壁组织的疾病　肋软骨炎、带状疱疹等。乳腺疾病也可以引起同侧胸痛。

（3）膈下脏器的疾病　膈下脏器中，在病理状态下能够引起胸痛的有胃、十二指肠、胰腺、肝脏、胆囊等。这些脏器的病变多数表现为腹痛或是胸腹痛，罕见情况下可以只表现为胸痛，此时容易造成误诊。另外，结肠脾曲过长时，有些情况下也可以引起左侧胸痛，临床上称为结肠脾曲综合征。

（4）功能性胸痛　在年轻人和更年期女性出现的胸痛中，功能性胸痛占有相当的比例，常见的有心脏神经官能症、过度通气综合征等。

（二）诊断

1. 部位和放射部位

① 位于胸骨后的胸痛，常提示是心绞痛、急性心肌梗死、主动脉夹层、食管疾病以及纵隔疾病等。

② 以心前区为主要疼痛部位的胸痛则见于心绞痛、急性心包炎、左侧肋间神经炎、肋软骨炎、带状疱疹等。

③ 胸部侧面的疼痛则往往发生于急性胸膜炎、急性肺栓塞、肋间肌炎。

④ 肝脏或膈下病变也可以表现为右侧胸痛。

⑤ 局限于心尖区或左乳头下方的胸痛多为心神经官能症等引起的功能性胸痛，也可以是结肠脾曲综合征等。

⑥ 放射到颈部、下颌、左臂尺侧的胸痛往往是心脏缺血性胸痛的典型症状，此外也可见于急性

心包炎。

⑦ 放射到背部的胸痛可见于主动脉夹层、急性心肌梗死。

⑧ 放射到右肩的右胸痛常常提示可能为肝胆或是膈下的病变。

2. 疼痛性质

① 当患者将自己胸部的不适感描述为压迫性、压榨性、闷胀感或是"重物压迫感"、"紧缩感"时，强烈支持是心肌缺血性胸痛，最典型的情况是患者通过在胸前紧紧握拳来描述他的不适感。

② 刀割样锐痛往往支持心包炎、胸膜炎和肺栓塞。

③ 主动脉夹层发生时多表现为突发的撕裂样剧痛，具有较强的特征性。

④ 表现为针扎样或电击样瞬间性疼痛的可见于功能性胸痛、肋间神经炎、带状疱疹、食管裂孔疝。

⑤ 胸壁的疼痛往往定位明确，而胸腔内脏器病变引起的疼痛多无法清楚定位。

3. 疼痛时限

只是一瞬间或不超过 15s 的胸痛，不支持心肌缺血性胸痛，而更可能为肌肉骨骼神经性疼痛、食管裂孔疝的疼痛或是功能性疼痛。持续 2～10min 的胸痛，多为稳定型心绞痛，而持续 10～30min 的则多为不稳定型心绞痛。持续 30min 以上甚至数小时的胸痛可以是急性心肌梗死、心包炎、主动脉夹层、带状疱疹、骨骼疼痛，这些疾病的疼痛持续时间长，不易在短时间内缓解。

4. 诱发和缓解因素

① 心肌缺血性胸痛，特别是劳力性心绞痛多由劳力或是情绪激动诱发，而休息或含服硝酸甘油后，由于心脏氧耗需求减少，胸痛即可缓解。大多数心绞痛在含服硝酸甘油后 3~5min 即可以明显缓解，15min 以上不缓解的则可能是心肌梗死或非心肌缺血性胸痛。

② 食管痉挛的胸痛多在进食冷液体时诱发，有时也可以自行发作，含服硝酸甘油后可以部分缓解，但起效较心绞痛要慢。除食管痉挛所致的胸痛外，其他非心肌缺血性胸痛都无法用硝酸甘油缓解。

③ 急性胸膜炎引起的胸痛常与呼吸和胸部运动有关，深呼吸可以诱发其加重，屏气时可以减轻。

④ 肌肉骨骼和神经性胸痛往往在触摸或胸部运动时加重。

⑤ 功能性胸痛多与情绪低落有关，过度通气性胸痛则由呼吸过快诱发。

5. 伴随症状

① 胸痛伴皮肤苍白、大汗、血压下降或休克可见于急性心肌梗死、主动脉夹层、主动脉窦瘤破

裂或急性肺栓塞。

② 胸痛伴咯血提示可能是肺栓塞、支气管肺癌等呼吸系统疾病。

③ 胸痛伴随发热可见于大叶性肺炎、急性胸膜炎、急性心包炎等急性感染性疾病。

④ 当胸痛同时伴有明显的呼吸困难时往往提示病变严重累及心肺功能，如急性心肌梗死、肺栓塞、大叶性肺炎、自发性气胸、纵隔气肿等多种情况。

⑤ 伴有吞咽困难的胸痛则提示食管疾病的存在。

⑥ 当胸痛患者出现明显的焦虑、抑郁、唉声叹气症状时应该想到心神经官能症等功能性胸痛的可能。

（三）辅助检查

血常规；心电图、肌钙蛋白、心肌酶学；D二聚体；动脉血气分析，胸部 X 线检查，大便潜血。腹部 B 超，心脏超声，主动脉螺旋 CT，冠状动脉造影。

（四）治疗

① 首先判断病情严重性，对生命体征不稳定的患者，应立即开始稳定生命体征的治疗；同时开始下一步处理。

② 对生命体征稳定的患者，首先获取病史和体征。

③ 进行有针对性的辅助检查。

④ 在上述程序完成后能够明确病因的患者立即开始有针对性的病因治疗，如急性心肌梗死者尽快进行冠脉再通治疗，对急性气胸患者尽快予以抽气或引流等。

⑤ 对不能明确病因的患者，留院观察一段时间，一般多建议 6h 左右。

第十一节 急性腹痛

(一) 病因

1. 腹腔脏器的病变

按发病率的高低排列如下。

① 炎症：急性胃炎、急性肠炎、胆囊炎、胰腺炎、腹膜炎等。

② 穿孔：胃穿孔、肠穿孔、胆囊穿孔等。

③ 阻塞和扭转：肠梗阻、胆道结石梗阻、胆道蛔虫症、输尿管结石梗阻、急性胃扭转、大网膜扭转及卵巢囊肿扭转等。

④ 破裂：异位妊娠破裂、卵巢囊肿破裂、脾破裂、肝癌结节破裂等。

⑤ 血管病变：肠系膜动脉血栓形成、腹主动脉瘤、脾梗死、肾梗死等。

⑥ 其他：肠痉挛、急性胃扩张、经前紧张症等。

2. 腹外脏器与全身性疾病

较常见的有以下几种。

① 胸部疾病：急性心肌梗死、急性心包炎、大叶性肺炎、胸膜炎、带状疱疹等。

② 变态反应性疾病：腹型紫癜、腹型风湿热等。

③ 中毒及代谢性疾病：铅中毒、血紫质病等。

④ 神经精神系统疾病：腹型癫痫、神经官能症等。

（二）辅助检查

（1）血、尿、粪的常规检查　血白细胞总数及中性粒细胞增高提示炎症病变。尿中出现大量红细胞提示泌尿系统结石、肿瘤或外伤。有蛋白尿和白细胞则提示泌尿系统感染。脓血便提示肠道感染，血便提示绞窄性肠梗阻、肠系膜血栓栓塞、出血性肠炎等。

（2）血液生化检查　血清淀粉酶增高提示为胰腺炎，是腹痛鉴别诊断中最常用的血生化检查。血糖与血酮的测定可用于排除糖尿病酮症引起的腹痛。血清胆红素增高提示胆道疾病。肝、肾功能及电解质的检查对判断病情亦有帮助。

（3）腹腔穿刺液的常规及生化检查　腹痛诊断未明而发现腹腔积液时，必须做腹腔穿刺检查。穿刺所得液体应送常规及生化检查，必要时还需做细菌培养。不过通常取得穿刺液后肉眼观察也有助于腹腔内出血、感染的诊断。

（4）X线检查　膈下发现游离气体的，胃肠道穿孔几可确定。肠腔积气扩张、肠中多数液平则可诊断肠梗阻。输尿管部位的钙化影可提示输尿管结石。腰大肌影模糊或消失的提示后腹膜炎症或出血。X线钡餐造影或钡灌肠检查可以发现胃十二指肠溃疡、肿瘤等。在疑有肠梗阻时应禁忌钡餐造影。胆囊、胆管造影，内镜下的逆行胰胆管造影及经皮穿刺胆管造影对胆系及胰腺疾病的鉴别诊断甚有帮助。

（5）实时超声与CT检查　对肝、胆、胰疾病的鉴别诊断有重要作用，必要时依超声检查定位做肝穿刺等，肝脓肿、肝癌等可因而确诊。

（6）内镜检查　可用于胃肠道疾病的鉴别诊断，在慢性腹痛的患者中常有此需要。

（三）诊断思路

1. 病史

（1）性别与年龄　儿童腹痛常见的病因是蛔虫症、肠系膜淋巴结炎与肠套叠等。青壮年则多见溃疡病、肠胃炎、胰腺炎。中老年则多胆囊炎、胆石，此外还需注意胃肠癌、肝癌与心肌梗死的可能性。肾绞痛较多见于男性，而卵巢囊肿扭转、黄体囊肿破裂则是妇女急腹症的常见病因，如系育龄期妇女则应考虑宫外孕。

（2）起病情况　起病隐袭的多见于溃疡病、慢性胆囊炎、肠系膜淋巴结炎等。起病急骤的则多见于胃肠道穿孔、胆道结石、输尿管结石。肠系膜动脉栓塞、卵巢囊肿扭转、肝癌结节破裂、异位妊娠破裂等。发病前曾饱餐或进过量脂肪餐的应考虑胆囊炎和胰腺炎的可能。

（3）既往病史 胆绞痛与肾绞痛者以往曾有类似发作史。有腹腔手术史者有肠粘连的可能。有心房纤颤史的则要考虑肠系膜血管栓塞等。

2. 临床表现

（1）疼痛的部位 腹痛的部位常为病变的所在。胃痛位于中上腹部。肝胆疾病疼痛位于右上腹。急性阑尾炎疼痛常位于麦氏点（McBurney点）。小肠绞痛位于脐周。结肠绞痛常位于下腹部。膀胱痛位于耻骨上部。急性下腹部痛也见于急性盆腔炎症。

（2）疼痛的性质与程度 消化性溃疡穿孔常突然发生，呈剧烈的刀割样、烧灼样持续性中上腹痛。胆绞痛、肾绞痛、肠绞痛也相当剧烈，患者常呻吟不已、辗转不安。剑突下钻顶样痛是胆道蛔虫梗阻的特征。持续性广泛性剧烈腹痛见于急性弥漫性腹膜炎。脊髓结核胃肠危象表现为电击样剧烈绞痛。

（3）诱发加剧或缓解疼痛的因素 急性腹膜炎腹痛在静卧时减轻，腹壁加压或改变体位时加重。肠绞痛时患者常拒按。胆绞痛可因脂肪餐而诱发。暴食是急性胃扩张的诱因。暴力作用常是肝、脾破裂的原因。急性出血性坏死性肠炎多与饮食不洁有关。

3. 伴随症状

（1）伴黄疸　可见于急性肝胆疾病、胰腺疾病、急性溶血、大叶性肺炎等。

（2）伴寒战、高热　可见于急性化脓性胆道炎症、腹腔脏器脓肿、大叶性肺炎、化脓性心包炎等。

（3）伴血尿　常是泌尿系统疾病。

（4）伴休克　常见于急性腹腔内出血、急性梗阻性化脓性胆道炎症、绞窄性肠梗阻、消化性溃疡急性穿孔、急性胰腺炎、腹腔脏器急性扭转、急性心肌梗死、休克型肺炎等。

（四）鉴别诊断

（1）急性胃肠炎　腹痛以上腹部与脐周部为主，常呈持续性急痛伴阵发性加剧。常伴恶心、呕吐、腹泻，亦可有发热。体格检查时可发现上腹部和（或）脐周部有压痛，多无肌紧张，更无反跳痛，肠鸣音稍亢进。结合发病前有不洁饮食史不难诊断。

（2）胃、十二指肠溃疡　好发于中青年，腹痛以中上腹部为主，大多为持续性腹痛，多在空腹时发作，进食或服制酸药可以缓解为其特点。体格检查可有中上腹压痛，但无肌紧张，亦无反跳痛。频繁发作时可伴粪便潜血试验阳性。胃肠钡餐检查或内镜检查可以确立诊断。若原有胃、十二指肠溃疡病史或有类似症状，突然发生中上腹部剧痛，如刀割样，并迅速扩展至全腹，检查时全腹压痛，腹肌紧张，呈"板样强直"，有反跳痛，肠鸣音消失，出现气腹和移动性浊音，肝浊音区缩小或消失，则提示为胃、十二指肠穿孔。腹部 X 线平片证实膈下有游离气体，腹腔穿刺得炎性渗液可以确定诊断。

（3）急性阑尾炎　大多数患者起病时先感中腹持续性隐痛，数小时后转移至右下腹，呈持续性隐痛，伴阵发性加剧。亦有少数患者起病时即感右下腹痛。中上腹隐痛经数小时后转右下腹痛为急性阑尾炎疼痛的特点。可伴发热与恶心。检查可在麦氏点有压痛，并可有肌紧张，此为阑尾炎的典型体征。结合白细胞总数及中性粒细胞增高，急性阑尾炎的诊断可以明确。若急性阑尾炎未获及时诊断、处理，1～2 日后右下腹部呈持续性痛，麦氏点周围压痛、肌紧张及反跳痛明显，白细胞总数及中性粒细胞显著增高，则可能已成坏疽性阑尾炎。若在右下腹扪及边缘模糊的肿块，则已形成阑尾包块。

（4）胆囊炎、胆结石　此病好发于中老年妇女。慢性胆囊炎者常感右上腹部隐痛，进食脂肪餐后加剧，并向右肩部放射。急性胆囊炎常在脂肪餐后发作，呈右上腹持续性剧痛，向右肩部放射，多伴有发热、恶心呕吐。患胆石症者多同伴有慢性胆囊炎。胆石进入胆囊管或在胆管中移动时可引起右上腹阵发性绞痛，亦向右肩背部放射。亦常伴恶性。体格检查时在右上腹有明显压痛和肌紧张，墨菲（Murphy）征阳性是胆囊炎的特征。若有黄疸出现说明胆道已有梗阻，如能扪及胆囊说明梗阻已较完全。急性胆囊炎发作时白细胞总数及中性粒细胞明显增高。超声检查与X线检查可以确诊。

（5）急性胰腺炎　多在饱餐后突然发作，中上腹持续性剧痛，常伴恶心呕吐及发热。上腹部深压痛、肌紧张及反跳痛不甚明显。血清淀粉酶明显增高可以确诊本病。不过血清淀粉酶的增高常在发病后 6～8h，故发病初期若血清淀粉酶不高不能排除此病的可能。若腹痛扩展至全腹，并迅速出现休克症状，检查发现满腹压痛，并有肌紧张及反跳痛，甚至发现腹水及脐周、腹侧皮肤斑，则提示为坏死性出血性胰腺炎。此时血、尿淀粉酶明显增高或反不增高。X线平片可见胃与小肠充分扩张而结肠多不含气而塌陷。CT检查可见胰腺肿大、周围脂肪层消失。

（6）肠梗阻　肠梗阻可见于各种年龄的患者，儿童以蛔虫症、肠套叠等引起的为多，成人以疝或肠粘连引起的多，老人则可由结肠癌等引起。肠梗阻的疼痛多在脐周，呈阵发性绞痛，伴呕吐与停止排便排气。体征检查时可见肠型、腹部压痛明显，肠鸣音亢进，甚至可闻"气过水"声。如若腹痛呈持续性疼痛伴阵发性加剧，腹部压痛明显伴肌紧张及反跳痛，或发现腹水，并迅速呈现休克者则提示为绞窄性肠梗阻。X线平片检查若发现肠腔充气，并有多数液平时肠梗阻的诊断即可确立。

（7）腹腔脏器破裂　常见的有因外力导致的脾破裂、肝癌结节因外力作用或自发破裂、宫外孕的自发破裂等。发病突然，持续性剧痛涉及全腹，常伴休克。检查时多发现为满腹压痛，可有肌紧张，多有反跳痛。常可发现腹腔积血的体征。腹腔穿刺得积血即可证实为腹腔脏器破裂。宫外孕破裂出血如在腹腔未能穿刺到可穿刺后穹隆部位，常有阳性结果。实时超声检查、甲胎蛋白化验、CT检查、妇科检查等可有助于常见脏器破裂的鉴别诊断。

（8）输尿管结石　腹痛常突然发生，多在左或右侧腹部呈阵发性绞痛，并向会阴部放射。腹部压痛不明显。疼痛发作时可见血尿为本病的特征，做腹部X线摄片、静脉肾盂造影等可以明确诊断。

（9）急性心肌梗死　见于中老年人，梗死的部位如在膈面，尤其面积较大者多有上腹部痛。其痛多在劳累、紧张或饱餐后突然发作，呈持续性绞痛，并向左肩或双臂内侧部位放射。常伴恶心，可有休克。体征检查时上腹部或有轻度压痛，无肌紧张和反跳痛，但心脏听诊多有心律失常。做心电图检查可以确诊本病。

（10）铅中毒　见于长期接触铅粉尘或烟尘的人，偶尔亦见由误服大量铅化合物引起者。铅中毒有急性与慢性之分。但无论急性、慢性，阵发性腹绞痛均为其特征。其发作突然，多在脐周部。常伴腹胀、便秘及食欲缺乏等。检查时腹部体征有不明显，无固定压痛点，肠鸣音多减弱。此外，齿龈边缘可见铅线，为铅中毒特征性体征。周围血中可见嗜碱性点彩红细胞，血铅和尿铅的增高可以确立诊断。

（五）治疗

腹痛者应查明病因，针对病因进行治疗。有些如绞窄性肠梗阻、胃肠道穿孔、坏死性胰腺炎、急性阑尾炎等尚应及时进行手术治疗。腹痛的一般治疗如下。

① 禁食，输液，纠正水、电解质和酸碱平衡的紊乱。

② 积极抢救休克。

③ 有胃肠梗阻者应予胃肠减压。

④ 应用广谱抗生素以预防和控制感染。

⑤ 可酌用解痉止痛药，除非诊断已经明确应禁用麻醉止痛药。

⑥ 其他对症治疗。

第十二节　腰　　痛

（一）病因

（1）脊柱病变　如强直性脊柱炎、增殖性脊柱炎、颈椎病、感染性脊柱炎（结核性或化脓性）、脊椎外伤、椎间盘脱出、脊椎肿瘤或转移癌、脊椎先天性畸形等。

（2）脊椎旁软组织疾病 如腰肌劳损、肌纤维组织炎、梨状肌损伤综合征、风湿性多肌痛等。

（3）脊神经根及皮神经病变 如脊髓压迫症、急性脊髓炎、腰骶神经根炎、颈椎炎、蛛网膜下腔出血、带状疱疹等。

（4）内脏疾病 胸腔、腹腔、盆腔及腹膜后内脏疾病均可引起，但以肾脏、胰腺和盆腔疾病较常见。

（二）临床表现

① 局部病变疼痛可见于有关的骨膜、韧带、肌腱、肌肉、关节的病变、劳损等。主要表现为深部痛。

② 胸腔、腹腔、盆腔内脏器官病变引起的腰背痛，主要是由于牵涉痛所致如十二指肠后壁穿孔、急性胰腺炎疼痛常向背部放射。

③ 神经根痛是由于神经根受刺激所致，常表现为放射痛，疼痛沿脊神经后根分布区域放射，如坐骨神经痛。

④ 肌肉痉挛所致疼痛是由于局部或神经根病变继发有关局部的肌肉痉挛所致。

（三）伴随症状

① 腰背疼痛伴脊柱畸形：外伤、先天性畸形、锥体结核等。

② 腰背疼痛伴活动受限：强直性脊柱炎、椎

间盘突出等。

③ 腰背疼痛伴发热：常见于全身疾病如急性传染病、风湿病等；伴长期低热可见于椎体结核等。

④ 年龄大者顽固性背痛、放射性神经痛：见于椎体肿瘤，应特别注意转移癌。

⑤ 腰痛伴尿频尿急：尿路感染等。

⑥ 腰痛伴有月经异常、痛经：附件炎、盆腔炎、卵巢或子宫肿瘤等妇科疾病。

（四）辅助检查

① 血沉、血常规、尿常规。

② 抗链球菌溶血素"O"、类风湿乳胶试验与HLA-B27。

③ 酸性磷酸酶与碱性磷酸酶。

④ CT、MRI、超声、腰椎穿刺、核素扫描等。

（五）治疗

① 免疫性疾病引起者主要为免疫抑制药物治疗。

② 有外科手术指征者可手术治疗。

③ 必要的对症支持治疗。

第十三节 抽 搐

（一）病因

1. 脑部疾病

① 感染：如脑炎、脑膜炎、脑脓肿、脑结核

瘤、脑灰质炎等。

②外伤：如产伤、颅脑外伤等。

③肿瘤：包括原发性肿瘤、脑转移瘤。

④血管疾病：如脑出血、蛛网膜下腔出血、高血压脑病、脑栓塞、脑血栓形成、脑缺氧等。

⑤寄生虫病：如脑型疟疾、脑血吸虫病、脑包虫病、脑囊虫病等。

⑥其他：先天性脑发育障碍；原因未明的大脑变性，如结节性硬化、播散性硬化、核黄疸等。

2. 全身性疾病

①感染：如急性胃肠炎、中毒性菌痢、链球菌败血症、中耳炎、百日咳、狂犬病、破伤风等。小儿高热惊厥主要由急性感染所致。

②中毒：内源性，如尿毒症、肝性脑病；外源性，如乙醇、苯、铅、砷、汞、氯喹、阿托品、樟脑、白果、有机磷等中毒。

③心血管疾病：高血压脑病或阿-斯综合征等。

④代谢障碍：如低血糖状态、低钙血症及低镁血症、急性间歇性血卟啉病、子痫、维生素 B_6 缺乏症等。

⑤风湿病：如系统性红斑狼疮、脑血管炎等。

⑥其他：如突然撤停安眠药、抗癫痫药以及热射病、溺水、窒息、触电等。

3. 神经官能症

如癔症性抽搐和惊厥。

（二）诊断

1. 全身性抽搐

以全身性骨骼肌痉挛为主要表现，典型者为癫痫大发作，表现为患者突然意识模糊或丧失，全身强直，呼吸停止，也有反复发作或呈持续状态者。发作时可有瞳孔散大，对光反射消失或迟钝，病理反射阳性等。发作停止后不久意识恢复。如为肌阵挛性，一般只是意识障碍。由破伤风引起者为持续性强直，伴肌肉剧烈痉挛。

2. 局限性抽搐

以身体某一局部连续性肌肉收缩为主要表现，大多见于口角、眼睑、手足等。而手足搐搦则表现间歇性双侧强制性肌痉挛，以上肢手部最典型，呈"助产手"。

3. 伴随症状

① 伴发热：小儿感染、胃肠功能紊乱、重度失水等。

② 伴血压增高：高血压病、肾炎、子痫、铅中毒等。

③ 伴脑膜刺激征：脑膜炎、脑膜脑炎、假性脑膜炎、蛛网膜下腔出血等。

④ 伴瞳孔扩大与舌咬伤：癫痫大发作。

⑤ 惊厥发作前剧烈头痛：高血压、急性感染、

蛛网膜下腔出血、颅脑外伤、颅内占位性病变等。

⑥ 伴意识丧失：癫痫大发作、重症颅脑疾病等。

（三）辅助检查

① 一般检查：血常规、电解质、肝肾功能测定、脑脊液检查。

② 颅脑 CT 及 MRI。

③ 脑电图。

（四）治疗

① 抽搐急性发作期处理以及时缓解抽搐为首要原则。

② 体位：平卧，头偏向一侧以防止误吸，解开衣扣。

③ 压舌板及纱布保护舌、颊。

④ 保持呼吸道通畅，高流量吸氧。

⑤ 静脉应用抗癫痫药物：地西泮 10mg 静脉注射，必要时重复，并保留静脉通道。

⑥ 处理脑水肿，即必要的对症支持处理。

第十四节 晕 厥

（一）诊断程序

根据意识丧失发作时间短暂、发生较快并随即自动恢复的临床表现，以及病史、体征或心电图等进行评估，可做出晕厥的诊断或疑似诊断。对原因不明的晕厥诊断须符合以下条件。

① 晕厥发作有 2 次或 2 次以上。

② 病史和体格检查排除心脏和神经系统异常。

③ ECG、24h 动态心电图、脑电图、头部 CT 扫描不能提示晕厥的原因诊断。

④ 心脏电生理检查无异常。

（二）鉴别诊断

晕厥与眩晕、跌倒发作等症状鉴别不难。但癫痫与晕厥都有短暂的意识丧失，在临床上有时易混淆。多时患者借助脑电图上有无痫性放电或尖波、棘-慢波可鉴别。若脑电图无异常则诊断较困难，有时目击者的描述很重要。可参考下列临床特征。

① 癫痫患者肢体抽搐发生在意识丧失之前或同时，分强直期和阵挛期两相。抽搐持续时间长。而晕厥患者抽搐发生在意识丧失之后 10min 以上时，形式为全身痉挛，持续时间短。

② 癫痫大发作与体位改变和情境无关，不分场合时间。而疼痛、运动、排尿、情绪刺激、特殊体位等诱发的意识丧失往往提示晕厥。

③ 伴有出汗和恶心等症状的发作性意识丧失往往提示晕厥而非癫痫。

④ 癫痫发作后常有意识模糊状态，少则几分钟，多则几小时。部分患者发作后嗜睡或精神错乱。晕厥发作后意识恢复多较快，少有精神紊乱。

（三）急诊处理

（1）体位　平卧位，双腿稍抬高，松解衣领及腰带。

（2）保持呼吸道通畅、吸氧（过度换气例外），纠正低氧血症。

（3）心律失常与低血压

① 心动过缓：阿托品 1mg 静脉注射。

② 不伴有心动过缓的低血压：肾上腺素 0.5～1mg 静脉注射或加入生理盐水静脉注射。

（4）心源性晕厥：复苏后立即入院治疗。

（5）药源性晕厥：停用药物，给予拮抗剂。

（6）低血容量：立即补充血容量。

（7）低血糖：静脉注射或静脉推注葡萄糖。

（8）重度贫血：输注全血或红细胞。

（9）心理原因引起的过度换气：心理治疗，给予镇静药。

第十五节　昏　　迷

（一）病因

（1）重症急性感染　败血症、肺炎、中毒性菌痢、伤寒、斑疹伤寒、恙虫病和颅脑感染等。

（2）颅脑感染性疾病

① 脑血管疾病：脑缺血、脑出血、蛛网膜下腔出血、脑栓塞、脑血栓形成、高血压脑病等。

② 脑占位性疾病：脑肿瘤、脑脓肿。

③ 颅脑损伤：脑震荡、脑挫裂伤、外伤性颅内血肿、颅骨骨折等。

④ 癫痫。

（3）内分泌与代谢障碍　尿毒症、肝性脑病、肺性脑病、甲状腺危象、甲状腺功能减退症、糖尿病性昏迷、低血糖、妊娠中毒症等。

（4）心血管疾病　重度休克、心律失常引起阿-斯综合征等。

（5）水、电解质平衡紊乱　稀释性低钠血症、低氯性碱中毒、高氯性酸中毒等。

（6）外源性中毒　催眠药、有机磷杀虫药、氰化物、一氧化碳、乙醇和吗啡等中毒。

（7）物理性及缺氧性损害　高温中暑、日射病、触电、高山病等。

（二）临床表现

（1）浅昏迷　对强烈痛刺激有反应，基本生理反应存在，生命体征正常。

（2）中度昏迷　对痛刺激的反应消失，生理反应存在，生命体征正常。

（3）深昏迷　除生命体征存在外，其他均消失。

（4）过度昏迷　即脑死亡。

（三）辅助检查

① 血常规、尿常规、血糖、血尿素、血肌酐、血气分析、血氨、血电解质。

② 脑脊液检查：生化、常规、细菌学检查等。

③ 肝肾功能、脑电图、颅脑 CT、磁共振成

像、DSA 等检查。

（四）治疗

① 保持呼吸道通畅、吸氧，应用呼吸兴奋药，必要时气管切开或插管，人工辅助通气。

② 维持有效血循环，给予强心、升压药物，就诊休克。

③ 颅内压高者给予降颅压药物如甘露醇、呋塞米、甘油等，必要时行减压手术治疗。

④ 控制高血压及过高体温。

⑤ 促醒药物及脑代谢促进剂治疗。

⑥ 对症支持治疗：抗癫痫药物、抗休克、人工冬眠等。

⑦ 病因治疗。

第十六节　眩　晕

（一）病因

（1）周围性眩晕：梅尼埃病、迷路炎、内耳药物中毒、前庭神经元炎、位置性眩晕、晕动病。

（2）中枢性眩晕

① 颅内血管性疾病：椎-基底动脉供血不足、锁骨下动脉偷漏综合征、延髓外侧综合征、脑动脉粥样硬化、高血压病、小脑出血。

② 颅内占位性病变：听神经纤维瘤、小脑肿瘤、第四脑室肿瘤和其他部位肿瘤。

③ 颅内感染性疾病：颅后凹蛛网膜炎。

④ 颅内脱髓鞘性疾病及变性疾病：多发性硬化、延髓空洞症。

（3）癫痫。

（4）心血管疾病：低血压、高血压、阵发性心动过速、房室传导阻滞等。

（5）中毒性：急性发热性疾病、尿毒症、严重肝病、糖尿病。

（6）眼源性：眼肌麻痹、屈光不正。

（7）头部或颈椎损伤后。

（8）功能性疾病：过度疲劳，失眠，神经官能症，癔症，疑病症，继发性忧郁状态等。

（二）临床表现

眩晕常伴出汗、苍白、流涎、恶心、呕吐。患者常因眼球震颤，而觉得周围物体好像在节律地运动。一般行走时步履艰难，重者完全不能行走。有些患者因突然眩晕发作而猝然倒地，开始并不觉得眩晕，倒地后才开始觉眩晕。重者卧床不起，患者发现只有在某一体位（常为侧卧）、闭眼才能使眩晕、恶心减轻，头稍活动就会使眩晕加重。Bárány良性体位性眩晕仅发生于躺下或起坐后几秒之内，轻度患者只有在行走时才觉不平衡，稍重则行走不稳，倾向一侧。

（三）周围性眩晕和中枢性眩晕的鉴别

见表 1-5。

表 1-5　周围性眩晕和中枢性眩晕的鉴别

项目	周围性眩晕	中枢性眩晕
眩晕	突然发作,性质剧烈,持续时间短,头部或体位改变眩晕加剧	性质较周围性轻,持续时间长,头部或体位改变眩晕加剧不明显
眼震	发作与眩晕相平行,方向多水平或水平加旋转,绝无垂直向	持续时间长,方向为水平、垂直和旋转。垂直性眼震为前庭神经核损害
自主神经	严重的恶心、呕吐、出汗	自主神经症状不明显
前庭功能	冷热水试验无反应或反应弱	冷热水试验正常
伴随症状	听力障碍	脑干、小脑和颞叶、顶叶体征

（四）辅助检查

（1）耳科检查　周围性眩晕应做详细的耳科检查：鼓膜,中耳,内耳,电测听,旋转试验,变温试验,眼震电图等。

（2）神经系统检查　头颅 X 线摄片,包括侧位相、乳突相、内听道相、颞骨岩部相,必要时查脑电图,视觉、脑干和体感诱发电位。

（3）体位试验　把患者固定在可调的倾斜台上,若有条件应连接心电图、脑电图、眼震电图,必要时测血压。先让患者仰卧,片刻后嘱转头

（向左或右等）。而后患者取仰卧位，调节倾斜台，于不同角度的头位做有关记录。若有直立性低血压，则应做相应的自主神经功能检查及神经药理检查。

（4）脑脊液检查　必要时腰穿，除了解压力、常规外，若疑有神经系统本身的自身免疫性疾病，则应查脑脊液免疫球蛋白合成率、IgG 组分区带、病毒和其抗体的定量和定性测定。

（5）颅脑 CT 和 NMR　进一步定位，甚至定性。

（五）治疗

治疗原则：尽可能地找出并治疗其原发疾病；应用使这些系统兴奋性降低的药物，如氨茶碱及苯海拉明等镇静、止吐药物；破坏内耳迷路；选择应用抗胆碱能药物、拟肾上腺素能药物或抗组胺类药物。

① 苯海拉明：每次 25mg，每天 2～3 次。

② 舒必利：对周围性和中枢性眩晕均有效。一般每次 25mg，每天 3 次。

③ 抗胆碱能药物：是一种最有效的抗眩晕药。东莨菪碱抗眩晕作用最强，而副作用较小，一次用量以 0.6mg 为宜。

④ 拟交感药物：右旋苯丙胺是一种有效的抗眩晕剂。一般以右旋苯丙胺 10mg 和东莨菪碱 0.6mg 合用为最宜。

第十七节　高　热

高热指体温 39.1～40℃，超高热则为 41℃ 以上。发热时间超过 2 周为长期发热。

（一）病因

1. 感染性发热

（1）细菌性　如肺炎、肺脓肿、脓胸、脑膜炎、败血症、心包炎、感染性心内膜炎、尿路感染、结核病、化脓性扁桃体炎、牙周炎等。

（2）病毒性　如病毒性肝炎、病毒性肺炎、上呼吸道感染、病毒性肠炎、乙型脑炎、脊髓灰质炎、麻疹、水痘、流行性出血热、传染性单核细胞增多症等。

（3）其他　如各种肠道寄生虫病、疟疾、阿米巴病、钩端螺旋体病、斑疹伤寒、真菌病。

2. 非感染性发热

（1）结缔组织病　如风湿热、变应性亚败血症、系统性红斑狼疮、皮肌炎、结节性动脉周围炎、硬皮病等。

（2）变态反应性疾病　如药物热、血清病、疫苗反应、输血或输液反应、热带嗜伊红细胞增多症等。

（3）大量组织坏死或破坏　如大面积烧伤、急性溶血、血管栓塞、白血病、恶性网状细胞增生症、霍奇金淋巴瘤、恶性淋巴瘤及其他恶性肿瘤等。

（4）其他　如甲状腺功能亢进症、肾上腺皮质功能亢进症、先天性外胚层发育不全、暑热症、间脑综合征、脑出血等。

（二）临床表现

体温上升期常有疲乏无力、肌肉酸痛、皮肤苍白、畏寒或寒战等现象，体温可为骤升型或缓升型，小儿骤升型高热易伴有惊厥。高热期持续时间长短不一，体温下降可有两种方式，即骤降和缓降。随患者疾病不同可表现为各种热型，常见有稽留热、弛张热、间歇热、波状热、回归热和不规则热。

（三）辅助检查

① 血、尿、粪常规检查为筛选的首选项目。

② 必要时血、粪、尿培养。

③ 各种穿刺液除常规检查外，有时需送培养或涂片检查。

④ 必要时检查肥达反应、外斐反应、嗜异性凝集试验、冷凝集试验等。

⑤ 抗链球菌溶血素 O 或类风湿因子检查。

⑥ 血清免疫球蛋白及细胞免疫与补体测定。

⑦ 骨髓象检查。

⑧ 结核菌素试验。

⑨ 怀疑胆道感染者做十二指肠引流液的检查与培养。

⑩ 胸部 X 线检查。

（四）治疗

（1）物理降温　冰袋，冰帽，冰毯，酒精擦浴。

（2）药物降温

① 复方氨基比林 2mL　im　st。

② 安乃近针 2mL　im　st。

③ 吲哚美辛栓 1 粒　E　st。

④ 美林混悬剂 5～10mg/kg　po。

（3）地塞米松　10mg　iv　st。

（4）冬眠合剂

① 异丙嗪针（非那根针）50mg　im　st。

② 氯丙嗪针 50mg　im　st。

③ 哌替啶针 50mg　im　st。

第二章

常见危重症

第一节 心跳呼吸骤停

心跳骤停（SCA）是指各种原因所致心脏射血功能突然终止。表现为数分钟内出现意识丧失、脉搏消失及呼吸停止，经及时有效的心肺复苏，部分患者可存活。

一、心跳呼吸骤停的判断

① 意识突然丧失，面色可由苍白迅速呈现发绀。

② 大动脉搏动消失，触摸不到颈动脉、股动脉搏动。

③ 呼吸停止或开始叹息样呼吸，逐渐缓慢，继而停止。

④ 双侧瞳孔散大。

⑤ 可伴有短暂抽搐和大小便失禁，伴有口眼歪斜，随即全身松软。

⑥ 心电图类型为心室颤动或无脉性室性心动过速或心室静止或无脉电活动。

二、初级心肺复苏的流程

① 判断患者反应：当目击者为非医务人员，患者没有呼吸、不咳嗽、对刺激无任何反应（如眨

眼或肢体移动等），即可判定呼吸心跳停止，并立即开始 CPR。

② 启动 EMSS：拨打急救电话后立即开始 CPR。对溺水、严重创伤、中毒应先 CPR 再电话呼救，并由医生在电话里提供初步的救治指导。如果有多人在场，启动 EMSS 与 CPR 应同时进行。

③ 患者的体位：须使患者仰卧在坚固的平（地）面上，如要将患者翻转，颈部应与躯干始终保持在同一个轴面上，如果患者有头颈部创伤或怀疑有颈部损伤，只有在绝对必要时才能移动患者，对有脊髓损伤的患者不适当地搬动可能造成截瘫。将双上肢放置身体两侧，这种体位更适于 CPR。

④ 开放气道：如无颈部创伤，可采用仰头抬颏法开放气道，并清除患者口中的异物和呕吐物，用指套或指缠纱布清除口腔中的液体分泌物。清除固体异物时，一手按压开下颌，另一手食指将固体异物钩出。

a. 仰头抬颏法：患者仰卧位，急救者位于患者一侧，把一只手小鱼际放在患者前额，用力使头部向后仰，另一只手的手指放在下颏骨处，向上抬颏，使下颌尖、耳垂连线与地面垂直，勿用力压迫下颌部软组织，否则有可能造成气道梗阻，避免用拇指抬下颌。

b. 托颌法：高度怀疑患者有颈椎损伤时使用。把手放置在患者头部两侧，肘部支撑在患者躺的平面上，握紧下颌角，用力向上托下颌，如患者紧闭双唇，可用拇指把口唇分开。如果需要进行口对口呼吸，则将下颌持续上托，用面颊贴紧患者的鼻孔。

⑤ 人工呼吸

a. 检查呼吸：开放气道后，将耳朵贴近患者的口鼻附近，感觉有无气息，观察胸部有无起伏动作，听有无气流呼出的声音。若无上述体征可确定无呼吸，判断及评价时间不得超过 10s。开放气道后发现无呼吸或呼吸异常，应立即给予 2 次人工通气，每次时间 1s 以上，并能见到胸廓起伏。

b. 口对口呼吸：口对口呼吸是一种快捷有效的通气方法，急救者用按压前额的食指和拇指捏住患者的鼻孔，用口唇把患者的口全罩住，将气吹入患者口中，每次吹气应持续 1s 以上，确保吹气时胸廓隆起，通气频率应为 10～12 次/分，潮气量500～600mL。

c. 口对鼻呼吸：口对口呼吸难以实施时应推荐采用口对鼻呼吸，尤其是患者牙关紧闭不能开口、口唇创伤时。救治溺水者最好应用口对鼻呼吸方法，因为救治者双手要托住溺水者的头和肩膀，只要患者头一露出水面即可行口对鼻呼吸。

d. 口对面罩呼吸：用透明有单向阀门的面罩，急救者可将呼气吹入患者肺内，可避免与患者口唇直接接触，有的面罩有氧气接口，以便口对面罩呼吸的同时供给氧气。用面罩通气时双手把面罩紧贴患者面部，加强其闭合性则通气效果更好。

e. 球囊面罩装置：使用球囊面罩可提供正压通气，一般球囊充气容量约为 1000mL，足以使肺充分膨胀，但急救中挤压气囊难保不漏气，因此，单人复苏时易出现通气不足，双人复苏时效果较好。双人操作时，一人压紧面罩，一人挤压皮囊。

⑥ 循环支持

a. 脉搏检查：对于专业急救人员检查颈动脉所需时间应在 10s 以内。不要求非专业急救人员检查颈动脉搏动。

b. 胸外按压：患者仰卧位，置于坚实平面上，急救人员在患者一侧，一手掌根部置于胸骨下 1/3 处，即乳头连线与胸骨交界处，另一手掌根叠放其上，双手紧扣进行按压，上身略前倾。使肩肘腕位于同一直线上，与患者身体平面垂直，用上身重力按压。按压幅度为 4～5cm，频率为 100 次/分，按压与放松时间相同，放松时胸骨恢复到按压前的位置，按压/通气比例为 30：2，每个周期约 2min。两人以上 CPR 时，每隔 2min 轮换位置。

c. 电除颤

ⓐ 早期电除颤的理由：引起心跳骤停最常见的致命心律失常是室颤，在发生心跳骤停的患者中约 80％为室颤；室颤最有效的治疗是电除颤；除颤成功的可能性随着时间的流逝而减少或消失，除

颤每延迟 1min 成功率将下降 7%～10%；室颤可能在数分钟内转为心脏停止。因此，尽早快速除颤是生存链中最关键的一环。

ⓑ 心律分析为可除颤心律，给予 1 次电击，之后做 5 组 CPR，再检查心律。

ⓒ 除颤波形和能量水平单相波电除颤电击能量使用 360J。双相波电除颤使用 150J 或 200J。

初级心肺复苏的流程图见图 2-1。

三、高级心肺复苏的流程

高级生命支持由专业急救人员到达现场或在医院内进行，通过应用辅助设备、特殊技术和药物等进一步提供有效的呼吸循环支持，以恢复自主循环并维持其功能。

1. 人工气道及机械通气

（1）球囊面罩　使用球囊面罩装置（没有高级气道支持）时，送气量应足够能使得患者胸廓抬起（6～7mL/kg 或 500～600mL）并超过 1s。这种通气量可以减少胃扩张的风险。复苏者应当使用抬颏法充分开放气道，抬起的下颏与面罩、面罩与脸部应充分密封。CPR 过程中，每进行 30 次胸外按压后在其间期给予 2 次人工呼吸（3～4s）。当高级气道支持（如气管内插管、食管-气管联合气道、喉面罩气道）替代面罩时，复苏者每分钟应进行 8～10 次通气。当胸外按压频率约为 100 次/分时，每次通气时间大致应超过 1s。按压与通气不能同时

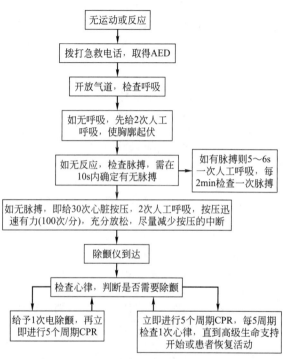

图 2-1　初级心肺复苏的流程图

进行。

（2）通气管　口咽通气管用于无意识的（无反应的）伴有咳嗽或角膜反射消失的患者。鼻咽通气管适用于存在气道阻塞或可能进展为气道阻塞的患者，尤其适用于牙关紧闭而无法放置口部气道的患者。在非深度昏迷的患者，鼻咽通气管可能比口咽气道更容易耐受。

(3) 气管内插管　气管内插管可以保持气道开放，吸出气道分泌物，确保输入高浓度氧，提供了一条给药途径，容易给予选择的潮气量，且联合应用套囊可防止误吸。急诊气管内插管的指征包括：

① 复苏者不能应用球囊面罩给无意识患者提供足够通气。

② 缺乏保护性反射（昏迷或心脏停搏）。CPR过程中，复苏者应减少胸外按压中断的次数及时间，按压只需在插管者寻找声门和插入导管时中断。如果需要插管一次以上，那么在两次操作之间应给予足够的通气、供氧和胸外按压。

(4) 食管-气管联合气道　食管-气管联合气道可以分隔气道，减少误吸的危险，通气更可靠。食管-气管联合气道比气管内插管便于培训，在通气与供氧方面较气管内插管更好。

(5) 喉面罩气道　喉面罩气道与面罩相比提供了一种更安全、更可靠的通气方式。与球囊面罩相比，喉面罩气道反流的可能性较小，而且误吸也不常见。与气管内插管相比，喉面罩气道提供同等有效的通气。

2. 吸引设备

急诊复苏中既需要便携式的吸引器，又需要固定式的吸引器。便携式吸引器应能提供足够的真空和流量用于咽部吸引。配有大口径、不宜缠绕的吸引管和半刚性的咽部吸头，备有几种大小不同的吸引管，可以通过高级通气管的内腔吸引。固定式的吸引其应有足够的功率在吸引管末端提供＞40L/min 的气流，当钳夹主管道时能产生＞300mmHg 的负压。吸引力的大小应可调整，以适应儿童和插管患者的不同需要。

3. 复苏药物的选择

(1) 给药途径

① 静脉途径（IV）：当需要经外周静脉给予复苏药物时，应采取弹丸式给药的方法，并在给药之后再将 20mL 静脉液体弹丸式推入，抬高肢体末端10～20s 以利药物进入中心循环。在大多数复苏中并非必须建立中心静脉通道。

② 骨内通路（IO）：骨内穿刺注射药物后经过静脉丛吸收与中心静脉给药相似，在液体复苏、给药、试验检查采血方面，骨内通路安全有效且适用于任何年龄组。对于无法建立静脉通道的患者均可实行。

③ 经气管途径：如果静脉通道，骨内通路均未建立，可考虑气管内给予复苏药物。大多数药物气管内给药的合适剂量尚不清，可给予 2～2.5 倍的静脉给药量，以 5～10mL 蒸馏水或生理盐水稀

释药物，并将其直接注入气管插管内。

(2) 血管升压药物

① 肾上腺素：肾上腺素在心跳骤停期间可产生有益作用，但很少有证据显示应用肾上腺素改善了人的复苏结果。成人心跳停搏患者每3～5min经静脉或骨内通路给1mg肾上腺素，如果IV/IO延迟或不能建立，可经气管给予2～2.5mg。

② 血管加压素：血管加压素为非肾上腺素能外周血管收缩药物，也导致冠脉和肾血管收缩。在治疗无脉性心跳骤停中，通过静脉或骨内通路，一剂量的血管加压素40U可代替第一次或第二次剂量的肾上腺素。

③ 去甲肾上腺素：去甲肾上腺素用于治疗对低效肾上腺素类药物如多巴胺、去氧肾上腺素或甲氧明无效的严重低血压（收缩压＜70mmHg）和低外周血管阻力的患者有益。去甲肾上腺素的用药是将去甲肾上腺素4mg或重酒石酸去甲肾上腺素8mg加入250mL 5%葡糖糖溶液或5%葡萄糖氯化钠溶液（不能为生理盐水），配成浓度为16μg/mL去甲肾上腺素或32μg/mL重酒石酸去甲肾上腺素，起始剂量0.5～1μg/min直至滴到有效。去甲肾上腺素不应当与碱性溶液在同一静脉通道内给药，后者可能使其失活。

④ 多巴胺：在复苏中多巴胺常用于治疗低血压，尤其是有症状的心动过缓或自主循环恢复之后

的低血压。多巴胺与包括多巴酚丁胺在内的其他药物合用如可作为复苏后低血压处理的一种选择。如果充盈压改善后血压仍低，可联合正性肌力药和升压药物如肾上腺素、去甲肾上腺素。正性作用包括提高心排血量和动脉灌注压。多巴胺常用剂量在 $2\sim20\mu g/(kg \cdot min)$。大于 $10\sim20\mu g/(kg \cdot min)$ 增加系统和内脏血管收缩力，更大剂量有些患者会伴随有内脏灌注不良的反应。

（3）碳酸氢钠　在心跳骤停和心肺复苏中，组织酸中毒和随之发生的酸血症是一个动态过程。但几乎没有数据支持心跳骤停时使用碱剂对患者有益。在某些具体复苏条件下，如已经存在代谢性酸中毒、高钾血症或三环类抗抑郁药物过量，碳酸氢盐可能有益。首次剂量一般为 1mmol/kg，应在血气分析指导下应用。

（4）阿托品　阿托品逆转胆碱能介导的心率减慢、体循环血管阻力和血压的下降。心跳骤停时推荐剂量为 1mg 静推，如果心脏停搏持续存在每 3～5min 可重复应用（总剂量最大为 3mg）。

（5）抗心律失常药物

① 胺碘酮：静脉内给予胺碘酮是一种不仅对钠、钾、钙通道起作用，而且还有 α、β 肾上腺素能阻断特性的复杂药物，可应用于对电击、CPR、血管加压素无反应的室颤和无脉性室速。首次剂量 300mg 静脉或骨内注射，可追加一剂 150mg。

②利多卡因：利多卡因应考虑作为胺碘酮的替代药物。首次剂量为1～1.5mg/kg，如果室颤和无脉性室速持续存在，间隔5～10min重复给予0.5～0.75mg/kg静推，总剂量3mg/kg。

③镁剂：静推镁剂可有效终止尖端扭转型室速（与Q-T间期延长有关的不规则性/多形性室性心动过速）。可给予1～2g硫酸镁，以10mL 5%葡萄糖溶液液稀释，5～20min内静脉或骨内推入。当患者存在尖端扭转型室速且有脉搏时，镁可以用负荷剂量1～2g，以50～100mL 5%葡萄糖注射液混合后给药，给药应更缓慢（5～6min内静推）。

（6）静脉输液：如果心跳骤停与大量液体丢失有关应考虑低血容量性休克的可能。这种有循环休克体征的患者易进展为无脉性电活动，此时可快速补液。心跳骤停期间除非有证据显示低血糖，则输液应避免使用含糖溶液。

四、脑复苏

①尽快恢复自主循环：及早进行CPR和早期电除颤是复苏成功的关键。

②增加脑血流量：复苏后应当维持血压在较高水平（平均动脉压80～100mmHg）以防止脑的低灌注，必要时应用正性肌力药物或血管升压药物。

③血糖的控制：心跳骤停患者血糖升高水平与不良预后相关，在脑复苏治疗时应积极控制

血糖。

④ 低温治疗：室颤患者复苏后诱导轻度低温（33～34℃）并维持 12～24h 可以明显改善生存率和促进神经功能恢复。

⑤ 抗癫痫：对癫痫应予以积极有效的处理，常用药物有苯二氮䓬类、苯妥英钠及巴比妥类。预防应用抗惊厥药的作用尚无法确定。

第二节　休　　克

一、概述

1. 诊断：常以低血压、微循环灌注不良、交感神经代偿性亢进等方面的临床表现为依据。

① 有发生休克的病因。

② 意识异常。

③ 脉搏快，超过 100 次/分，细或不能触及。

④ 四肢湿冷，胸骨部位皮肤指压阳性（压后再充盈时间大于 2s），皮肤花纹，黏膜苍白或发绀，少尿或无尿。

⑤ 收缩压小于 90mmHg。

⑥ 脉压小于 30mmHg。

⑦ 原有高血压者收缩压较原有水平下降 30% 以上。

凡符合①以及②、③、④中的二项，和⑤、⑥、⑦中的一项者，即可成立诊断。

2. 实验室及辅助检查

（1）血常规

① 大量出血后，红细胞和血红蛋白显著降低。

② 失水患者发生血液浓缩，红细胞计数增高，血细胞比容增加。

③ 白细胞计数：一般增高，严重感染者大多有白细胞总数和中性粒细胞的显著增加。

④ 有出血倾向和DIC者，血小板计数可减少，血纤维蛋白原可减低，凝血酶原时间可延长，3P试验阳性。

（2）血生化、血气分析。

（3）尿常规 蛋白尿、血尿和管型尿。

（4）ECG 心肌缺血表现。

（5）中心静脉压（CVP） 低血容量性休克时CVP降低，心源性休克时通常增高。

（6）肺楔压测定（PCWP） 正常值为 $6 \sim 15mmHg$，心源性休克时增高。

（7）心排血量（CO）及心脏指数（CI） CO正常值为 $4 \sim 8\ L/min$，心脏指数＝CO/体表面积，其正常值为 $2.5 \sim 4.1L/(min \cdot m^2)$。$CI < 2.0L/(min \cdot m^2)$ 提示心功能不全，$CI < 1.3L/(min \cdot m^2)$ 同时伴有周围循环血容量不足提示心源性休克。

3. 治疗

（1）一般治疗 镇静、吸氧、保温、体位。

（2）积极处理原发病。

（3）纠正酸碱平衡失调　pH 小于 7.20 应静脉滴注碳酸氢钠 100～250mL。

（4）补充血容量　快速补充等渗晶体液及胶体液，必要时输成分血或输红细胞，补液种类及不同种类间的比例应根据休克类型不同而有所不同。

（5）应用血管活性药物

① 血管收缩药

a. 多巴胺：抗休克时宜采用小剂量，5～10μg/(kg·min) 静脉滴注。

b. 多巴酚丁胺：常用于心源性休克，2.5～10μg/(kg·min) 静脉滴注。

c. 异丙肾上腺素：0.5～1mg 溶于 5% 葡萄糖溶液 200～300mL 中静脉滴注，速度为 2～4μg/min，不宜用于心源性休克。

d. 去甲肾上腺素：用于重度、极重度感染性休克，4～8μg/min 静脉滴注。

e. 肾上腺素：用于过敏性休克，0.5～1mg 皮下或肌内注射。

f. 间羟胺：与多巴胺联用，100～200μg/min 静脉滴注。

② 血管扩张药

a. 酚妥拉明：100～500μg/min 快速静脉滴注。

b. 酚苄明：100～500μg/min 加入 200～400mL 液体内 1～2h 静脉滴注。

（6）抗胆碱能药　山莨菪碱每次 10mg，每 15min 静脉注射一次，或 40～80mg/h 持续泵入，直到症状改善。

（7）应用激素　用于感染性休克、过敏性休克。氢化可的松 300～500mg/d，连用 3～5 日；或地塞米松 2～20mg/d，连用 1～3 日。

二、过敏性休克

过敏性休克是一种强烈的全身性过敏反应，组胺、缓激肽、5-羟色胺、血小板激活因子等大量释放，导致全身毛细血管扩张，通透性增加，血浆渗出，循环血量急剧减少而出现休克。

1. 诊断要点

① 致敏物质接触史：如使用青霉素等抗生素、疫苗接种、蜂虫叮咬等。

② 过敏性休克的症状：多在接触致敏物质数分钟内出现。

③ 呼吸道阻塞症状：呼吸困难、气促、胸闷、发绀甚至窒息。

④ 循环衰竭的症状：面色苍白、四肢厥冷、脉搏细弱、血压下降等，甚至因脑缺氧出现脑水肿而致意识丧失、昏迷、抽搐。

⑤ 中枢神经症状：意识丧失、昏迷、抽搐、大小便失禁等。

⑥ 皮肤过敏症状：皮肤瘙痒，荨麻疹等。

⑦ 过敏体质，既往有类似病史。

2. 治疗

① 立即终止使用并清除可能引起过敏反应的物质。

② 平卧，头低脚高位，保暖。

③ 保持呼吸道通畅，吸氧。如有喉梗阻吸气困难者行气管插管或切开。

④ 药物治疗：首选肾上腺素及糖皮质激素。

a. 肾上腺素 $0.5\sim1.0$mL 立即皮下或肌内注射，$15\sim20$min 后可重复注射肾上腺素。

b. 地塞米松 $10\sim15$mg 静脉推注，氢化可的松 $150\sim300$mg 或地塞米松 $10\sim15$mg 加入 5% 葡萄糖液中静脉滴注。

c. 异丙嗪 $25\sim50$mg 肌注。

d. 10% 葡萄糖酸钙 $5\sim20$mL 加入 10% 葡萄糖 $20\sim50$mL 缓慢静推。

e. 多巴胺 $20\sim40$mg 加入 200mL 葡萄糖溶液中静脉滴注，可合用间羟胺 $20\sim40$mg 加入 200mL 葡萄糖溶液中静脉滴注。

⑤ 补液：首次输入 500mL 液体，宜快，液体可选择右旋糖酐40 500mL 及 5%$\sim$10% 葡萄糖溶液或生理盐水。

三、感染性休克

感染性休克是由各种致病微生物、寄生虫及其毒素引起的全身微循环障碍，血流动力学异常，组织灌流量不足，细胞缺血缺氧，代谢紊乱及重要脏器功能障碍的综合征。

1. 临床表现

有原发性感染性疾病表现，如寒战，高热达39～40℃以上或体温不升或突然降至36℃以下，出现脉搏增快、血压下降等休克表现。临床上可分为以下两种类型（表2-1）。

表2-1 冷休克与暖休克

临床表现	冷休克(高阻力型)	暖休克(低阻力型)
神志	躁动、淡漠或嗜睡	清醒
皮肤色泽	苍白、发绀或花斑	淡红或潮红
皮肤温度	湿冷或冷汗	比较温暖、干燥
毛细血管充盈时间	延长	正常
脉搏	细速	慢、脉动清楚
脉压/mmHg	<30	>30
尿量/(mL/h)	<30	>30

（1）暖休克 也称高排低阻型或低阻力型休克。

（2）冷休克 也称低排高阻型或高阻力型休克。此类型多见。

2. 治疗原则

（1）控制感染 包括积极处理原发病灶，早期经验性应用广谱强效抗生素，后期根据细菌培养结果选择。改善患者一般情况，增强抵抗力。

（2）补充血容量　关键是恢复足够的循环血量，使用晶体液或胶体液，配合适量的全血和血浆。一般应在中心静脉压监测下调节输液量和输液速度。在最初 6h 内达到复苏目标：中心静脉压（CVP）8～12cmH_2O，平均动脉压≥65mmHg，尿量≥0.5mL/(kg·h)，中心静脉或混合静脉血氧饱和度（ScvO_2 或 SvO_2）≥0.70。

（3）升压药的应用　如果充分的液体复苏仍不能恢复动脉血压和组织灌注，应使用升压药。去甲肾上腺素和多巴胺是纠正感染性休克低血压的首选升压药。

（4）糖皮质激素的应用　对于经足够的液体复苏仍需升压药来维持血压的感染性休克患者，推荐静脉使用糖皮质激素，氢化可的松 200～300mg/d，分 3～4 次或持续给药，持续 7 天，每日氢化可的松剂量不高于 300mg。

（5）纠正酸中毒　一般可在补充血容量的同时从另一液路中滴注 5% 碳酸氢钠 200mL，以后根据二氧化碳结合力或血气分析结果再予以补充。

（6）防止并发症，维持脏器功能。

四、失血性休克

1. 临床表现

大量体液的丧失使有效血容量急剧减少，静脉回流不足，心排血量减少和血压下降，压力感受器的负反馈调节冲动减低，引起交感神经兴奋，外周血管收缩，组织灌注流量下降，在临床表现出"三高一低"，即中心静脉压（CVP）、心排血量（CO）、动脉血压（BP）下降，总外周阻力升高。

2. 治疗

（1）抗休克　除其他休克治疗措施外，治疗的最主要环节为补充血容量。

（2）补液量　常为失血量的2～4倍，晶体液与胶体液比例为3∶1。当血细胞比容＜0.30或血红蛋白＜60g/L时，应补充红细胞。

（3）补液速度　原则是先快后慢。第一个半小时输入平衡液1500mL，胶体液500mL，如休克缓解可减慢输液速度；如血压不回升，可再输入平衡液1000mL；如仍无反应，可输红细胞600～800mL，或用5%～7.5%氯化钠溶液250mL。其余液体可在6～8h内输入。

（4）输液监测　见表2-2。

表 2-2　输液监测

中心静脉压	动脉压	可能原因	处理建议
低	低	血容量严重不足	补充血容量
低	正常	血容量不足	适当补充血容量
高	低	心功能不全或血容量相对过多	强心药物,纠正酸中毒,舒张血管

中心静脉压	动脉压	可能原因	处理建议
高	正常	容量血管过度收缩	舒张血管
正常	低	心功能不全或血容量相对不足	补液实验[①]

① 在 $5\sim10min$ 内快速输液 $100\sim200mL$，如中心静脉压不升高或下降，可再增加输入量，提示血容量不足按表中第一行处理；如立即上升 $3\sim5cmH_2O$，说明心脏排血功能降低，应予以强心药物，按表中第三行处理。

五、心源性休克

1. 临床特点

（1）低灌注征象　$CI<2.2L/(min \cdot m^2)$，表示心排血量下降；$PCWP>18mmHg$，表示左心室前负荷增高。$SBP<90mmHg$，MAP 下降 $30mmHg$ 或脉压 $<20mmHg$。

（2）心率过速或过慢。

（3）急性左心衰竭的征象。

（4）急性右心衰竭的征象　有低血压而无肺水肿。

2. 治疗原则

首要的治疗措施是提高心排血量，改善微循环和组织血流灌注。

（1）一般治疗　吸氧、镇静、止痛等。

（2）血管活性药与血管扩张药联合应用　多巴

胺、多巴酚丁胺、间羟胺等均可提高血压，恢复器官灌注，如血压不低，可与硝酸甘油、乌拉地尔或硝普钠联合静脉滴注，有利于减轻心脏前后负荷。

（3）抗心律失常　快速性心律失常使用胺碘酮、利多卡因；缓慢性心律失常采用阿托品、异丙肾上腺素。

（4）限制输液量，控制补液速度　每日液体入量应控制在 1500mL 左右，速度宜慢，避免加重心脏负担。

（5）溶栓治疗和介入治疗。

第三节　严重电解质紊乱与酸碱失衡

一、脱水

（一）高渗性脱水

以失水多于失钠、血清钠浓度＞150mmol/L（150mEq/L）、血浆渗透压＞310mOsm/L 为特征。

1. 原因

单纯失水（经肺、皮肤、肾失水）；失水大于失钠；饮水不足。

2. 临床表现

见表 2-3。

3. 诊断

① 病史及临床表现。

② 尿比重升高。

③ 血钠＞150mmol/L，渗透压＞310mOsmo/L。

表 2-3 高渗性脱水临床表现

程度	体重下降/%	临床表现
轻度	2～4	口渴
中度	4～6	严重口渴,唇舌干燥,皮肤软性下降,眼眶凹陷,精神差,腋窝、腹股沟干燥,尿少,尿比重升高
重度	>6	烦渴,明显的神经精神症状、躁动、幻觉、谵妄、高热、惊厥、昏迷、血压下降、休克

④ 红细胞计数、血细胞比容、血红蛋白升高。

4. 治疗

（1）去除病因。

（2）补充水分　可经口服、静脉途径,静脉补充者选用5%葡萄糖溶液或0.45%氯化钠溶液。补液量先根据临床表现,估计失水量占体重的百分比。然后按每丧失体重的1%补液400～500mL计算,分在2天内补给。应当注意,高渗性脱水时血钠浓度高,但患者仍有钠丢失,故还应补充一定量的含钠溶液,以免发生细胞外液低渗。

（3）适当补充电解质,纠正酸中毒。

（二）低渗性脱水

以失钠多于失水,血清钠浓度<135mmol/L（<135mEq/L）,血浆渗透压<280mOsm/L 为主要特征。

1. 原因

消化液长期丢失；大创面慢性渗液；肾排出 Na^+ 过多；电解质摄入不足，补水未补盐。

2. 临床表现

见表 2-4。

表 2-4 低渗性脱水临床表现

程度	血钠 /(mmol/L)	缺钠量 /(g/kg)	临床表现
轻度	130～135	0.5	疲乏、头晕、手足麻木。尿 Na^+ 减少
中度	120～130	0.5～0.7	轻度症状,恶心、呕吐,脉搏细数、血压不稳、浅静脉萎陷、视物模糊,站立性晕倒。尿少,尿中钠、氯极少
重度	<120	0.75～1.25	神志不清,肌痉挛性抽痛,腱反射减弱或消失,木僵,昏迷。常发生休克

3. 诊断

① 病史及临床表现。

② 血钠<135mmol/L，渗透压<280mOsmo/L。

③ 尿钠、氯减少，尿比重<1.010。

④ 红细胞计数、血细胞比容、血红蛋白升高。

4. 治疗

(1) 去除病因。

(2) 补钠 低渗性缺水的补钠量依据下述公式

计算。

补钠量(mmol)＝血 Na$^+$下降值×体重(kg)×

$$0.6(女性为 0.5)$$

(1g　NaCl＝17mmol　Na$^+$)

(3) 补足血容量　选用含盐溶液或高渗盐水，输注速度应先快后慢，总输入量分次完成。

(4) 补钾、纠正酸中毒。

(三) 等渗性脱水

水与钠按其在正常血浆中的浓度成比例丢失时，血钠浓度仍维持在 130～145mmol/L，渗透压仍保持在 280～310mOsm/L。

1. 原因

胃肠液急性丧失如呕吐、腹泻；大量放腹水；大面积烧伤早期（渗出）。

2. 临床表现

① 乏力、神差、恶心、厌食、少尿、皮肤弹性差、干燥。

② 血容量不足症状（丧失体重的 5%）。

③ 休克（丧失体重的 6%～7%），酸中毒。

3. 诊断

① 病史及临床表现。

② 血钠、渗透压正常。

③ 红细胞计数、血细胞比容、血红蛋白明显升高。

4. 治疗

（1）去除病因

（2）补充血容量　选用含钠的等渗溶液或平衡液，总输入量分次完成。补液量依据下述公式计算。

补液量(L)＝丧失体重的百分比×体重(kg)

（3）补钾（尿量＞40mL/h）、纠正酸中毒。

二、高钾血症

血清钾浓度高于5.5mmol/L称为高钾血症。

1. 临床表现

① 神志模糊，肢端感觉异常。

② 微循环障碍：皮肤苍白、冷、发绀。

③ 心肌兴奋性下降：心跳缓慢、不齐、停搏。

2. 诊断

① 病史及临床表现。

② 血钾＞5.5mmol/L。

③ ECG改变：T波高尖，Q-T间期延长，QRS波群增宽，P-R间期延长。

3. 治疗

① 病因治疗。

② 停用一切含钾的药物或溶液。

③ 降低血钾。

④ 输注碳酸氢钠溶液：先静脉注射5％碳酸氢钠溶液60～100mL，再静脉滴注100～200mL。

⑤ 输注葡萄糖及胰岛素：用50％葡萄糖溶液50～100mL，每5g糖加入普通胰岛素1U，快速静

脉滴注。继以葡萄糖胰岛素溶液［糖胰比（3～4）∶1］静脉滴注。

⑥ 利尿、补液。

⑦ 离子交换树脂、山梨醇口服或保留灌肠。

⑧ 血液透析，腹膜透析。

⑨ 对抗高钾心脏毒性：10％葡萄糖酸钙10～20mL静脉推注。

三、低钾血症

血清钾浓度低于3.5mmol/L（正常3.5～5.5mmol/L）称为低钾血症。

1. 临床表现

① 神经肌肉兴奋性降低：软弱无力，吞咽困难，腱反射降低，淡漠嗜睡。

② 消化道症状：口苦，恶心，呕吐，肠麻痹，腹胀。

③ 心脏：传导异常，早搏（室早）、室颤。

④ ECG变化：T波低平或倒置，ST段降低，Q-T间期延长，出现u波。

⑤ 反常性酸性尿（低钾性碱中毒）。

2. 诊断

① 病史及临床表现。

② 血钾＜3.5mmol/L。

③ ECG改变。

3. 治疗

（1）去除病因

（2）补钾　轻度低钾尽量采用口服补钾，3～6g/d，分次服用。严重低钾血症，胃肠吸收障碍者尽早静脉补钾。需注意以下几点。

① 见尿补钾（40mL/h），肾功能不全者密切监护 ECG 和血钾。

② 输注浓度一般小于 40mmol/L（3g/L）。

③ 输注速度小于 20mmol/h。

④ 补钾疗效不佳时注意是否有低镁血症存在。

四、代谢性酸中毒

1. 临床表现

① 呼吸深快、呼吸肌收缩明显、呼吸频率可高达 40～50 次/分。

② 疲乏、嗜睡、感觉迟钝。

③ 面部潮红、心率加快、血压下降。

④ 肌力下降、腱反射减弱或消失、意识障碍或昏迷。

⑤ 心律失常、急性肾功能不全、休克。

2. 诊断

① 病史及临床表现。

② 血气分析：pH<7.35，HCO_3^-<22mmol/L，BE 负值增大。

3. 治疗

① 去除病因。

② 维持气道通畅、呼吸和循环状态稳定。

③ 对于 pH 低于 7.1 的代谢性酸中毒患者考虑

应用碳酸氢钠治疗，可应用公式计算合适剂量 $NaHCO_3$（mmol）=（25 － 测得的 HCO_3^-）×体重（kg）×0.4，先给半量，2～4h 后按血气指标调整，边治疗边观察，逐步纠正。

④ 其余患者首先给予补液治疗观察，再依据患者反应及血气分析决定下一步治疗。

⑤ 注意纠正低钾血症、低钙血症。

第四节　输血、输液不良反应

一、输血不良反应

1. 发热反应

（1）临床特点　输血开始后 15min～2h 内，出现寒战、高热，体温 38～40℃，伴恶心、呕吐。少数严重者可出现抽搐、呼吸困难、血压下降甚至昏迷。

（2）治疗　症状较轻者可先减慢输血速度，症状严重者中止输血。退热可服用阿司匹林，伴寒战者肌内注射异丙嗪 25mg 或哌替啶 50mg。溶血或细菌污染另行处理。

2. 过敏反应

（1）临床特点　多发生在输血数分钟后，也可在输血中或输血后发生。表现为局限性或全身性瘙痒或荨麻疹，严重者出现支气管痉挛、血管神经性水肿、会厌水肿，表现为喘鸣、喉头水肿以及腹痛、腹泻，甚至过敏性休克、死亡。

（2）治疗：患者仅表现为荨麻疹时可减慢或停止输血，口服抗组胺药如苯海拉明 25mg。反应严重者立即停止输血，抗休克治疗（参见第二章第二节）。合并呼吸困难者应做气管插管或气管切开。

3. 溶血反应

（1）临床特点　急性溶血性输血反应的临床表现有沿输血静脉的疼痛红肿，寒战高热，恶心呕吐，腰背痛，头痛，呼吸困难，血压下降，心率加快，甚至休克，出现血红蛋白尿和溶血性黄疸。迟发性溶血性输血反应发生在输血后 7~14 天，临床表现有发热、贫血、黄疸、呼吸困难等。急性或迟发性血性输血反应的合并症有肾衰竭及弥散性血管内凝血，甚至死亡。

（2）治疗

① 怀疑溶血反应时，停止输血，保留血样，查明原因。

② 抗休克：应用晶体液、胶体液及血浆扩容，纠正低血容量性休克，输同型血浆或血小板或凝血因子、糖皮质激素以纠正溶血性贫血。

③ 保护肾功能：给予 5% 碳酸氢钠 250mL 静脉滴注，以碱化尿液防肾小管堵塞；当血容量正常时，给予甘露醇利尿以加速血红蛋白排出；若少尿或无尿，可行血液透析。

④ 防治 DIC 及其他并发症。

4. 细菌污染反应

（1）临床特点　反应的轻重与细菌种类、毒力大小、输入量有关；症状有烦躁、寒战、高热、呼吸困难、恶心、呕吐、发绀，甚至休克。

（2）治疗　中止输血；离心后血浆底层及细胞层行细菌培养和涂片。采用有效的抗感染、抗休克治疗（参见第二章第二节）。

5. 循环超负荷

（1）临床特点　多见于心功能低下、老人、幼儿及低蛋白血症患者，输血过快或过量引起急性左心衰和肺水肿。表现为呼吸困难、发绀，可咳粉红色泡沫痰，颈静脉怒张，肺内可闻及大量湿啰音。

（2）治疗　停止输血，纠正心衰（参见第三章第二节）。

二、输液不良反应

1. 临床特点

输液反应多数发生在输入 100mL 左右的液体时，表现为发冷、寒战、面部和四肢发绀，继后发热，体温可高达 41～42℃。可恶心、呕吐、头痛、头昏、烦躁不安、谵妄等，严重者可发生昏迷、血压下降，出现休克和呼吸衰竭等症状而导致死亡。

2. 治疗

① 停止输液，立即更换输液器和液体，在10%葡萄糖液体内加入地塞米松 5～10mg（小儿每次可给 0.25～0.3mg/kg）滴注，或用氢化可的松100～200mg（小儿每次可按 5～8mg/kg）加入液

体内静点。同时给肾上腺素 0.5～1.0mg，皮下注射。亦可用苯海拉明、氯苯那敏、异丙嗪适量肌注。

② 对有呼吸困难者，应立即吸氧。如有烦躁不安可用 10%水合氯醛 15～20mL（小儿每次为 30～40mg/kg），用肛管注射入直肠（加水稀释 1～2 倍），亦可用地西泮 5～10mg 肌注，或用苯巴比妥 0.1g 肌注（儿童可适当减量）。

③ 静脉注射山莨菪碱：输液反应发生后，立即静脉注射山莨菪碱 20～30mg（小儿每次 0.5mg/kg）。注射后多数患者于 10min 内症状缓解。2～3 剂后仍不能使寒战解除者，要改用其他药物。

④ 出现寒战则应予以保温。高热者可行物理降温，前额部放冷湿毛巾或头枕冰袋。也可用药物降温，如阿尼利定、复方氨基比林等。

⑤ 症状严重者抗休克治疗，防止并发症。

第三章

内科急症

第一节 呼吸内科急症

一、重症肺炎

1. 诊断标准（IDSA/ATS）

（1）主要标准 ①需要有创机械通气；②感染性休克需要血管收缩药治疗。

（2）次要标准 ①呼吸频率≥30次/分；②氧合指数（PaO_2/FiO_2）≤250；③多肺叶浸润；④意识障碍/定向障碍；⑤氮质血症（$BUN≥20mg/dL$）；⑥白细胞减少（$WBC<4.0×10^9/L$）；⑦血小板减少（血小板<$10.0×10^9/L$）；⑧低体温（$T<36℃$）；⑨低血压，需要强力的液体复苏。

符合1项主要标准或3项次要标准以上者可诊断为重症肺炎。

2. 辅助检查

（1）痰液检查

① 咳痰标本采集：痰定量培养分离的致病菌或条件致病菌浓度≥10^7cfu/mL，可以认为是肺部感染的致病菌；≤10^4cfu/mL，则为污染菌；介于两者之间，建议重复痰培养，如连续分离到相同细菌、浓度$10^5～10^6$cfu/mL连续两次以上，也可认

为是致病菌。

② 经纤维支气管镜或人工气道吸引取痰：细菌培养浓度$\geqslant 10^5$ cfu/mL 可认为是致病菌。

（2）血和胸腔积液培养 胸腔积液培养的细菌基本可认定为肺炎的致病菌。

3. 鉴别诊断

（1）肺结核 痰中找到结核杆菌。

（2）急性肺脓肿 咳出大量脓臭痰，X 线显示脓腔及气液平。

（3）肺癌 痰中发现癌细胞。

4. 治疗

（1）原则 首先选择广谱的强力抗菌药，足量联合应用。

（2）重症社区获得性肺炎 常用 β-内酰胺类联合大环内酯类或喹诺酮类。青霉素过敏者用喹诺酮类和氨曲南。

（3）重症医院获得性肺炎 喹诺酮类或氨基糖苷类合并抗假单胞菌的 β-内酰胺类、广谱青霉素/β-内酰胺酶抑制剂、碳青霉烯类的任何一种，必要时可联合用万古霉素、替考拉宁或利奈唑胺。

二、肺脓肿

1. 诊断

根据口腔手术、昏迷、呕吐、异物吸入后，出现急性发作的畏寒、咳嗽，咳大量脓臭痰等病史，结合白细胞总数和中性粒细胞比例显著增高，肺野大片浓密阴影中有脓腔和液平的X线征象可做出诊断。血、胸腹水、下呼吸道分泌物（包括厌氧菌培养）分离细菌有利于做出病原诊断。有皮肤创伤感染，疖、痈化脓病灶，发热不退，并有咳嗽、咳痰等症状，胸部X线检查示有两肺多发性小脓肿，血培养阳性可诊断为血源性肺脓肿。

2. 实验室与辅助检查

（1）周围血象　外周血白细胞及中性粒细胞比例均显著增高，总数达（20～30）×10^9/L，中性粒细胞比例在80%～90%或以上。慢性者可无明显改变。

（2）病原学检查　痰培养可培养出病原体。怀疑血源性者行血培养。

（3）影像学检查　典型者大片浓密模糊炎性浸润阴影，边缘不清，分布在一个或数个肺段。

3. 鉴别诊断

（1）细菌性肺炎　通过下呼吸道分泌物和血液培养。

（2）空洞型肺结核　痰中找到结核杆菌。

（3）支气管肺癌　通过痰脱落细胞学检查及纤维支气管镜检查可确诊。

（4）支气管肺囊肿并发感染。

4. 治疗

（1）抗菌药物治疗　吸入性肺脓肿多合并厌氧菌感染存在，治疗可选用青霉素、克林霉素和甲硝唑。

（2）痰液引流　体位引流。

（3）外科治疗　手术指征：慢性肺脓肿长期内科治疗效果不佳，或存在恶性肿瘤、大咯血、脓胸伴支气管胸膜瘘及不愿经胸腔引流者。

三、支气管扩张症并咯血

1. 诊断

根据反复咳脓痰、咯血的病史和既往有诱发支气管扩张的呼吸道感染病史，HRCT 显示支气管扩张的异常影像学改变，可明确诊断。

2. 检查

① 胸部影像学检查。

② 纤维支气管镜检查。

③ 痰液的细菌、真菌和细胞学检查。

④ 血常规、出凝血功能检查。

⑤ 动脉血气分析。

3. 鉴别诊断

（1）慢性支气管炎　多发于中年以上，咳嗽、咳痰，为白色黏痰，无咯血。

（2）肺脓肿　胸部影像学可分辨。

（3）肺结核　影像学与痰结核菌检查。

（4）先天性肺囊肿　胸部 CT 和支气管造影。

（5）弥漫性泛细支气管炎。

4. 治疗

大咯血的抢救重点为迅速有效的止血，保持呼吸道通畅，防止窒息，对症治疗，控制病因与繁殖并发症，并针对基础病因采取相应的治疗。

（1）窒息的紧急处理　保持呼吸道通畅和纠正缺氧。

（2）急诊处理　绝对卧床，高流量吸氧，镇静，镇咳，止血措施。

（3）输血　持续大咯血出现循环血容量不足者应及时补充血容量。

（4）手术止血　对于出血部位明确，无手术禁忌证，经多种方法止血无效时可急症手术。

（5）局部止血治疗。

（6）支气管动脉栓塞。

四、COPD 急性加重

1. 诊断

COPD 急性加重的主要症状是气促加重，并伴有喘息、胸闷、咳嗽加剧、痰量增加，痰液颜色改变，黏度改变及发热，也可出现全身乏力、失眠、嗜睡、疲乏、抑郁和精神紊乱等症状。

2. 实验室检查

（1）血常规　白细胞和中性粒细胞比例增高。

（2）血生化检查　电解质紊乱（低钠血症、低钾血症和低氯血症），转氨酶异常、血尿素氮升高、糖尿病危象和营养不良、低白蛋白。可合并代谢性酸碱失衡。

（3）肺功能测定　$FEV_1 < 1L$ 提示严重发作。

（4）动脉血气分析　$PaO_2 < 50mmHg$，$PaCO_2 > 70mmHg$，$pH < 7.30$ 常见。

（5）X线胸片。

3. 鉴别诊断

（1）支气管哮喘急性发作　常见于青年，无慢性咳嗽、咳痰，以发作性喘息为特征，两肺满布哮鸣音，缓解后行肺功能检查，可出现阻塞性的通气功能障碍。

（2）急性左心衰　诱因为肺部感染、心律失常、不恰当的输液速度及量等，端坐呼吸，咳粉红色泡沫样痰，双肺广泛的干湿啰音。

4. 治疗

① 去除诱因：控制感染，合并气胸者行胸腔闭式引流。

② 保持呼吸道通畅，病情严重者可行气管插管或气管切开。

③ 控制性氧疗，低流量吸氧。

④ 支气管扩张药　如 $β_2$ 受体激动剂，抗胆碱能药，茶碱类，糖皮质激素，呼吸兴奋药。

五、哮喘急性发作

1. 诊断

① 哮喘病史，既往曾诊断或有类似症状反复发作，自行缓解或治疗后缓解病史。

② 突然发作喘息、咳嗽、胸闷、呼吸困难，多与接触变应原、冷空气、物理或化学性刺激、呼

吸道感染、运动有关。双肺可闻及散在或弥漫性呼气相哮鸣音，呼气相延长。

③ 需排除气胸、急性左心衰等并发症引起喘息、呼吸困难的可能。

④ 重度或危症哮喘发作指经吸氧和药物治疗病情继续恶化，出现呼吸困难加重、氧合指数下降；心率＞120次/分，说话只言片语或不能说话；精神焦虑不安或出现嗜睡等意识障碍，$PaCO_2$ 由低于正常转为正常，甚至大于45mmHg。

2. 辅助检查

（1）实验室检查　血液检查，氧饱和度监测，动脉血气分析。

（2）胸部影像学检查。

3. 鉴别诊断

与过敏性疾病、COPD及肺水肿等疾病鉴别。

4. 治疗

（1）迅速控制哮喘　给氧，控制哮喘症状，吸入 β_2 受体激动剂和抗胆碱能药物。

（2）药物治疗　糖皮质激素，抗胆碱能药物。

六、肺血栓栓塞症

1. 诊断

（1）危险因素　高龄、血栓性静脉炎、静脉曲张、慢性心肺疾病特别是心房颤动伴心力衰竭、各种创伤、肿瘤、长期卧床、孕产妇、口服避孕药、糖尿病、肥胖、脱水、凝血与纤溶系统异常。

（2）临床表现　突发性呼吸困难，胸痛、咯血、晕厥。可有呼吸急促、发绀以及急性肺动脉高压、右心功能不全和左心搏量急剧下降等体征。

（3）血浆 D-二聚体　含量＜500μg/L，可基本排除急性肺栓塞。

（4）肺动脉造影　目前是诊断急性肺栓塞最准确的方法。

2.辅助检查

（1）血浆 D-二聚体。

（2）肺动脉造影　目前是诊断急性肺栓塞最准确的方法。其他具有诊断意义的无窗检查方法包括核素通气/灌注扫描、CT 肺血管造影、磁共振成像等。超声、静脉造影检查深静脉血栓有助于急性肺栓塞诊断。

3.鉴别诊断

易与肺炎、胸膜炎、气胸、慢阻肺、肺部肿瘤、急性心肌梗死、充血性心衰、胆囊炎、胰腺炎等疾病混淆。

4.治疗

（1）一般处理　绝对卧床休息；吸氧，低氧严重者机械通气；胸痛剧烈者予吗啡 5～10mg 皮下注射（休克者禁用）；合并休克者给予多巴胺、多巴酚丁胺等血管活性药物；纠正心律失常。

（2）溶栓治疗　时间窗为肺栓塞发生 14 天内。溶栓适应证：大面积肺栓塞，栓塞面积超过 2 个肺叶者；肺栓塞伴发休克者；原有心肺疾病，次大块肺栓塞导致循环衰竭。对于血流动力学稳定的肺栓塞，无右心室运动障碍及循环血流障碍者，不主张溶栓。溶栓最主要的并发症是颅内出血。

（3）抗凝治疗　所有急性肺栓塞患者均应予以抗凝治疗。

（4）其他治疗　外科手术与介入治疗。

七、肺心病急性加重

1. 诊断

根据患者有慢性支气管炎、肺气肿、其他胸肺疾病或肺血管病变，并已引起肺动脉高压、右心室增大或右心功能不全，如 $P_2 > A_2$、颈静脉怒张、肝大压痛、肝颈静脉反流征阳性、下肢水肿及体静脉压升高等，心电图、X 线胸片、超声心电图有右心增大肥厚的征象，可以做出诊断。

2. 治疗

积极控制感染；通常呼吸道，改善呼吸功能；纠正缺氧和二氧化碳潴留；控制呼吸和心力衰竭；积极控制并发症。

（1）控制感染　参考痰培养及药敏试验选择抗生素。

（2）氧疗　可用鼻导管吸氧或面罩吸氧。

（3）控制心力衰竭　利尿药、正性肌力药、血管扩张药、控制心律失常、抗凝治疗等。

八、气胸

1. 诊断

① 既往 X 线胸片检查无明显病变或有 COPD、肺结核、哮喘等肺部基础病变。

② 突发一侧胸痛伴不同程度胸闷、呼吸困难。患侧胸廓饱满，呼吸运动减弱，叩诊鼓音，肝肺浊音界消失，听诊呼吸音减弱甚至消失。

③ 发病时 X 线胸片检查是诊断气胸最准确和可靠的方法。因病情危重不能立即行 X 线检查时，可在胸腔积气体征最明显处进行诊断性穿刺。

2. 辅助检查

X 线胸片是诊断气胸的重要方法，可显示肺受压程度，肺内病变情况以及有无胸膜粘连、胸腔积液及纵隔移位等。

3. 鉴别诊断

① 支气管哮喘和慢性阻塞性肺疾病。

② 急性心肌梗死。

③ 肺血栓栓塞症。

④ 肺大疱

4. 治疗

① 给氧。

② 胸腔排气：胸腔穿刺抽气和胸腔闭式引流。

③ 复张后肺水肿。

④ 其他治疗。

九、急性呼吸衰竭

1. 诊断

除原发疾病和低氧血症及 CO_2 潴留的临床表现外，呼吸衰竭的诊断主要依据血气分析。$PaO_2 <$ 60mmHg、$PaCO_2$ 降低或正常为Ⅰ型呼衰。$PaCO_2$ $>$ 50mmHg 为Ⅱ型呼衰。

2. 治疗

① 通畅呼吸道和维持有效呼吸。

② 氧疗。

③ 机械通气。

十、呼吸窘迫综合征

1. 诊断

① 急性起病。

② 氧合指数（PaO_2/FiO_2）≤200。

③ 肺动脉楔压≤18mmHg 或无左心房压力增高的临床证据。

④ X 线胸片显示双肺均有斑片状阴影。

⑤ PaO_2/FiO_2 ≤ 200 且满足，如氧合指数（PaO_2/FiO_2）≤300 且满足上述其他标准可诊断 ALI。

2. 鉴别诊断

心源性肺水肿时呼吸困难与体位有关，咳粉红色泡沫样痰，对强心、利尿等治疗效果好，肺部啰音多在肺底部。$PCWP > 16cmH_2O$。

3. 治疗

① 氧疗。

② 机械通气。

③ 合理的补液。

④ 糖皮质激素：应注意足量和短程，如氢化可的松 300～400mg/d 或地塞米松 20～40mg/d，连用 2～3 天，如有效，继续使用数日再停药。脓毒血症和严重感染者使用糖皮质激素 200～300mg/d。

第二节　心内科急症

一、心绞痛

1. 诊断

(1) 临床表现

① 症状

a. 部位：胸骨体上段或中段之后，可波及心前区，有手掌大小，甚至横贯前胸。常放射至左肩、左臂内侧达无名指和小指，或至颈、咽或下颌部。

b. 性质：胸痛为压迫、发闷或紧缩性，也可有烧灼感，但不尖锐，不像针刺或刀扎样痛，偶伴濒死的恐惧感觉。患者不自主地停止原来的活动，直至症状缓解。

c. 诱因：由体力劳动或情绪激动（如愤怒、焦急、过度兴奋等）所激发，饱食、寒冷、吸烟、心动过速、休克等也可诱发。疼痛发生于劳力或激动的当时，而不是在其之后。典型的心绞痛常在相似的条件下发生，但有时同样的劳力只在早晨而不在下午引起心绞痛，提示与晨间痛阈较低有关。

d. 持续时间：疼痛出现后逐渐加重，然后 3～5min 内逐渐消失，停止原来诱发症状的活动后即缓解。舌下含用硝酸甘油能在几分钟内缓解。

② 体征：平时无异常体征。心绞痛发作时常见心率增快、血压升高、表情焦虑、皮肤冷或出汗，有时出现第三或第四心音奔马律。可有暂时性心尖部收缩期杂音，是乳头肌缺血以致功能失调引起二尖瓣关闭不全所致，第二心音可有逆分裂或出现交替脉。

（2）实验室和其他检查

① 心脏 X 线检查：无异常发现或见心影增大、肺充血等。

② 心电图检查：静息时心电图多在正常范围。心绞痛发作可出现暂时性心肌缺血引起的 ST 段移位。心内膜下心肌缺血，常见 ST 段压低 0.1mV 以上，发作缓解后恢复。有时出现 T 波倒置。在平时有 T 波持续倒置的患者，发作时可变成直立（所谓"假性正常化"）。

③ 心电图负荷试验：常用运动负荷试验，运动可增加心脏负担以激发心肌缺血。心电图改变主要以 ST 段水平型或下斜型压低＞0.1mV（J 点后 60～80ms）持续 2min 作为阳性标准。运动中出现

心绞痛则步态不稳，室性心动过速或血压下降时应停止运动。心肌梗死急性期、不稳定型心绞痛、明显心力衰竭、严重心律失常或急性疾病者禁做运动试验。

④ 心电图连续监测：连续记录 24h 心电图（动态心电图），可发现心电图 ST-T 改变和各种心律失常。心电图中显示缺血性 ST-T 改变而当时无心绞痛时称为无痛性心肌缺血。

⑤ 放射性核素检查。

⑥ 冠状动脉造影：可发现各支动脉狭窄性病变的部位并估计其程度。管腔直径减少 70%～75% 以上会严重影响血供。

⑦ 二维超声心动图：可探测到缺血区心室壁的动作异常。

2. 鉴别诊断

(1) 心脏神经症 患者常诉胸痛，但为短暂（几秒）的刺痛或持久（几小时）的隐痛。患者喜欢不时地吸一大口气或做叹息性呼吸。胸痛部位多在左胸乳房下心尖部附近或经常变动。症状多在疲劳之后出现而不在疲劳的当时，做轻度体力活动反觉舒适，有时可耐受较重的体力活动而不发生胸痛或胸闷。含用硝酸甘油无效或在十多分钟后才见效，常伴有心悸、疲乏及其他神经衰弱的症状。

(2) 急性心肌梗死 疼痛部位与心绞痛相仿，但性质更剧烈，持续时间可达数小时。常伴休克、心律失常及心力衰竭，并有发热，含用硝酸甘油多不能使之缓解。心电图中面向梗死部位的导联 ST 段抬高，并有异常 Q 波。实验室检查示白细胞计数、血清心肌酶、肌红蛋白、肌凝蛋白轻链或重链、肌钙蛋白 I 或 T 等增高，血沉增快。

（3）肋间神经痛　常累及 1～2 个肋间，但不一定局限在胸前，为刺痛或灼痛，多为持续性而非发作性，咳嗽、用力呼吸和身体转动可使疼痛加剧，沿神经走行处有压痛，手臂上举活动时局部有牵拉疼痛。

3. 治疗

（1）一般治疗

① 休息：一般停止活动后症状即可消除。

② 镇静药：减少患者紧张，减轻精神负担，减少心脏氧耗。

③ 一次进食不应过饱，禁绝烟酒。

（2）药物治疗

① 硝酸酯制剂：较重的发作，使用作用较快的硝酸酯制剂。这类药物除扩张冠状动脉、降低阻力、增加冠脉循环的血流量外，还通过对周围血管的扩张作用，减少静脉回流心脏的血量，降低心室容量、心腔内压、心排血量和血压，减少心脏前后负荷和心肌的需氧，从而缓解心绞痛。

a. 硝酸甘油：0.3～0.6mg，舌下含化，迅速为唾液所溶解而吸收，1～2min 即开始起作用，约半小时后作用消失。长期反复应用可由于产生耐药性而效力减低，停用10h以上，即可恢复有效。副作用有头晕、头胀痛、头部跳动感、面红、心悸等，偶有血压下降，因此第一次用药时，患者宜平卧片刻，必要时吸氧。

b. 硝酸异山梨酯：5～10mg舌下含化，2～5min见效，作用持续2～3h。

c. 亚硝酸异戊酯：为极易气化的液体，盛于小安瓿内，每安瓿0.2mL，用时以手帕包裹敲碎，立即盖于鼻部吸入。10～15s起效，数分钟即作用消失。

② β受体阻滞剂：阻断拟交感胺类对心率和心收缩力受体的刺激作用，减慢心率，降低血压，减低心肌收缩力和氧耗量，从而缓解心绞痛的发作。此外，还减低运动时血流动力的反应，使在同一运动量水平上心肌氧耗量减少，使不缺血的心肌区小动脉缩小，从而使更多的血液通过极度扩张的侧支循环流入缺血区。用量要大。副作用为心室射血时间延长和心脏容积增加，可使心肌缺血加重或引起心肌收缩力降低，但其使心肌氧耗量减少的作用远超过其副作用。本药可与硝酸酯制剂合用，但要注意本药与硝酸酯制剂有协同作用，因而剂量应偏小，以免引起直立性低血压等副作用；停用本药时应逐步减量，如突然停用有诱发心肌梗死的可能；心功能不全、支气管哮喘以及心动过缓者不宜用。

a. 普萘洛尔：3～4 次/日，每次 10mg，逐步增加剂量，用到 100～200mg/d。

　　b. 阿普洛尔：25～50mg，3 次/日，逐步增至 400mg/d。

　　c. 吲哚洛尔：5mg，3 次/日，逐步增至 60mg/d。

　　d. 美托洛尔：25～50mg，3 次/日。

　　③ 钙通道阻滞剂：抑制钙离子进入细胞内，抑制心肌细胞兴奋-收缩耦联中钙离子的作用。因而抑制心肌收缩，减少心肌氧耗；扩张冠状动脉，解除冠状动脉痉挛，改善心内膜下心肌供血；扩张周围血管，降低动脉压，减轻心脏负荷；降低血黏度；抗血小板聚集，改善心肌的微循环。

　　a. 维拉帕米：80mg，3 次/日或缓释剂 240mg/d，副作用有头晕、恶心、呕吐、便秘、心动过缓、P-R 间期延长、血压下降等。

　　b. 硝苯地平：10～20mg。3 次/日或缓释剂 20～40mg，1～2 次/日。副作用有头痛、头晕、乏力、血压下降、心率增快等。

　　c. 地尔硫䓬：30～90mg，3 次/日或缓释剂 45～90mg，2 次/日。副作用有头痛、头晕、失眠等。

　　（3）中医中药治疗　　活血化瘀。

　　（4）外科手术治疗　　主动脉-冠状动脉旁路移植手术。手术适应证如下。

① 左冠状动脉主干病变；

② 冠状动脉 3 支病变；

③ 稳定型心绞痛对内科治疗反应不佳；

④ 恶化型心绞痛；

⑤ 变异型心绞痛冠状动脉有固定狭窄者；

⑥ 急性冠状动脉功能不全；

⑦ 梗死后心绞痛。

（5）经皮穿刺腔内冠状动脉成形术。

二、急性心肌梗死

1. 诊断

（1）临床表现

① 先兆：发病前数日有乏力，胸部不适，活动时心悸、气急、烦躁、心绞痛等前驱症状。心绞痛发作较以往频繁、性质较剧、持续较久、硝酸甘油疗效差、诱发因素不明显。

② 疼痛：在胸骨体上段或中段之后，多无明显诱因，常发生于安静时，程度较重，持续时间较长，可达数小时或数天，休息和含用硝酸甘油不能缓解。常伴烦躁不安、出汗、恐惧或濒死感。少数患者无疼痛。部分疼痛位于上腹部，误认为胃穿孔、急性胰腺炎等急腹症。部分患者疼痛放射至下颌、颈部、背部上方，误认为骨关节痛。

③ 全身症状：发热、心动过速、白细胞增高和血沉增快等，由坏死物质吸收所引起，体温一般在 38℃ 左右，很少超过 39℃，持续约 1 周。

④ **胃肠道症状**：疼痛剧烈时常伴有频繁的恶心、呕吐和上腹胀痛，与迷走神经受坏死心肌刺激和心排血量降低组织灌注不足有关。

⑤ **心律失常**：多在起病 1~2 周内，以 24h 内最多见，可伴乏力、头晕、晕厥等症状。以室性心律失常最多，尤其是室性期前收缩。房室传导阻滞和束支传导阻滞也较多见；室上性心律失常较少，多发生在心力衰竭者中。

⑥ **低血压和休克**：疼痛期血压下降常见，未必是休克。如疼痛缓解而收缩压仍低于 80mmHg，有烦躁不安，面色苍白，皮肤湿冷，脉细而快，大汗淋漓，尿量减少（<20mL/h），神志迟钝，甚至晕厥者，则为休克表现。休克多发生于数小时至 1 周内，主要是心源性，为心肌广泛（40% 以上）坏死，心排血量急剧下降所致，神经反射引起的周围血管扩张属次要。

⑦ **心力衰竭**：主要是急性左心衰竭，为梗死后心脏舒缩力明显减弱或不协调所致，出现呼吸困难、咳嗽、发绀、烦躁等症状，严重者可出现肺水肿；也可有颈静脉怒张、肝大、水肿等右心衰竭表现。右心室心肌梗死可一开始即出现右心衰竭表现，伴血压下降。

⑧ 心脏浊音界可轻度至中度增大；心率多增快，少数可减慢，心尖区第一心音减弱；10%~20% 患者在起病第 2~3 天出现心包摩擦音，为反

应性纤维性心包炎所致；心尖区可出现粗糙的收缩期杂音或收缩中晚期咯喇音，为二尖瓣乳头肌功能失调或断裂所致。

（2）实验室和其他检查

① 心电图

a. 有 Q 波心肌梗死：宽而深的 Q 波（病理性 Q 波），在面向透壁心肌坏死区的导联上出现；ST 段抬高呈弓背向上型，在面向坏死区周围心肌损伤区的导联上出现；T 波倒置，在面向损伤区周围心肌缺血的导联上出现。

b. 无 Q 波心肌梗死：见于心内膜下心肌梗死，无病理性 Q 波，有普遍性 ST 段压低 $>0.1mV$，但 aVR 导联 ST 段抬高，或有对称性 T 波倒置。

② 放射性核素检查。

③ 超声心动图：可了解心室壁的运动和左心室功能，诊断室壁瘤和乳头肌功能失调等。

④ 实验室检查

a. 起病 $24\sim48h$ 后白细胞增高，中性粒细胞增多，嗜酸性粒细胞减少或减少；血沉增快；可持续 $1\sim3$ 周。

b. 血清心肌酶含量异常

ⓐ 肌酸激酶（CK）：起病 6h 内升高，24h 达高峰，$3\sim4$ 日恢复正常；CK 的同工酶 CK-MB 诊断的特异性最高，4h 内增高，$16\sim24h$ 达高峰，$3\sim4$ 日恢复正常。其增高程度较准确反映梗死的

范围，其高峰出现时间是否提前有助于判断溶栓治疗是否成功。

ⓑ 天门冬氨酸氨基转移酶（AST）：起病6～12h后升高，24～48h达高峰，3～6日后降至正常。

ⓒ 乳酸脱氢酶（LDH）：起病8～10h后升高，2～3日达高峰，持续1～2周恢复正常。

c. 血和尿肌红蛋白增高：高峰较血清心肌酶出现早，而恢复则较慢；血清肌凝蛋白轻链或重链、肌钙蛋白I或T增高。

2. 鉴别诊断

（1）急性心包炎　可有较剧烈而持久的心前区疼痛。心包炎的疼痛与发热同时出现，呼吸和咳嗽时加重，早期即有心包摩擦音，后者和疼痛在心包腔出现渗液时均消失；全身症状一般不如心肌梗死严重；心电图除AVR外，其余导联均有ST段弓背向下的抬高，T波倒置，无异常Q波出现。

（2）心绞痛　鉴别要点见表3-1。

表3-1　心绞痛与急性心肌梗死鉴别

鉴别诊断项目	心绞痛	急性心肌梗死
疼痛		
1. 部位	胸骨上中段之后	相同,但可在较低位置或上腹部
2. 性质	压榨性或窒息性	相似,但更剧烈

鉴别诊断项目	心绞痛	急性心肌梗死
疼痛		
3. 诱因	劳力、情绪激动、受寒、饱食等	不常有
4. 时限	短，1～5min 或 15min 以内	长，数小时或 1～2 天
5. 频率	频繁发作	不频繁
6. 硝酸甘油疗效	显著缓解	作用较差
气喘或肺水肿	极少	常有
血压	升高或无显著改变	常降低，甚至发生休克
心包摩擦音	无	可有
坏死物质吸收的表现		
1. 发热	无	常有
2. 血白细胞增加	无	常有
3. 血沉增快	无	常有
4. 心肌酶增高	无	常有
心电图变化	无变化或短暂性 ST 段和 T 波改变	有特征性的动态性变化

（3）急性肺动脉栓塞　可发生胸痛、咯血、呼吸困难和休克。有右心负荷急剧增加的表现如发绀、肺动脉瓣区第二心音亢进、颈静脉充盈、肝大、下肢水肿等。心电图示Ⅰ导联S波加深，Ⅲ导联Q波显著，T波倒置。

（4）主动脉夹层　胸痛一开始即达高峰，常放射至背、肋、腹、腰和下肢，两上肢的血压和脉搏可有明显差别，可有下肢暂时性瘫痪、偏瘫和主动脉瓣关闭不全的表现等可资鉴别。二维超声心动图检查、X线或磁共振成像有助于诊断。

3. 治疗

（1）监护和一般治疗

① 休息：卧床休息1周，保持环境安静。减少探视，防止不良刺激，解除焦虑。

② 吸氧：间断或持续通过鼻导管吸氧。

③ 监测：心电图、血压和呼吸的监测5～7天；密切观察心律、心率、血压和心功能的变化。

④ 护理：第一周卧床休息，开始数日一切日常生活由护理人员帮助进行；进食不宜过饱，可少量多餐，食物含必需的热量和营养，易消化，低钠，低脂肪而少产气者为宜；保持大便通畅，避免用力。第二周帮助患者逐步离床站立和室内缓步走动。第三周帮助患者逐步从室内到室外走廊慢步走动。卧床时间不宜过长，症状控制，病期稳定者应鼓励早期活动，有利于减少并发症，及早康复。

（2）解除疼痛

① 哌替啶（度冷丁）50～100mg 肌内注射或吗啡 5～10mg 皮下注射，必要时 1～2h 后再注射一次，以后每 4～6h 可重复应用，注意呼吸功能的抑制。

② 疼痛较轻者，可用可待因或罂粟碱 0.03～0.06g 肌内注射或口服。

③ 再试用硝酸甘油 0.3mg 或硝酸异山梨酯 5～10mg 舌下或静脉滴注。

④ 中药：复方丹参注射液 2～4mL 加入 50%葡萄糖液 40mL 中静脉注射。

（3）再灌注心肌　起病 3～6h 内，使闭塞的冠状动脉再通，心肌得以再灌注，濒临坏死的心肌可能得以存活，使坏死范围缩小，预后改善。治疗开始后服阿司匹林每日 0.3g，3 日后改为 75～150mg，每日 1 次，长期服用。

① 溶解血栓疗法：先检查血常规、血小板、出凝血时间和血型。以纤维蛋白溶酶原激活剂激活血栓中纤维蛋白溶酶原，使转变为纤维蛋白溶酶而溶解冠状动脉内的血栓。

a. 尿激酶：30min 内静脉滴注 100 万～150 万 U。

b. 链激酶：皮试阴性后以 150 万 U 静脉滴注，60min 内滴完；用链激酶前半小时用异丙嗪 25mg 肌内注射，并与少量地塞米松 2.5～5mg 同时滴注可防止其引起寒战、发热的副作用。

c. 重组组织型纤维蛋白溶酶原激活剂（rt-PA）100mg 在 90min 内静脉给予：先静脉注 15mg，继而 30min 内静脉滴注 50mg，其后 60min 内再滴注 35mg。用 rt-PA 前先用肝素 5000U 静脉滴注，用药后继以肝素每小时 700~1000U 持续静脉滴注 48h，以后改为皮下注射 7500U，每 12h 一次，连用 3~5 天，注意出血倾向。

溶栓疗效的判断如下。

a. 心电图抬高的 ST 段于 2h 内回降>50%。

b. 胸痛 2h 内基本消失。

c. 2h 内出现再灌注性心律失常。

d. 血清 CK-MB 酶峰值提前出现（14h 内）。

② 经皮穿刺腔内冠状动脉成形术。

（4）消除心律失常 以免演变成严重心律失常甚至猝死。

① 室性期前收缩或室性心动过速：利多卡因 50~100mg 静脉注射，每 5~10min 重复一次，至期前收缩消失或总量已达 300mg，继以 1~3mg/min 的速度静脉滴注维持（100mg 加入 5% 葡萄糖液 100mL，滴注 1~3mL/min）。

② 心室颤动：尽快采用非同步直流电除颤。

③ 缓慢性心律失常：阿托品 0.5~1mg 肌内或静脉注射。

④ 房室传导阻滞发展到二度或三度，伴有血流动力学障碍者，宜用人工心脏起搏器做临时的经

静脉心内膜右心室起搏治疗。

⑤ 室上性快速性心律失常用洋地黄制剂、维拉帕米等药物不能控制时,可考虑用同步直流电转复窦性心律或用抗快速性心律失常的起搏治疗。

(5) 控制休克

① 补充血容量:用右旋糖酐 40 或 5%～10%葡萄糖液静脉滴注,使中心静脉压上升>18cmH$_2$O,肺小动脉楔压>15～18mmHg。

② 应用升压药:补充血容量后血压仍不升,肺小动脉楔压和心排血量正常时,提示周围血管张力不足,可在 5%葡萄糖液 100mL 中加入多巴胺10～30mg、间羟胺 10～30mg 或去甲肾上腺素0.5～1mg 静脉滴注。

③ 应用血管扩张药:血压仍不升而肺小动脉楔压增高,心排血量或周围血管显著收缩以致四肢厥冷并有发绀时,在 5%葡萄糖液 100mL 中加入硝普钠 5～10mg、硝酸甘油 1mg 或酚妥拉明 10～20mg 静脉滴注。

④ 纠正酸中毒,避免脑缺血,保护肾功能。

(6) 治疗心力衰竭 主要是治疗急性心力衰竭,以应用吗啡(或哌替啶)和利尿药为主,也可选用血管扩张药减轻左心室的负荷,或用多巴酚丁胺 $10\mu g/(kg \cdot min)$ 静脉滴注。洋地黄制剂可引起室性心律失常,应慎用。由于最早期出现的心力衰竭主要是坏死心肌间质充血、水肿引起顺应性下降所致，而左心室舒张末期容量并不增大，因此在梗死发生后24h内宜尽量避免使用洋地黄制剂。有右心室梗死的患者应慎用利尿药。

（7）促进心肌代谢药物　维生素C，辅酶A，维生素B$_6$等。

（8）极化液疗法　氯化钾1.5g、普通胰岛素8U加入10葡萄糖液500mL中静脉滴注，1～2次/日，7～14日为1疗程。促进心肌摄取和代谢葡萄糖，使钾离子进入细胞内，恢复细胞膜的极化状态，有利于心脏的正常收缩，减少心律失常，促使心电图上抬的ST段回到等电位线。

（9）β受体阻滞剂、钙通道阻滞剂和血管紧张素转换酶抑制剂　起病的早期应用β受体阻滞剂，尤其是前壁心肌梗死伴有交感神经功能亢进者，可能防止梗死范围的扩大，改善急慢性期的预后。钙通道阻滞剂中的地尔硫草有类似效果。血管紧张素转换酶抑制剂中的卡托普利有助于改善恢复期心肌的重构，降低心力衰竭的发生率，从而降低死亡率。

（10）抗凝疗法　多用在溶栓之后；有出血倾向、严重肝肾功能不全、活动性消化道溃疡、血压过高、新近手术而创口未愈者禁用。

（11）右心室心肌梗死的处理　与左心室心肌梗死有所不同。右心室心肌梗死引起的右心衰竭伴低血压而无左心衰竭的表现时，宜扩张血容量。

24h 内可静脉滴注液体 3～6L，直至低血压得到纠治或肺毛细血管压达 15～18mmHg。如低血压仍未能纠正可用正性肌力药。不宜用利尿药。伴有房室传导阻滞者可临时起搏。

三、阵发性室上性心动过速

1. 诊断

（1）临床表现

① 心动过速发作突然开始与终止，持续时间长短不一。

② 心悸、焦虑不安、眩晕、晕厥、心绞痛，甚至发生心力衰竭与休克。症状轻重取决于发作时心室率快速的程度以及持续时间，也与原有心脏病的严重程度有关。

③ 心尖区第一心音强度恒定，心律规则。

（2）心电图检查

① 心率 150～250 次/分，节律规则。

② QRS 波群形态与时限均正常，发生室内差异性传导或原来存在束支传导阻滞时，QRS 波群形态异常。

③ P 波为逆行性（Ⅱ、Ⅲ、aVF 导联倒置），常埋藏于 QRS 波群内或位于其终末部分，P 波与 QRS 波群保持恒定关系。

④ 起始突然，通常由一个房性期前收缩触发，下传的 P-R 间期显著延长，随之引起心动过速发作。

（3）心电生理检查　大多数患者存在房室结双路径：①β（快）路径传导速度快而不应期长；②α（慢）路径传导速度缓慢而不应期短。

2. 治疗

（1）如患者血压与心功能良好，可先尝试刺激迷走神经的方法，可使心动过速减慢后终止，但停止刺激后，有时又恢复原来心率。

① 颈动脉窦按摩：患者取仰卧位，先行右侧，每次 5～10s，切莫双侧同时按摩。

② Valsalva 动作：深吸气后屏息，再用力做呼吸动作。

③ 刺激咽喉部引起恶心。

④ 将面部浸没于冰水内。

（2）腺苷　首选治疗药物为腺苷，6～12mg 快速静脉注射，起效迅速；副作用有胸部压迫感、呼吸困难、面部潮红、窦性心动过缓、房室传导阻滞等。半衰期短于 6s，副作用即使发生也很快消失。

（3）钙通道阻滞剂　腺苷无效可改静脉注射维拉帕米，首次 5mg，无效时隔 10min 再注射 5mg。患者合并心力衰竭、低血压或为宽 QRS 波心动过速、尚未明确室上性心动过速的诊断时，不应选用维拉帕米。

（4）洋地黄　对心功能不全患者为首选，毛花苷 C 0.4～0.8mg 静脉注射，以后每 2～4h 0.2～

0.4mg，24h 总量在 1.6mg 以内，可终止发作。

（5）β 受体阻滞剂　普萘洛尔开始 0.25～0.5mg 静脉注射，按需要可增至 1.0mg，能有效终止心动过速，但应避免用于心力衰竭、支气管哮喘患者。

（6） Ⅰa 类、Ⅰc 类与Ⅲ类抗心律失常药物　普鲁卡因胺、普罗帕酮、胺碘酮等均能终止心动过速发作。

（7）直流电复律　当患者出现严重心绞痛、低血压、充血性心力衰竭表现时，应立即电复律治疗。急性发作经药物治疗无效也应施行电复律。注意，已应用洋地黄者不应接受电复律治疗。

（8）导管消融治疗　适用于药物治疗无效；预防复发等病例。

四、心房纤颤和心房扑动

（一）心房纤颤

1. 诊断

（1）临床表现

① 心室率慢时，患者无自觉症状。

② 心室率超过 150 次/分时，患者可发生心绞痛与充血性心力衰竭。房颤时心房有效收缩消失，心排血量减少达 25% 或以上。

③ 房颤有较高的发生体循环栓塞的危险，脑栓塞发生率高。

④ 心脏听诊第一心音强度变化不定；心律极

不规则；心室率快时可发生脉搏短绌，原因是心室搏动过弱以致未能开启主动脉瓣，或因动脉血压波太小，未能传导至外周动脉。颈动脉 α 波消失。

（2）心电图检查

① P 波消失，心房除极混乱，呈小而不规则的基线波动，形态与振幅均变化不定，称为 f 波，频率为 350～600 次/分。

② 心室率极不规则，通常在 100～160 次/分。

③ QRS 波群形态通常正常；室内传导阻滞时，QRS 波群形态增宽变形。

2. 治疗

（1）减慢快速的心室率　洋地黄类药物、钙通道阻滞剂、β 受体阻滞剂等。使安静时心室率保持在 60～80 次/分，轻微活动后不超过 100 次/分。必要时洋地黄类药物可与钙通道阻滞剂或 β 受体阻滞剂合用。心力衰竭与低血压者不能用钙通道阻滞剂或 β 受体阻滞剂；预激综合征合并房颤者禁用洋地黄类药物与维拉帕米。

（2）Ⅰa 类（奎尼丁）、Ⅰc 类（普罗帕酮）、Ⅲ 类（胺碘酮）抗心律失常药物　能有效转复房颤，成功率可达 60%。Ⅰa 类（奎尼丁）可诱发致命性室性心律失常，增加死亡率；Ⅰc 类（普罗帕酮）也可致室性心律失常，严重器质性心脏病患者不宜使用；Ⅲ 类（胺碘酮）致心律失常发生率最低。

（3）电复律　药物复律无效时，可选用同步电复律。

（4）预防栓塞并发症　口服华法林，使凝血酶原时间国际正常化比值（INR）维持在 2.5～3；阿司匹林 300mg/d。

（5）房室结改良或消融术　房颤发作频率大，心室率很快，药物治疗无效者。

（二）心房扑动

1. 诊断

（1）临床表现

① 心房扑动的心室率不快者，患者无症状。

② 心房扑动伴极快的心室率，可诱发心绞痛与充血性心力衰竭。

③ 体格检查可见快速的颈静脉扑动。

④ 房室传导比率发生变动时，第一心音强度也随之变化。

（2）心电图检查

① 心房活动呈现规律的锯齿状扑动波，扑动波之间的等电线消失，在 II、III、aVF 或 V_1 导联最为明显，常呈倒置。

② 心房率为 250～300 次/分。

③ 心室率规则或不规则，取决于房室传导比率是否恒定。

④ QRS 波群形态正常，当室内传导阻滞或原先有束支传导阻滞时，QRS 波群增宽、形态异常。

2. 治疗

（1）直流电复律　低电能（低于50J），可迅速使房扑转复为窦性心律。已应用洋地黄者不适宜电复律。

（2）钙通道阻滞剂　维拉帕米或地尔硫草能有效减慢房扑的心室率，静脉给药可使新发生的房扑转复为窦性心律。

（3）β受体阻滞剂　艾司洛尔也可减慢房扑的心室率。

（4）洋地黄制剂　地高辛或毛花苷C能减慢心室率，但需较大剂量，用药后房扑通常先转为心房颤动，停药后再恢复窦性心律。单独应用洋地黄未能奏效，可联合钙通道阻滞剂或β受体阻滞剂。

（5）Ⅰa类（奎尼丁）、Ⅰc类（普罗帕酮）抗心律失常药　能有效转复房扑，但应事前以洋地黄、钙通道阻滞剂或β受体阻滞剂减慢心室率。如房扑合并冠心病、充血性心力衰竭等严重心脏病变时，Ⅰa类、Ⅰc类药物容易导致严重室性心律失常甚至死亡。

（6）Ⅲ类抗心律失常药物　胺碘酮200mg/d，5天/周可有效转复房扑。房扑合并冠心病、充血性心力衰竭等严重心脏病变时可应用。

（7）射频消融治疗　适用于药物治疗无效的顽固性房扑患者。

五、室性心动过速

1. 诊断

（1）临床表现

① 非持续性室性心动过速（发作时间短于30s，能自行终止）的患者通常无症状。

② 持续性室性心动过速（发作时间超过30s，需药物或电复律才能终止）常伴明显血流动力学障碍与心肌缺血；症状为低血压、少尿、晕厥、气促、心绞痛等。

③ 听诊心律轻度不规则，第一、第二心音分裂，收缩期血压可随心搏变化；如发生完全性房室分离，第一心音强度经常变化，颈静脉间歇出现巨大 α 波，原因是心室搏动逆传并持续夺获心房，心房与心室几乎同时发生收缩，颈静脉呈现规律而巨大的 α 波。

（2）心电图检查

① 3个或以上的室性期前收缩连续出现。

② QRS波群形态畸形，时限超过0.12s；ST-T波方向与QRS波群主波方向相反。

③ 心室率通常为100～250次/分；心律规则，也可不规则。

④ 心房独立活动与QRS波群无固定关系，形成房室分离，偶尔个别或所有心室激动逆传夺获心房。

⑤ 通常发作突然开始。

⑥ 心室夺获：少数室上性冲动可下传心室，产生心室夺获，表现为在 P 波之后提前发生一次正常的 QRS 波群。

⑦ 室性融合波：室性融合波的 QRS 波群形态介乎窦性与异位心室搏动之间，意义为部分夺获心室。

2. 鉴别诊断

需与室上性心动过速伴有室内差异性传导鉴别，要点如下。

① 每次心动过速均由期前发生的 P 波开始。

② QRS 波群至逆传 P 波的间期（R-P 间期）<0.12s。

③ 心动过速的 QRS 波群形态，与心率大致相等的室上性冲动下传的 QRS 波群形态相同。

④ P 波与 QRS 波群相关，通常呈 1∶1 房室比率。

⑤ 刺激迷走神经可减慢或终止心动过速。

⑥ 右束支传导阻滞图形较常见，V_1 导联呈 rSR 三相波。

⑦ 长-短周期序列（即在长 R-R 间期后跟随短 R-R 间期）后常易发生室内差异性传导。

3. 治疗

（1）无明显血流动力学障碍者，首先给予静脉注射利多卡因或普鲁卡因胺，同时静脉持续滴注。

（2）Ⅰc 类抗心律失常药物　索他洛尔，普罗帕酮。

(3) Ⅲ类抗心律失常药物 胺碘酮。

(4) 直流电复律 药物治疗无效或患者已发生低血压、休克、心绞痛、充血性心力衰竭、脑血流灌注不足等症状时，应施行直流电复律。洋地黄中毒引起的室速，不宜用电复律。

(5) 尖端扭转型室速的治疗 尖端扭转型室速是多形性室性心动过速的一种特殊类型，因发作时QRS波群的振幅与波峰呈周期性改变，宛如围绕等电线连续扭转而得名。与一般的室性心动过速的治疗不同：

① 首先静脉注射镁盐，硫酸镁 2g，稀释至40mL 缓慢静脉注射，然后 8mg/min 静脉滴注。

② Ⅰa类、Ⅰc类、Ⅲ类药物可使 Q-T 间期更加延长，不能用于尖端扭转型室速的治疗。

③ 利多卡因、美西律或苯妥英钠有效。

④ 先天性长 Q-T 间期综合征者可选用 β 受体阻滞剂，也可施行心房、心室起搏治疗。

六、二度Ⅱ型和三度房室传导阻滞

1. 诊断

(1) 临床表现

① 疲倦、乏力、眩晕、晕厥、心绞痛、心力衰竭等。

② 二度房室传导阻滞突然进展为三度房室传导阻滞，因心室率过慢导致脑缺血，患者可出现暂

时性意识丧失，甚至抽搐，称为阿-斯综合征，严重者可猝死。

③ 二度Ⅱ型房室传导阻滞有间歇性心搏脱漏，但第一心音强度恒定；三度房室传导阻滞的第一心音强度经常变化，第二心音可正常或反常分裂，可听到心房音及响亮清晰的第一心音（大炮音），心房与心室收缩同时发生，颈静脉出现巨大的 α 波。

（2）心电图检查

① 二度Ⅱ型房室传导阻滞

a. 心房冲动传导突然阻滞，但 P-R 间期恒定不变。下传搏动的 P-R 间期正常或延长。

b. QRS 波群增宽，形态异常时，阻滞位于希氏束-浦肯野系统；QRS 波群正常，阻滞可能位于希氏束内。

② 三度房室传导阻滞：全部心房冲动均不能传导至心室。

a. 心房与心室活动各自独立、互不相关。

b. 心房率快于心室率，心房冲动来自窦房结或异位心房节律。

c. 心室起搏点通常在阻滞部位稍下方；如位于希氏束，心室率 40～60 次/分，QRS 波群正常，心律较稳定；如位于室内传导系统的远端，心室率可低至 40 次/分以下，QRS 波群增宽，心律常不稳定。

2. 治疗

① 阿托品 0.5～2mg 静脉注射，可提高房室传导阻滞的心率，适用于阻滞位于房室结的患者。

② 异丙肾上腺素 1～4μg/min 静脉滴注，适用于任何部位的房室传导阻滞。

③ 临时性或永久性心脏起搏治疗：适用于药物治疗无效、症状明显、心室率缓慢者。

七、急性左心衰竭

1. 诊断

(1) 临床表现

① 突发呼吸困难，呼吸频率达每分钟 30～40 次，强迫坐位，频繁咳嗽，咳粉红色泡沫状痰。

② 面色苍白，发绀，大汗，烦躁不安。

③ 乏力，疲倦，头晕，脑缺氧可导致神志恍惚。

④ 肺水肿早期因交感神经激活，血压可一度升高；但随病情持续，血管反应减弱，血压下降。肺水肿如不能及时纠正，则终致心源性休克。

⑤ 两肺满布湿啰音和哮鸣音，心尖部第一心音减弱，频率快，同时有舒张早期第三心音而构成奔马律，肺动脉瓣第二心音亢进。

(2) 实验室检查

① X 线检查：急性肺水肿时肺门呈蝴蝶状，肺野可见大片融合的阴影。

② 超声心动图：以收缩末及舒张末的容量差计算射血分数（EF）。正常 EF＞50%。

2. 鉴别诊断

支气管哮喘：多见于青少年有过敏史，肺部听诊以哮鸣音为主。主要表现为呼气性呼吸困难，不一定强迫坐起，咳白色黏痰后呼吸困难常可缓解。

3. 治疗

（1）患者取坐位，双腿下垂，以减少静脉回流。

（2）吸氧　高流量吸氧。吸氧的同时使用抗泡沫剂使肺泡内的泡沫消失，增加气体交换面积，可用50%酒精置于氧气的滤瓶中，随氧气吸入。

（3）吗啡　5～10mg静脉缓慢注射不仅可以使患者镇静，减少躁动所带来的额外的心脏负担，同时具有小血管舒张的功能而减轻心脏的负担。必要时每隔15min重复一次，共2～3次。

（4）快速利尿　呋塞米20～40mg静脉注射，于2min内推完，10min内起效，可持续3～4h，4h可重复一次，除利尿作用外，本药还有静脉扩张作用，有利于肺水肿缓解。

（5）血管扩张药

① 硝普钠：为动静脉血管扩张药，静脉注射后2～5min起效，一般剂量为12.5～25μg/min滴入，维持收缩压在100mmHg左右，对原有高血压患者降低幅度（绝对值）以不超过80mmHg为度。硝普钠含有氰化物，用药时间不宜超过24h。

② 硝酸甘油：扩张小静脉，降低回心血量。

可先以 10μg/min 开始，然后每 10min 调整一次，每次增加 5～10μg，以血压达到上述水平为度。

③ 酚妥拉明：为 α 受体阻滞剂，以扩张小动脉为主。静脉用药以 0.1mg/min 开始，每 5～10min 调整一次，最大可增至 1.5～3mg/min。

(6) 洋地黄类药物　最适合于有心房颤动伴有快速心室率并已知有心室扩大伴左心室收缩功能不全者。首剂可给 0.4～0.8mg，2h 后可再给 0.2～0.4mg。对急性心肌梗死患者，24h 内不宜用洋地黄类药物；二尖瓣狭窄所致肺水肿洋地黄类药物也无效。二尖瓣狭窄所致肺水肿如伴有心房颤动快速心室率则可应用洋地黄类药物减慢心室率，有利于缓解肺水肿。

(7) 氨茶碱　可解除支气管痉挛，并有一定的正性肌力及扩血管利尿作用。

(8) 四肢轮流结扎法　减少静脉回心血量，对缓解病情有一定作用。

八、高血压危象和高血压脑病

(一) 高血压危象

1. 诊断

① 收缩压超过 260mmHg，舒张压超过 120mmHg。

② 85% 的患者有严重头痛，常位于枕部或前额，以清晨尤甚，呈跳动性，伴头晕、眩晕、恶心呕吐。

③ 60％患者出现视物模糊、视力减退甚至失明。

④ 心功能不全表现如心界扩大、心绞痛、心慌、气急、呼吸困难等。

⑤ 肾功能不全表现如急性肾衰竭，尿中出现红细胞、蛋白和管型，以及氮质血症、低钙血症、代谢性酸中毒。

⑥ 血液系统表现：微小动脉内溶血和弥散性血管内凝血，可有溶血性贫血和出血表现。

⑦ 体重减轻、全身不适、疲乏等。

⑧ 常见的神经症状为意识模糊、嗜睡、癫痫发作、短暂性脑缺血发作、昏迷和脑血管意外。

⑨ 高血压视网膜病是急进性恶性高血压最具特征性的临床表现，视盘有火焰状出血、渗出物或视盘水肿。

2. 治疗

（1）治疗原则

① 迅速降压：使平均动脉压迅速降低20％～25％。

② 肾功能正常、无脑血管病或冠心病者，血压可降至正常；但 60 岁以上高龄，有冠心病、脑血管病或肾功能不全者，最初 48h，血压不要降低太快，舒张压不低于 100mmHg，收缩压不低于 160mmHg，即血压控制在 160/100mmHg 以上。尤其脑卒中的患者数日内血压会自动下降。

③ 药物选择：选择作用快、副作用小、应用

方便的药物。

④ 血压下降后，争取短期内（1～2 天）停止静脉用药，加用口服抗高血压药物长期抗高血压治疗。

⑤ 开始时抗高血压药剂量宜小，密切观察是否有神经系统症状、少尿等现象；逐渐增加剂量，通过 1～2 周治疗，逐步将血压降至正常水平。如果降压过快过甚，可使脏器血供显著减小，反而加重功能障碍，因此对高血压危象的降压治疗应既速又慎。

（2）药物选择

① 硝普钠

a. 强有力的血管扩张药，既能扩张小动脉，又能扩张静脉；通过降低外周血管阻力而迅速降压；调节滴速可使血压满意地控制在预期水平，停药后血压迅速回升。

b. 给药后 30s 内血压开始下降，高峰时间 1～2min，作用维持时间＜3min。剂量：0.3～10μg/（kg·min）。

c. 用法：硝普钠 50mg 溶于葡萄糖溶液 500mL 中静脉滴注；静脉点滴自 10～25μg/min 开始，根据监测的血压每隔 5～15min 逐渐增加剂量至 200～300μg/min，争取 1h 内使血压降至 160/100mmHg，并保持此有效剂量，继续静脉滴注 1～2天，24h 后应加服口服抗高血压药物，逐渐停用静脉用药。

d. 注意：该药对光反应敏感，静脉滴注时必须避光，药物本身为浅棕色，颜色改变应弃之不用；输液外渗可引起强烈的刺激反应，不与其他药物合用；硝普钠在红细胞中代谢为氰化物，以硫氰酸盐形式经尿排泄；血浆中硫氰酸盐浓度>100 mg/L 时，可表现中毒症状，如出汗、乏力、恶心呕吐、耳鸣、肠痉挛、肌肉抽搐、定向障碍和精神失常等；使用时应临时配制新鲜药液，滴注超过6h 应重新配制。

② 硝酸甘油

a. 静脉滴注时作用迅速，静注 1～2min 起作用，高峰时间 1～2min，作用持续时间<3min。

b. 小剂量扩张静脉，降低心脏前负荷；大剂量扩张小动脉和静脉。

c. 用法：硝酸甘油 40mg 加入葡萄糖溶液500mL 中静滴，自 $30\mu g/min$ 起始，根据监测的血压逐渐增加剂量至 $300\mu g/min$，争取 1h 内使血压降至 160/100mmHg，并保持此有效剂量，继续静脉滴注 1～2 天。尽早应用口服抗高血压药物，逐渐停止静脉用药。

d. 注意事项：滴速过快可引起头痛、心动过速或呕吐、面红；滴注 12h 后易发生耐药现象，停药后又恢复其敏感性；由于该药有扩张冠状动脉作用，故对合并心绞痛或心衰的患者尤为适合。

③ 酚妥拉明：非选择性 α 受体阻滞剂；适用于循环中儿茶酚胺增多的高血压危象，尤其是嗜铬细胞瘤患者；降压作用快，30s 至 2min，持续时间短，不超过 15min；方法：酚妥拉明 5～10mg 加入 10% 葡萄糖溶液 20mL 中缓慢静脉注射，血压下降后，将本药 10～20mg 加入 10% 葡萄糖溶液 250mL 中，以 0.2～2mg/min 静脉滴注；副作用为心动过速。

④ 拉贝洛尔：β 受体阻滞剂，兼有 α 受体阻滞作用；拉贝洛尔 50mg 加入葡萄糖溶液 20mL 中缓慢静推，按 5mg/min 注射；5～10min 出现明显降压作用，同时心率减慢，间隔 15min 重复用药，总剂量不超过 150mg，降压作用可持续 1～3h。心功能不全者慎用。

⑤ 樟磺咪芬：是一种神经节阻滞药，作用较强；降压作用是由于交感神经节被阻断，交感神经冲动不能下传，不能维持血管张力而使血管扩张；同时静脉回心量减小，心排血量减小，引起血压下降；危象时可以 250～500mg 加入 5% 葡萄糖溶液 250～500mL 中静滴，按 0.5～5mg/min 静脉点滴，5～10min 血压开始下降，停药后作用维持时间为 5～10min；是伴有主动脉夹层的高血压危象的最佳选用药物。由于该药同时阻断了副交感神经系统，易产生肠麻痹、膀胱麻痹、口干、瞳孔反射消失等。

⑥ 尼卡地平：是二氢吡啶类短效钙通道阻滞剂；尼卡地平 10～20mg 溶于葡萄糖溶液 100mL 静滴，剂量按 0.5～6μg/(kg·min) 递增，5min 后出现降压作用，30～60min 达高峰效应；不良反应有心动过速、潮红；脑出血禁用。

⑦ 硫酸镁：妊高征子痫患者可选用硫酸镁静脉注射。

⑧ 呋塞米：速效强力利尿药，通过减小血容量及心排血量实现降压作用适用于伴肺水肿、脑水肿的高血压危象患者。

⑨ 肼屈嗪：直接松弛血管平滑肌，降低周围血管阻力，并抑制去甲肾上腺素的生物合成，从而使血压下降；在降压的同时心率增快，心排血量增加，故不减小肾血流量；特别适用于伴有肾功能不全的急慢性肾炎及子痫的高血压危象患者；肼屈嗪 10～40mg 肌注，30min 开始降压；10～20mg 加入 10%葡萄糖溶液 20～40mL 静推，可在 5～10min 开始降压；心动过速、心绞痛、心力衰竭禁用。副作用有头痛、脸色发红、呕吐；长期大剂量可引起类风湿关节炎和红斑狼疮。

⑩ 硝苯地平：钙通道阻滞剂中作用短而强的血管扩张药。在降压的同时还选择性扩张冠状动脉，一般用 10～20mg 舌下含服，5min 后血压开始下降，15～30min 出现最大效应，降压作用持续 4h 以上。降压的同时反射性地引起心率增快，适

用于心动过缓者；副作用有面红、心悸、头痛、头晕。

（3）制止抽搐和控制脑水肿

① 地西泮 10～20mg；苯巴比妥 0.1～0.2g 肌注；10%水合氯醛 10～15mL 加等量生理盐水保留灌肠，这些可控制抽搐。

② 脱水，降颅内压，减轻脑水肿，用呋塞米 40～80mg 静推；也可用 20%甘露醇 250mL 静滴，必要时 6h 重复一次。

③ 此外还需吸氧、对症处理、支持疗法等。

（4）加强护理

① 绝对卧床休息，将床头抬高 30°，可起体位性降压作用，避免不必要的活动。

② 维持呼吸道通畅，吸氧。

③ 提供保护性措施，若患者躁动，注意预防坠床，患者抽搐发作时，可用压舌板保护舌头，预防咬伤。

④ 做好心理护理和生活护理，避免诱发因素。

（二）高血压脑病

1. 诊断

① 发病年龄与病因有关，急性肾小球肾炎多见于儿童或青年，慢性肾小球肾炎青少年和成年常见，子痫年轻妇女常见，恶性高血压以 30～50 岁常见。舒张压在 140mmHg 以上，儿童、孕妇或产后妇女血压突升至 180/120mmHg 即可发病。

② 起病急骤，病情进展迅速，发病历经 12～48h，短则数分钟。出现颅内高压征象和抽搐发作是本病的主要表现，患者常有头痛、呕吐、黑蒙、烦躁、反应迟钝、意识模糊、嗜睡、失语、偏瘫或感觉障碍等，可因昏迷和呼吸循环障碍死亡。

③ 眼底检查可见呈Ⅳ级高血压眼底改变、视盘水肿、视网膜出血等。

④ 及时降压治疗症状可在数分钟至数日完全消失，不遗留后遗症。

⑤ 颅脑 CT 可见脑水肿的弥漫性脑白质密度降低，脑室变小；MRI 显示脑水肿敏感，呈 T1 低信号 T2 高信号，顶枕叶水肿对高血压脑病具有特征性，偶见小灶性缺血或出血灶；脑电图常见双侧同步的慢波活动。

2. 鉴别诊断

高血压脑病与高血压危象的鉴别诊断见表3-2。

表3-2　高血压脑病与高血压危象的鉴别诊断

鉴别点	高血压脑病	高血压危象
发病机制	脑血流自动调节机制崩溃	全身小动脉短暂的强烈痉挛
血压升高	舒张压为主	收缩压为主
心率	缓慢	增快
心绞痛、心衰、肾衰竭	少见	多见

鉴别点	高血压脑病	高血压危象
临床表现	主要为脑水肿及颅内压增高症状,痫性发作等,短暂局灶性体征如失语及暂时性偏瘫多见,眼底高血压视网膜病变	颅内压增高症状不明显,短暂局灶性神经体征少见

3. 治疗

(1)卧床休息,保持呼吸道通畅,监护观察。

(2)数分钟至 1h 使舒张压迅速降至 110mmHg(高血压患者)或 80mmHg(血压正常者),恢复脑血管自动调节机制,但降压不要过快、过低,以免诱发心肌梗死或脑梗死。常用药物如下。

① 硝普钠:50mg 加入 5%葡萄糖液 500mL 静脉滴注,滴速 1mL/min,每 2～3min 测一次血压,调节滴速及用量使血压维持在适宜水平。此药降压迅速稳定,无不良不反应,但理化性质不稳定,配制后须在 12h 内使用。

② 硝酸甘油:25mg 加入 5%葡萄糖液 500mL 静脉滴注,根据血压调节滴速,此药作用迅速,监护较硝普钠简单,副作用少,适宜合并冠心病、心肌供血不足和心功能不全者。

③ 利血平:1～2mg 肌内注射,1～2 次/日,

1.5~3h 起效，适于快速降压后维持用药。

④ 降压后可用口服抗高血压药维持；如钙通道阻滞剂硝苯地平 10~20mg 含服，3 次/日，20~30min 起效，1.5~2h 降压明显。

（3）降颅压及减轻脑水肿：用 20% 甘露醇 250mL 快速静脉滴注，每 6~8h 1 次，心肾功能不全者慎用；可与呋塞米 40mg 静脉注射、10% 人体血清白蛋白 50mL 静脉滴注或地塞米松 10~20mg 静脉滴注合用。

（4）严重抽搐者首选地西泮 10~20mg 缓慢静脉注射；首选地西泮推注后成人用苯巴比妥 0.2g 肌内注射，与 10% 水合氯醛 30mL 灌肠，6h 交替使用；控制发作 1~2 日后改用苯妥英钠或卡马西平口服，维持 2~3 个月以防复发。

九、病毒性心肌炎

1. 诊断

（1）临床表现

① 发病前 1~3 周有病毒感染前驱症状：发热，全身倦怠感，即所谓"感冒"样症状或恶心、呕吐等消化道症状。

② 心悸、胸痛、呼吸困难、水肿甚至阿-斯综合征。

③ 与发热程度不平行的心动过速，各种心律失常，可听到第三心音或杂音。

④ 体征：颈静脉怒张、肺部啰音、肝大等心

力衰竭体征。重者可出现心源性休克。

（2）实验室检查

① 胸部 X 线：心影扩大或正常。

② 心电图：ST-T 改变，R 波降低，病理性 Q 波和各种心律失常，可有房室传导阻滞、室性期前收缩等。

③ 心脏彩超：左心室壁弥漫性（或局限性）收缩幅度减低，可有左心室增大。

④ 血清学检查：CK、AST、LDH 增高，血沉加快，白细胞增多，C 反应蛋白增加。

⑤ 血清病毒中和抗体，血凝抑制抗体或补体结合抗体：发病后 3 周间的两次血清抗体滴度呈四倍增高，以及血清中特异性 IGM 1：32 以上阳性。

⑥ 心内膜心肌活检。

⑦ 心内膜、心肌活心包组织内病毒、病毒抗原或病毒基因片断的检出：可以确诊。

2. 治疗

① 安静卧床及补充营养。

② 治疗心力衰竭：使用利尿药、血管扩张药、血管紧张素转换酶抑制剂。

③ 完全性房室传导阻滞可使用临时性起搏器。

④ 糖皮质激素：不主张早期使用。但对有房室传导组织、难治性心力衰竭、重症患者或有自身免疫的情况下可慎用。

十、主动脉夹层

1. 诊断

(1) 临床表现

① 有高血压病史,发病时血压通常升高,而且难用药物控制。

② 突然发作的剧烈胸痛,呈撕裂样,难以忍受,有濒死感。10%患者无胸痛。

③ 主动脉的分支动脉受累而出现脏器缺血表现:颈动脉分支夹层出现晕厥、精神异常、脑卒中、偏瘫;四肢动脉夹层出现肢体麻木、疼痛、发凉、间歇性跛行、脉搏消失、四肢血压不对称;肾动脉夹层出现腰痛或肾功能不全;肠系膜上动脉夹层出现腹胀、腹痛甚至肠坏死、腹膜炎等。

④ 夹层破入心包引起急性心脏压塞而突然死亡;破入胸腔出现胸腔积液;破入腹腔、食管、气管等出现休克、胸痛、呼吸困难、心悸及咯血、呕血等表现。

⑤ 夹层撕裂累及主动脉瓣可引起主动脉瓣关闭不全。

⑥ 主动脉瘤样扩张可压迫气管、食管、喉返神经、交感神经丛、上腔静脉引起呼吸困难、吞咽困难、呛咳和声音嘶哑、霍纳综合征、上腔静脉阻塞综合征。

(2) 实验室检查

① 磁共振成像 (MRI)。

② 心脏彩超。

③ CT。

④ 主动脉造影。

2. 鉴别诊断

与急性心肌梗死鉴别：心肌梗死的胸痛不会向胸部以下放射，很少引起两侧肢体脉搏、血压不等；心电图特征性改变可鉴别。

3. 治疗

① 一经诊断立即将患者送入 ICU，使生命体征稳定。

② 立即镇痛、降压和减低心肌收缩力的药物，以便减缓或防止主动脉夹层的剥离范围进一步扩展，缓解疼痛。血压最好控制在 100～120mmHg，平均动脉压在 60～70mmHg，心率控制在 60～70次/分。

③ 出现威胁生命的严重并发症，应立即考虑手术治疗。

第三节　消化内科急症

一、上消化道出血

上消化道出血系指屈氏（Treitz）韧带以上的消化道，包括食管、胃、十二指肠以及胰腺、胆道引起的出血，也包括胃空肠吻合术后的空肠上段病变出血。

上消化道大量出血指数小时内失血量＞

1000mL，或大于循环血容量的 20％，伴呕血、黑粪、急性循环衰竭，死亡率 10％。

1. 临床特点

（1）呕血及便血　呕血和便血是上消化道出血特征性临床表现。上消化道急性大量出血多数表现为呕血，如出血后血液在胃内潴留时间较长，因经胃酸作用变成酸性血红蛋白而呈咖啡色；如出血速度快而出血量多，呕血的颜色呈暗红色或鲜红色。小量出血则表现为粪便潜血试验阳性。但如十二指肠部位病变的出血速度过快时，在肠道停留时间短，粪便颜色会变成紫红色。

（2）失血性周围循环衰竭　上消化道大量出血可致循环血容量迅速减少而导致周围循环衰竭。表现为头晕、心悸、出汗、恶心、口渴、晕厥等，脉搏细速、血压下降、心率增快、少尿、皮肤湿冷、烦躁不安、意识模糊，甚至休克。

（3）贫血和血象变化　较严重的慢性上消化道出血患者可能出现贫血相关临床表现，如疲乏困倦、软弱无力、活动后气促心悸、头昏眼花以及皮肤黏膜苍白、甲床苍白等。急性大出血后均有失血性贫血，最早 3～4h 血红蛋白、红细胞和血细胞比容的数值可无变化。大量组织液（包括水分、电解质、蛋白质等）渗入血管内以补充失去的血浆容量，此时血红蛋白和红细胞因稀释而数值降低。出血后 24h 内网织红细胞即升高，出血停止后下降。

如出血未止，网织红细胞持续升高。大出血后，由于应激反应，大多数情况白细胞轻中度升高，出血停止后2～3天正常。如不正常，可能有继发感染。

（4）氮质血症　可分为肠源性、肾性和肾前性氮质血症3种。肠源性氮质血症指在大量上消化道出血后，血液蛋白的分解产物在肠道被吸收，以致血中氮质升高。肾前性氮质血症是由于失血性周围循环衰竭造成肾血流暂时性减少，肾小球滤过率和肾排泄功能降低，以致氮质贮留。在纠正低血压、休克后，血中尿素氮可迅速降至正常。肾性氮质血症是由于严重而持久的休克造成肾小管坏死（急性肾功能衰竭），或失血更加重了原有肾病的肾脏损害，临床上可出现尿少或无尿。

（5）发热　大量出血后，多数患者在24h内常出现低热。发热的原因可能由于血容量减少、贫血、周围循环衰竭、血液或分解蛋白的吸收等因素导致体温调节中枢的功能障碍。发热时要注意寻找其他因素。

2. 特殊诊断方法

（1）内镜检查　内镜检查是上消化道出血定位、定性诊断的首选方法，其诊断正确率达80%～94%，可解决90%以上消化道出血的病因诊断。

（2）X线钡剂检查　仅适用于出血已停止和病情稳定的患者，其对急性消化道出血病因诊断的阳性率不高。

（3）血管造影　选择性血管造影对急性、慢性或复发性消化道出血的诊断及治疗具有重要作用。

（4）放射性核素显像　可起到初步的定位作用。

（5）剖腹探查　各种检查均不能明确原因时应剖腹探查。术中内镜是明确诊断不明原因消化道出血，尤其是小肠出血的可靠方法，成功率达83%～100%。

3. 诊断

（1）根据呕血、黑粪或仅黑粪，除外假性呕血、食物或药物所致黑粪和下消化道出血，可诊断为上消化道出血。

（2）出血量的估计　临床上对出血量的精确估计比较困难，出血量达到约5mL时，粪潜血试验可呈现阳性反应。当出血量达50～70mL以上，可表现为黑粪，出血量达300～500mL时，可表现为呕血。严重出血者可导致急性周围循环衰竭。如果出血量不超过400mL，由于轻度的血容量减少可很快被组织间液和脾脏贮血所补充，一般无症状。当出血量超过500mL，失血又较快时，患者可有头昏、乏力、心动过速和血压过低等表现。对于上消化道出血的估计，主要根据血容量减少所致周围循环衰竭的临床表现，特别是对血压、脉搏的动态观察。根据患者的血红细胞计数、血红蛋白及血细胞比容测定，也可估计失血程度。

（3）上消化道出血病情严重程度分级　见表 3-3。

表 3-3　上消化道出血病情严重程度分级

分级	年龄/岁	伴发病	失血量/mL	血压/mmHg
轻度	<60	无	<500	基本正常
中度	<60	无	500~1000	下降
重度	>60	有	>1500	收缩压<80

分级	脉搏/(次/分)	血红蛋白/(g/L)	症状
轻度	正常	无变化	头昏
中度	>100	70~100	晕厥、口渴、少尿
重度	>120	<70	肢冷、少尿、意识模糊

（4）出血是否停止的判断　如果患者症状好转、脉搏及血压稳定、尿量足（>30mL/h），提示出血停止。有下列临床表现，应认为有继续出血或再出血，必须及时处理：①反复呕血，甚至呕血转为鲜红色，黑粪次数增多，粪便稀薄，粪色呈暗红色，伴有肠鸣并亢进；②周围循环衰竭的表现经积极补液输血后未见明显改善，或虽有好转而又恶化。经快速补液输血，中心静脉压仍有波动，或稍有稳定后再下降；③红细胞计数、血红蛋白测定与血细胞比容持续下降，网织红细胞计数持续增高；

④补液与尿量足够的情况下，血尿素氮持续或再次增高。

4. 治疗

（1）初步处理

① 一般处理：吸氧，禁食，保持呼吸道通畅，监测生命体征。

② 抗休克（参见第二章第二节）。

（2）病因处理

① 急性非静脉曲张性上消化道出血

a. 内镜下止血：起效迅速、疗效确切，应作为首选。可根据医院的设备和病变的性质选用药物喷洒和注射、热凝治疗（高频电、氩气血浆凝固术、热探头、微波、激光等）和止血夹等治疗。

b. 抗酸药物：抗酸药能提高胃内 pH 值，既可促进血小板聚集和纤维蛋白凝块的形成，避免血凝块过早溶解，有利于止血和预防再出血，又可治疗消化性溃疡。临床常用的抗酸药主要包括质子泵抑制剂（PPI）和组胺 H_2 受体拮抗剂（H_2RA）。ⓐ 诊断明确后推荐使用大剂量 PPI 治疗：奥美拉唑（如洛赛克）80mg 静脉推注后，以 8mg/h 输注持续 72h，其他 PPI 尚有泮托拉唑、兰索拉唑、雷贝拉唑、埃索美拉唑等，目前仅奥美拉唑和泮托拉唑有针剂。ⓑ H_2RA：常用药物包括西咪替丁、雷尼替丁、法莫替丁等，口服或静脉滴注，可用于低危患者。

c. 止血药物：止血药物对非静脉曲张性上消化道出血的确切效果未能证实，不作为一线药物使用，对有凝血功能障碍者，可静脉注射维生素 K_1；为防止继发性纤溶，可使用氨甲苯酸等抗纤溶药；云南白药等中药也有一定疗效。对插入胃管者可灌注硫糖铝混悬液或冰冻去甲肾上腺素溶液（去甲肾上腺素 8mg，加入冰生理盐水 100～200mL），应避免滥用止血药。

d. 选择性血管造影及栓塞治疗：选择性胃左动脉、胃十二指肠动脉、脾动脉或胰十二指肠动脉血管造影，针对对比剂外溢或病变部位经血管导管滴注血管升压素或去甲肾上腺素，导致小动脉和毛细血管收缩，使出血停止。无效者可用明胶海绵栓塞。

e. 手术治疗：诊断明确但药物和介入治疗无效者，诊断不明确但无禁忌证者，可考虑手术结合术中内镜止血治疗。

② 食管、胃底静脉曲张破裂大出血

a. 药物止血：ⓐ血管加压素及其衍生物，以垂体后叶素应用最普遍。剂量为 0.2～0.4U/min。止血后每 12h 减 0.1U/min。药物本身可能引起门静脉系统内血栓形成，冠状动脉血管收缩等并发症，可与硝酸甘油联合使用。ⓑ生长抑素及其衍生物：人工合成的奥曲肽（善得定）是八肽生长抑素，静脉缓慢推注 $100\mu g$，继而每小时静脉滴注量为 25μg；或以 0.6mg/d 剂量，分次静脉、肌内或皮下注射。另一种 14 肽生长抑素（施他宁）半衰期较短，仅数分钟，用法为先静脉推注 250μg，以后以 250μg/h 连续静脉滴注维持。

b. 气囊压迫止血：不推荐为首选止血措施，仅是暂时控制出血的非手术治疗方法。近期止血率 90%，可为进一步抢救、治疗赢得时间。三腔管压迫止血的并发症有呼吸道阻塞和窒息，食管壁缺血、坏死、破裂，吸入性肺炎。

c. 内镜治疗：内镜直视下注射硬化剂或组织黏合剂至曲张的静脉，或用皮圈套扎曲张静脉。

d. 手术治疗：经非手术治疗仍不能控制出血者，应做紧急静脉曲张结扎术，如能同时做门体静脉分流手术或断流术可能减少复发率。择期门腔分流术的手术死亡率低，有预防性意义。由严重肝硬化引起者亦可考虑做肝移植术。

二、肝性脑病

肝性脑病（HE）是在严重肝病基础上发生的以代谢紊乱为基础的中枢神经系统功能失调的综合征，表现为性格智能改变、行为失常、意识障碍和昏迷等。

1. 肝性脑病的临床分期

根据神经、精神功能异常的程度可将肝性脑病分为 0~Ⅳ期。

0 期：精神状态基本正常，仅有轻度的记忆力、注意力的变化，智力功能轻微改变，无扑翼样震颤，也即亚临床肝性脑病。

Ⅰ期（前驱期）：表现为淡漠、欣快激动、注意力下降、易激惹，从事脑力劳动的能力下降，睡眠节律的颠倒等轻度精神异常，可有扑翼样震颤。

Ⅱ期（昏迷前期）：表现为嗜睡、行为失常（衣衫不整或随地大小便）、言语含糊不清、定向力障碍等，有共济失调、扑翼样震颤、腱反射亢进、肌张力增高、踝阵挛及巴宾斯基征阳性等体征，有扑翼样震颤。

Ⅲ期（昏睡期）：表现为昏睡但能唤醒，有扑翼样震颤，肌张力增高，腱反射亢进，锥体束征常阳性。

Ⅳ期（昏迷期）：表现为昏迷，不能唤醒，扑翼样震颤无法引出。浅昏迷时腱反射和肌张力仍亢进，深昏迷时各种反射均消失，肌张力降低。

2. 肝性脑病的常见诱因

（1）消化道出血　出血积聚在消化道可引起氨和氮源性物质的吸收增加。出血能导致肾脏灌注降低引起肾功能损害。而随后的输血能引起轻度溶血，导致血氨水平升高。

（2）肾功能衰竭　能引起尿素、氨和其他氮源性复合物的清除降低。

（3）感染　感染能引起肾功能损害，增加组织的分解代谢，这两者均能增加血氨水平。

（4）便秘　便秘能增加肠道氨的产生和吸收。

（5）药物　作用于中枢神经系统的药物如阿片制剂、苯二氮䓬类、抗抑郁药等均可加重肝性脑病。

（6）利尿治疗　大量利尿引起血钾水平降低和碱中毒可促进 NH_4^+ 向 NH_3 转化。

（7）饮食蛋白质过量　增加氮源性物质和氨的产生。

3. 肝性脑病的实验室检查

（1）血氨　血氨升高是肝性脑病患者常见的实验室异常。正常静脉血氨值在 $45\mu mol/L$，肝性脑病者血氨水平明显升高，但血氨浓度与肝性脑病程度不一定平行，在急性肝性脑病时血氨可以正常。

（2）脑电图（EEG）　脑电图是大脑细胞活动时所发出的电活动，正常人的脑电图呈 α 波，每秒 8～13 次。肝性脑病的典型脑电图变化为节率变慢，出现高波幅的慢频波，Ⅱ～Ⅲ期患者表现为 Q 波或三相波，每秒 4～7 次，昏迷时则表现为高波幅的 δ 波，每秒少于 4 次。但脑电图的这些变化对肝性脑病无特异性，也可出现于尿毒症、呼吸衰竭、低血糖昏迷等，且 EEG 不宜定量。

（3）CT、MRI 检查　发急性肝性脑病患者进行头部 CT 或 MRI 检查时可发现脑水肿，慢性肝性脑病患者则可发现不同程度的脑萎缩。此外，肝硬化患者有大脑基底神经节的改变。

（4）脑电诱发电位（电生理检查）和智力测验（神经心理学检测）。

4. 肝性脑病的治疗

（1）消除诱因　对肝性脑病的诱发因素，如消化道出血、感染、代谢紊乱、便秘、大量放腹水、高蛋白饮食等应积极避免或治疗。及时纠正水、电解质和酸碱失调，保持体液平衡，缺钾者补充钾，碱中毒者以精氨酸静脉滴注。慎用镇静药及肝损伤药物，保持呼吸道通畅，防治脑水肿，防止消化道出血，纠正休克等。

（2）减少氨的产生

① 降低饮食中蛋白质负荷：饮食蛋白控制仅适用于肝性脑病急性发作时。发生脑病时，应严格控制蛋白质摄入量，能量供给以碳水化合物为主，而严重肝性脑病者应禁止从胃肠摄入蛋白质。

② 清洁肠道：乳果糖、乳梨醇或 25％硫酸镁口服或鼻饲导泻，生理盐水或弱酸液清洁灌肠。

③ 乳果糖、乳梨醇：乳果糖可被结肠细菌分解成乳酸和醋酸，使肠道 pH 值降至 6 以下，从而抑制肠道细菌产氨，并使肠腔内已有的 NH_3 变成 NH_4^+ 以阻止氨的吸收。此外乳果糖有通便作用，且缓泻作用无毒性和依赖性，能很好地清除肠内有毒产物，减少内毒素的蓄积和吸收。乳果糖治疗的剂量为每日 30～60mg，分 3 次口服，保持松软大便每日 2～4 次。乳梨醇作用机制与乳果糖相

似。乳梨醇的治疗剂量为每日 30～40g，分 3 次口服。

④ 口服抗生素：口服肠道不吸收的抗生素能抑制结肠中分解尿素和蛋白质的细菌的生长，降低结肠中产氨细菌的浓度。a. 新霉素，初始治疗剂量为每日 2～8g，分 4 次口服。b. 利福昔明每日剂量 1.2g。c. 肠道中厌氧的革兰氏阴性杆菌如拟杆菌是肠道内主要的产氨菌，甲硝唑具有抗厌氧菌作用，能有效用于 HE 的治疗。

⑤ 益生菌制剂：通过补充外源性的细菌改变肠道菌群来调节肠道细菌的产氨。目前常用的生态制剂包括嗜酸乳杆菌、双歧杆菌、酪酸菌等。

（3）增加氨代谢

① L-鸟氨酸-L-天门冬氨酸（OA）：能刺激肝内尿素合成以及谷氨酰胺合成而降低血氨水平。每日静脉注射 20g。

② 谷氨酸盐、精氨酸：目前认为它们只能暂时降低血氨，但不能改善脑组织内氨浓度，且可导致代谢性碱中毒，反而加重肝性脑病。国外已逐步将其淘汰。

（4）调节神经递质

① 苯二氮䓬受体拮抗剂：氟马西尼可以拮抗内源性苯二氮䓬所致的神经抑制，其用量为 0.5～1mg 静脉注射，或 1mg/h 持续静脉滴注。

② 补充支链氨基酸。

三、急性胰腺炎

急性胰腺炎（AP）是指多种病因引起的胰酶激活，继以胰腺局部炎症反应为主要特征，伴或不伴有其他器官功能改变的疾病。

1. 临床特点

（1）腹痛是急性胰腺炎的主要症状，位于上腹部，常向背部放射，多为急性发作，呈持续性，少数无腹痛。可伴有恶心、呕吐。发热常源于急性炎症、坏死胰腺组织继发感染或继发真菌感染。发热、黄疸者多见于胆源性胰腺炎。

（2）急性胰腺炎还可伴有全身并发症：心动过速和低血压，或休克；肺不张、胸腔积液和呼吸衰竭；少尿和急性肾功能衰竭；耳鸣、复视、谵妄、语言障碍及肢体僵硬，昏迷等胰性脑病表现，可发生于起病后早期，也可发生于疾病恢复期。

（3）体征上，轻症者仅为轻压痛，重症者可出现腹膜刺激征，腹水，Cullen 征，Grey-Turner 征。少数患者因脾静脉栓塞出现门静脉高压、脾大。罕见横结肠坏死。腹部因液体积聚或假性囊肿形成可触及肿块。其他可有相应并发症所具有的体征。

2. 辅助检查

（1）血清酶学检查　强调血清淀粉酶测定的临床意义，尿淀粉酶变化仅作参考。血清淀粉酶在起病后 6～12h 开始升高，48h 开始下降，持续 3～5天。血清淀粉酶超过正常值 3 倍可确诊为本病，但其活性与疾病严重度不呈正相关。

（2）血清标志物　推荐使用 C 反应蛋白（CRP），发病后 72h CRP＞150mg/L 提示胰腺组织坏死可能。动态测定血清 IL-6 水平增高提示预后不良。

（3）影像学诊断　在发病初期 24～48h 行 B 超检查，可以初步判断胰腺组织形态学变化，同时有助于判断有无胆道疾病，但受急性胰腺炎时胃肠道积气的影响，对急性胰腺炎常不能做出准确判断。推荐 CT 扫描作为诊断急性胰腺炎的标准影像学方法。必要时行增强 CT 或动态增强 CT 检查。

3. 诊断

根据临床表现和实验室检查常可做出诊断。区别轻症与重症胰腺炎十分重要，有以下表现应当按重症胰腺炎处置：烦躁不安、四肢厥冷、皮肤呈斑点状等休克症状；腹肌强直、腹膜刺激征，Grey-Turner 征，Cullen 征阳性；血钙显著下降 2mmol/L 以下，血糖＞11.2mmol/L（无糖尿病病史），血、尿淀粉酶突然下降；腹腔穿刺有高淀粉酶活性的腹水。

4. 鉴别诊断

（1）消化性溃疡急性穿孔　有典型溃疡病史，腹痛突然加剧，腹肌紧张，肝浊音界消失，X 线透视见膈下游离气体。

（2）胆石症和急性胆囊炎　常有胆绞痛史，疼痛位于右上腹，常放射到右肩部，墨菲征阳性，血、尿淀粉酶轻度升高，B超及X线胆道造影可确诊。

（3）急性肠梗阻　腹痛为阵发性，腹胀，呕吐，肠鸣音亢进，有气过水声，无排气，可见肠型，腹部X线可见液气平面。

（4）心肌梗死　有冠心病史，突然发病，有时疼痛限于上腹部，心电图显示心肌梗死图像，血心肌酶升高，血、尿淀粉酶正常。

5. 治疗

（1）发病初期的处理和监护　目的是纠正水、电解质紊乱，支持治疗，防止局部及全身并发症。

（2）补液　补液量包括基础需要量和流入组织间隙的液体量。应注意输注胶体物质和补充微量元素、维生素。

（3）镇痛　疼痛剧烈时考虑镇痛治疗。在严密观察病情下，可注射盐酸哌替啶（度冷丁）。不推荐应用吗啡或胆碱能受体拮抗剂，如阿托品、山莨菪碱等，因前者会收缩奥狄括约肌，后者则会诱发或加重肠麻痹。

（4）抑制胰腺外分泌和胰酶抑制剂应用　生长抑素及其类似物（奥曲肽）可以通过直接抑制胰腺外分泌而发挥作用，主张在重症急性胰腺炎治疗中应用。奥曲肽用法：首次剂量推注 0.1mg，继以 $25\sim50\mu g/h$ 维持治疗。生长抑素制剂用法：首次剂量 250μg，继以 250μg/h 维持；停药指证为：临床症状改善、腹痛消失和（或）血清淀粉酶活性降至正常。H_2 受体拮抗剂和质子泵抑制剂（PPI）可通过抑制胃酸分泌而间接抑制胰腺分泌，除此之外，还可以预防应激性溃疡的发生，因此，主张在重症急性胰腺炎时使用。主张蛋白酶抑制剂早期、足量应用，可选用加贝酯等制剂。

（5）血管活性物质的应用　由于微循环障碍在急性胰腺炎，尤其重症急性胰腺炎发病中起重要作用，推荐应用改善胰腺和其他器官微循环的药物，如前列腺素 E1 制剂、血小板活化因子拮抗剂制剂、丹参制剂等。

（6）抗生素应用　对于轻症非胆源性急性胰腺炎不推荐常规使用抗生素。对于胆源性轻症急性胰腺炎或重症急性胰腺炎应常规使用抗生素。胰腺感染的致病菌主要为革兰氏阴性菌和厌氧菌等肠道常驻菌。抗生素的应用应遵循抗菌谱为革兰氏阴性菌和厌氧菌为主、脂溶性强、有效通过血胰屏障等三大原则。故推荐甲硝唑联合喹诺酮类药物为一线用药，疗效不佳时改用其他广谱抗生素或根据药敏试验结果，疗程为 7～14 天，特殊情况下可延长应用。要注意胰外器官继发细菌感染的诊断，根据药敏选用抗生素。要注意真菌感染的诊断，临床上无法用细菌感染来解释发热等表现时，应考虑到真菌感染的可能，可经验性应用抗真菌药，同时进行血液或体液真菌培养。

（7）营养支持 轻症急性胰腺炎患者，只需短期禁食，故不需肠内或肠外营养。重症急性胰腺炎患者常先施行肠外营养，一般7～10天，待病情趋向缓解，则考虑实施肠内营养。将鼻饲管放置屈氏韧带以下开始肠内营养，能量密度为4.187J/mL，如能耐受则逐步加量。应注意补充谷氨酰胺制剂。

四、细菌性食物中毒

细菌性食物中毒是由于食用被细菌或细菌毒素所污染的食物后引起的急性中毒性疾病。临床上分胃肠型和神经型两大类。

（一）胃肠型细菌性食物中毒

1. 临床特点

（1）潜伏期比较短，一般为1h到数小时，很少超过1天（24h）。

（2）各种细菌引起的中毒及感染症状基本相似。

① 腹痛：中上腹持续性或阵发性绞痛。

② 恶性、呕吐：呕吐物为胃内容，可有胆汁，有时可含血液或黏液。

③ 腹泻：大便次数每日数次至数十次不等，稀水样便，有时有黏液；沙门菌感染呈水样或糊状，腥臭味，可有脓血；肠出血性大肠杆菌及副溶血性弧菌感染可出现血性腹泻。

④ 发热畏寒等中毒症状。

⑤ 严重表现：脱水、血压下降、酸中毒、休克。

（3）病程1～3天，可遗留消化不良的症状。

2. 诊断

结合流行病学史，临床表现，实验室检查不难诊断，有条件可做血、粪、可疑食物培养。

3. 鉴别诊断

（1）非细菌性食物中毒　潜伏期甚短，呕吐为主，腹泻较少，神经症状明显，预后差。

（2）急性菌痢　腹泻为主，脓血便，里急后重，常有发热及下腹痛，呕吐少见，粪培养可获病原体。

（3）霍乱　无痛性泻吐，米泔水样便，不发热，粪便涂片荧光抗体染色可获病原体。

（4）病毒性胃肠炎　常有低热，吐泻较频，排稀水便，常伴脱水及电解质紊乱。

4. 治疗

① 卧床休息，流质饮食或暂禁食。沙门菌食物中毒应做床边隔离。

② 维持水、电解质平衡，脱水重者应输液治疗，酸中毒者补充适量5％碳酸氢钠溶液。

③ 呕吐、腹痛剧烈者可口服溴丙胺太林15～30mg，注射山莨菪碱10mg。

④ 高热时物理降温或药物降温。

⑤ 抗生素治疗：一般可不用抗生素。伴有高

热的严重患者，可按不同的病原菌选择有效的抗生素。沙门菌、副溶血性弧菌可选用喹诺酮类，大肠杆菌选用氨基糖苷类。

（二）神经型细菌性食物中毒

1. 临床特点

① 潜伏期 12～36h，可短至 2h，长达 10 天。潜伏期长短与临床症状轻重呈负相关，潜伏期越短病情越重。

② 起病急剧，以中枢神经系统症状为主，胃肠炎症状缺如，早期出现头晕、头痛、乏力，后期（脑神经麻痹）出现视物模糊、复视、眼睑下垂对光反射减退等；重者出现咀嚼、吞咽困难、言语困难、呼吸困难。较少肢体瘫痪。

③ 体温一般正常，神志始终清楚。

④ 4～10 日恢复，重者死于呼吸中枢性麻痹。

2. 诊断

① 进食比较特殊的食物，比如罐头食品、自制的（发酵）豆酱、腊肉。

② 出现典型的脑神经损害的表现，如眼部表现、吞咽困难、呼吸困难等。

③ 可疑食物厌氧培养发现肉毒杆菌，可疑食物做动物实验。

3. 治疗

（1）洗胃　外毒素在碱性溶液中被破坏、氧化剂而毒力减弱，应尽早用 5% 碳酸氢钠或 1：4000

高锰酸钾溶液洗胃。

（2）导泻　50％硫酸镁。

（3）对症治疗　吞咽困难者鼻饲饮食、呼吸困难者吸氧，气管插管或切开，机械通气。

（4）抗生素　大剂量青霉素，减少肠道内肉毒杆菌量。

（5）抗毒素　早期多价抗毒血清治疗有效，在起病后 24h 内，或肌肉出现瘫痪前应用最好。一次应用 5 万～10 万 U，由静脉和肌内注射各半量，必要时 6h 后重复一次。

第四节　肾内科急症

一、急性肾衰竭

（一）病因

1. 肾前性

任何病因引起的休克（至少 4h 以上）或有效血容量剧烈减少，使肾脏严重缺血而导致的急性肾衰竭。常见的肾前性急性肾衰竭病因列举如下。

（1）低血容量

① 体液丧失：各种原因引起的大出血和休克；剧烈呕吐、胃肠减压、各种因素引起的剧烈腹泻，致丧失胃肠液；烧伤、创伤时大量渗液，过度出汗，脱水引起的大量体液丧失；垂体或肾性尿崩症及利尿药过度应用。

② 失血或体液在体内局部积聚：各种原因引

起的大出血，创伤后血肿、血胸、血腹等。

③ 败血症所致的循环血容量不足及休克。

（2）心源性休克　严重心肌病和心肌梗死所致的泵衰竭，严重心律失常引起的血循环不良，心脏压塞等。

（3）药物、麻醉、脊髓损伤诱发的低血压休克。

（4）急性溶血　血型不合的输血，机械性溶血，挤压伤、烧伤时血红蛋白和肌红蛋白尿所致肾小管堵塞、坏死。

（5）其他　如过敏性休克、失钠性肾炎、肾上腺皮质功能不全危象等。

2. 肾后性

肾后性急性肾衰竭比较少见，临床上常出现突然的尿闭。引起肾后性急性肾衰竭的常见原因如下。

（1）尿道阻塞　尿道狭窄、膀胱颈阻塞、前列腺增生症。

（2）神经性膀胱　神经病变、神经节阻断剂。

（3）输尿管阻塞　结石、血块、结晶（如磺胺、尿酸）、盆腔手术时无意结扎输尿管、腹膜后纤维化。

3. 肾性

直接或间接损害肾实质的各种肾脏疾病均可导致急性肾衰竭，是急性肾衰竭的常见病因。

（1）肾小球肾炎　急性链球菌感染后肾炎、急进性肾炎、狼疮性肾炎、过敏性肾炎等。此类病例大都有原发病伴肾小球肾炎的临床表现。

（2）肾血管病变　恶性高血压诱发的肾小动脉纤维素样坏死，常可导致急性肾功能恶化；弥散性血管内凝血可导致双肾皮质坏死，硬皮病如累及肾血管病变，可使肾脏供血急剧下降；肾动脉栓塞或血栓形成。

（3）间质及小血管病变　急性肾盂肾炎常伴肾小管及间质炎症；病毒感染如流行性出血热、恶性疟疾及药物过敏反应所致急性间质性肾炎；肾移植后的排斥反应所致急性肾衰竭常见为间质和小血管病变。

（4）肾乳头坏死　糖尿病或尿路梗阻伴有感染时，可发生双侧肾乳头坏死；镰形细胞贫血急性发作时，乳头部供血不足亦可出现双侧乳头坏死，导致急性肾衰竭。

（5）药物　肾毒性药物、化学物质、药物过敏。

① 金属类：如汞、钾、铬、镉、铅等。

② 有机溶剂：如甲醇、甲苯、四氯化碳、氯仿等。

③ 抗生素：如新霉素、卡那霉素、庆大霉素、甲氧苯青霉素、头孢噻吩及头孢噻啶、两性霉素、利福平等。

④ 其他药物：如对乙酰氨基酚、保泰松、西

咪替丁、有机磷及近年来碘对比剂诱发的急性肾衰竭日益增多，尤其是老人失水和原有肾功能不全的患者。

⑤ 生物毒素：如蜂毒、蛇毒、毒草等。

（6）其他　妊娠高血压综合征、羊水栓塞、产后不明原因的急性肾衰竭；各种原因引起的急性溶血性贫血等。

急性肾衰竭的原因甚多，本文重点讨论因缺血、血管内溶血、肾毒物质所致的急性肾衰竭，通常称为急性肾小管坏死。

（二）临床表现

先驱症状可历数小时或 1～2 天后出现典型的急性肾衰表现。按尿量可分为两型：少尿-无尿型和多尿型。

1. 少尿-无尿型急性肾衰竭

占大多数。少尿指每日尿量少于 400mL，无尿指每日尿量少于 50mL。完全无尿者应考虑有尿路梗阻。少尿型的病程可分为三期：少尿期、多尿期、功能恢复期。

（1）少尿期　通常在原发病发生后一天内即可出现少尿，亦有尿量渐减者。少尿期平均每日尿量约在 150mL，但在开始的 1～2 天，可能低于此值。少尿期可长可短，短者只持续几小时，亦有长达数周者，一般持续 1～2 周。如少尿期超过 4 周，则应重新考虑急性肾小管坏死之诊断。少尿期长者预后差，多尿期亦长；少尿期短者预后好，多尿期亦短。少尿期多死于高钾血症、急性肺水肿、脑水肿或感染。其主要临床表现如下。

① 尿毒症：患者食欲缺乏、恶心、呕吐、腹泻、贫血，尿毒症脑病如嗜睡、昏迷、抽搐等。

② 实验室检查：尿的检查十分重要。尿量少，呈酸性，比重低，常固定于 $1.010\sim1.012$。尿蛋白＋～＋＋。尿沉渣显微镜检查可见数量不等的红细胞、白细胞和各种管型，如见到多数粗大的上皮细胞管型，更有诊断意义。由于肾小管对钠的回吸收功能受损，故尿钠的浓度较正常高（$>30mmol/L$）。尿中尿素氮浓度下降，低于 $10g/L$。尿尿素氮/血尿素氮比值小于 15。血常规检查因原发病而异，一般白细胞轻度增多，常有轻中度贫血、血沉增快。血尿素氮、血肌酐、血钾、血磷、血镁增加。血 pH、二氧化碳结合力、血钠、血钙降低。B超示肾脏增大或正常大小。

③ 电解质及酸碱平衡紊乱

a. 高钾血症：高钾血症是患者在第 1 周内死亡的最常见原因。当血钾浓度高于 $6.5mmol/L$ 和（或）心电图示高钾改变时，必须立即救治。

b. 高镁血症：急性肾衰竭少尿期镁浓度常升高，严重高镁血症可影响神经肌肉系统的功能，出现反射迟钝，肌力减弱，甚至呼吸麻痹或心脏停搏，故少尿期要避免用含镁药物。

c. 低钠血症：急性肾衰竭时常伴低钠血症，并常伴有低氯血症。低钠血症和低氯血症临床上除一般胃肠道症状外，常伴神经系统症状，无力、淡漠、嗜睡、视物模糊、抽搐、晕厥和昏迷。

d. 酸中毒：急性肾小管坏死患者酸中毒出现较早，可在氮质血症显著升高前即已明显。临床上出现呼吸深或潮式呼吸、嗜睡以及昏迷，甚至出现心律失常。

④ 水平衡失调：在急性肾衰竭的病程中发生的水肿，大多数由于不注意出入液量的平衡，给患者过多的液体引起的。

（2）多尿期　患者度过少尿期后，尿量超过400mL/d即进入多尿期，这是肾功能开始恢复的信号。随着病程的发展，尿量可逐日成倍地增加，通常可达4000～6000mL/d。多尿期一般持续1～3周。多尿期4～5天后，由于大量水分、钾、钠的丢失，患者可发生脱水、低钾血症、低钠血症。患者出现四肢麻木、恶心、肌无力甚至瘫痪。腹胀肠鸣音及肌腱反射减弱。心电图出现典型的低钾血症表现，Q-T间期延长，T波平坦、倒置或增宽，有U波出现，可引起心律失常，甚至心脏停搏导致死亡。约有1/4患者死于多尿期。

（3）恢复期　由于大量损耗，患者多软弱无力、消瘦、肌肉萎缩，多于半年内体力恢复。3～12个月后患者的肾功能逐渐改善。绝大多数患者最终能恢复到正常健康人水平。

2. 非少尿型急性肾衰竭

此型急性肾衰竭患者肾小管回吸收能力受损，远较肾小球滤过率降低为甚。因小球滤过液不能被小管大量回吸收，结果尿量反而增多或接近正常。但由于肾小球滤过率实际上是降低的，所以尿素氮等代谢产物仍然积储在体内，产生氮质血症以致尿毒症。非少尿型急性肾衰竭的临床表现较少尿型者为轻。

（三）诊断和鉴别诊断

1. 诊断要点

①有引起急性肾小管坏死的病因；②突然出现少尿或无尿（部分为非少尿型）；③尿检异常，尿蛋白＋＋～＋＋＋，镜检有红细胞、白细胞、肾小管上皮细胞管型和（或）粗大管型，尿比重低，等渗尿，尿钠含量增加；④血尿素氮、血肌酐逐日升高，每日血尿素氮升高＞10.71mmol/L，肌酐＞176.8μmol/L；⑤有尿毒症症状；⑥B超声显示肾脏体积增大或呈正常大小；⑦肾活检，凡诊断不明均应做肾活检以明确诊断，决定治疗方案及估计预后。

2. 鉴别诊断

（1）肾前性急性肾衰竭　肾前性急性肾衰竭与急性肾小管坏死的鉴别归纳于表 3-4。

表 3-4 肾前性急性肾衰竭与急性肾 小管坏死的鉴别诊断

项目	肾前性急性肾衰竭	急性肾小管坏死
尿比重	>1.025	<1.020
尿蛋白	±~+	+~+++
尿渗透压	660mmol/L	330mmol/L
尿钠	<20mmol/L	>40mmol/L
血尿素氮/血肌酐	>20	<10
尿尿素氮/血尿素氮	>20	<10
尿肌酐/血肌酐	>40	<20
肾衰竭指数(注)	<1	>2
滤过钠排泄分数(注)	<1	>2

肾衰竭指数=[尿钠(mmol/L)÷(尿肌酐÷血肌酐)mg/L×10]

滤过钠排泄分数=[(尿钠÷血钠)(mmol/L)÷(尿肌酐÷血肌酐)mg/L×10]

如一时不能判断,可采用下列方法。

① 输入 5% 葡萄糖液糖液 500mL,1h 内输完。如患者为肾前性急性肾衰,尿量增多的同时,尿比重降低。

② 静脉滴注 20% 甘露醇 200mL,15min 内滴完,观察尿量,如不足 40mL/h,可以重复一次,如仍不足 40mL/h,则急性肾小管坏死的诊断可能性大。

③ 经用补液及甘露醇后仍无尿量增加者,可

静脉滴注呋塞米 500mg，如无效，于 2h 后重复一次，仍无效则为急性肾小管坏死。

做补液试验或利尿剂试验时，首先应依靠中心静脉压判断血容量的高低程度。

（2）肾后性急性肾衰竭　肾后性急性肾衰竭表现为突然无尿，去除梗阻因素后病情好转，尿量迅速增多。B 超声检查示两肾肿大及肾盂积水，尿路平片可以确定有无不透 X 线结石引起的尿路梗阻及观察肾阴影，如肾脏阴影缩小，提示慢性萎缩性病变；肾阴影增大，则应考虑尿路梗阻。同位素肾图示分泌段持续增高，呈高抛物线状，15min 不下降，快速补液或使用甘露醇后无变化，则提示尿路梗阻。

（3）肾脏病变或肾血管病变所致的急性肾衰竭

① 急性间质性肾炎：常由药物过敏引起。尿中出现无菌性白细胞尿，尿沉渣瑞氏染色可见嗜酸粒细胞。患者可有发热、皮疹、全身淋巴结肿大、血嗜酸粒细胞增多、血 IgE 增高等全身过敏表现。

② 肾小球肾炎：急性肾小球肾炎、急进性肾炎、慢性肾小球肾炎急性发作均可发生少尿性急性肾衰。这些患者往往在少尿的同时具有全身水肿、高血压，尿蛋白常在＋＋以上，尿检红细胞甚多或出现红细胞管型，无严重创伤、低血压或中毒病史。

③ 肾血管病变：恶性高血压、妊娠高血压综

合征、肾静脉血栓形成可造成急性少尿性肾衰竭。恶性高血压和妊高征发生急性肾衰竭之前往往有严重高血压史，继之突然出现少尿。肾静脉血栓形成多于高凝状态下发生。

（四）治疗

1. 消除病因和控制发病环节

（1）及时纠正血容量　补足血容量、改善微循环。①快速补液试验后1～2h内有尿量排出，而比重在1.025以上或尿渗透压在660kPa以上，应继续补液，直至尿量达到40mL/h以上，尿比重降至1.015～1.020。②经补液后测定中心静脉压，如仍在0.588kPa（6cmH$_2$O）以下，提示血容量不足，应继续补液。中心静脉压增高至0.784～0.981kPa（8～10cmH$_2$O）之后，减慢补液速度。如中心静脉压不再下降，说明补液已足，应停止补液，以免导致心力衰竭及肺水肿。

（2）解除肾血管痉挛　血管扩张药多巴胺（60～80mg）或山莨菪碱（10～20mg）或罂粟碱（90mg）或酚妥拉明（20～40mg）加入5％葡萄糖中静脉滴注。

（3）解除肾小管阻塞　20％甘露醇100～200mL静脉滴注，呋塞米40～100mg，每4～6h一次静脉滴注，可有利尿、冲刷肾小管及解除肾小管阻塞的作用。如血容量高时，可用呋塞米；但血容量低时，呋塞米可增加肾损害，应在补足血容量后再用，血容量高时应用甘露醇易诱发急性左心衰竭，应慎用；血容量正常时，可将呋塞米和甘露醇合用。

（4）伴 DIC 者　应用肝素 6250～12500U 加入 10％葡萄糖内静脉滴注，每日一次，监测凝血时间，不宜超过 20min。

若急性肾小管坏死已经形成，则根据病情积极治疗。

2. 少尿期治疗

主要是调整体液平衡，避免高钾血症，积极防治尿毒症和代谢性酸中毒，治疗感染。

（1）严格限制入液量　必须严格控制液体的摄入，量出为入，防止水中毒。每日入量＝前一天液体排出量（包括尿量，大便量，呕吐物，创口渗出量等）＋500mL（为不显性失水减去代谢内生水量）。为判断每日入量正确与否，下列指数可供参考：①每日测量体重，若体重每日减轻 0.2～0.5kg，表示补液量适宜；②血钠保持在 130～140mmol/L；③水肿与血压增高，中心静脉压增高，颈静脉怒张等，表示水血症已严重，应立即纠正。

（2）饮食疗法　在急性肾衰竭时，必须注意饮食治疗，因适宜的饮食治疗，可以维持患者的营养，增强抵抗力，降低机体的分解代谢。胃肠道反应轻、无高分解代谢者，可给予低蛋白，每日摄入蛋白质的量宜在 0.5g/kg 以下，应给优质蛋白、足够热量，以减少负氧平衡；饮食耐受差，有恶心、呕吐、气胀等反应者，则采用静脉补给，每日至少给予葡萄糖 100g 以上，以阻止发生酮症；烧伤、严重创伤、重症感染等高分解代谢者，应给予高热量（10464J/d 以上），若进食不足，可用全静脉营养疗法。

（3）防治高钾血症　含钾高的食物、药物和库血均应列为严格控制的项目。积极控制感染，纠正酸中毒，彻底扩创，可减少钾离子的释出。当出现高钾血症时，可用下列液体静脉滴注：10% 葡萄糖酸钙 20mL，5% 碳酸氢钠 200mL，10% 葡萄糖液 500mL 加胰岛素 12U。疗效可维持 4~6h，必要时可重复应用。严重高钾血症应做透析治疗。

（4）纠正酸中毒　供给足够的热量，控制蛋白质摄入以减少分解代谢，预防感染可防止酸中毒的发生。一般认为，只有当严重酸中毒出现明显症状，即二氧化碳（CO_2）结合力降至 38 容积%（或 17mmol/L）时，才有必要输入适当的碱性药物。碳酸氢钠补充量可按下列方法之一计算：①体重(kg)×0.026×(38－测得的 CO_2 结合力体积%)＝碳酸氢钠(g)；②(17－测得的 CO_2 结合力 mmol/L)×0.2×体重(kg)＝碳酸氢钠(mmol)；③5% 碳酸氢钠每次 5mL/kg。

（5）用法　按公式计算的碳酸氢钠，以 4%~

7%溶液先输入计算量的 1/2 量，4～6h 后再酌情决定补充与否。

（6）积极治疗感染　一般不主张预防性应用抗生素，以避免在患者抵抗力低下时有抗药性细菌侵入繁殖，致治疗困难。感染发生时宜选用无肾毒性抗生素如青霉素、红霉素、克林霉素、氯霉素以及除头孢噻啶、头孢噻吩外的头孢菌素等。

（7）早期预防性透析治疗　早期预防性透析治疗是降低病死率提高存活率，减少并发病的关键措施。

持续性动-静血滤疗法是近年来治疗急性肾衰竭有严重水中毒、急性肺水肿、多脏器功能衰竭的新措施，脱水效果好。

3. 多尿期治疗

（1）加强营养　急性肾衰竭患者，在利尿期以前蛋白质的负平衡十分严重。至多尿期，营养失调相当显著。故此期应充分营养，给予高糖、高维生素、高热量饮食，并给予优质蛋白、必需氨基酸制剂（肾安干糖浆）等。一切营养尽可能经口摄入。

（2）水及电解质平衡　入水量不应按出水量加不显性失水量来计算，否则会使多尿期延长。一般主张入水量为尿量的 2/3，其中半量补充生理盐水，半量用 5% ～ 10% 葡萄糖液。尿量超过 2000mL/d 时应补充钾盐。经常监测血清钾、血钠、CO_2 结合力、血尿素氮及血肌酐等，并结合临床随时调整。

（3）防治感染　此期由于蛋白质的负平衡，机体抵抗力差，极易招致感染，故应鼓励患者早期下床活动，加强营养。感染时应尽量给予肾毒性低的抗生素。

4. 恢复期治疗

增强体质，加强营养，适当锻炼，以促进机体早日恢复，应尽量避免一切对肾脏有害的因素，如妊娠、手术、外伤及对肾脏有害的药物。定期查肾功能及尿常规，以观察肾脏恢复情况。一般休息半年可恢复原有体质，但少数患者，由于肾脏形成不可逆损害，转为慢性肾功能不全，则应按慢性肾功能不全予以处理。

二、尿路感染

（一）临床表现

1. 急性膀胱炎

多见于女性，常由尿道上行性感染所致。多于性交、劳累或着凉后犯病。主要临床表现是起病急骤，尿频和尿急非常明显，每小时排尿有 1 次或 2 次甚至 5～6 次或以上，尿频严重者犹如尿失禁。排尿时尿道有烧灼感，每次排尿量不多，甚至少于 10～20mL，即所谓膀胱刺激征。排尿终末可有下腹部疼痛，尿液浑浊，有时见到肉眼血尿，临床称之为急性出血性膀胱炎。尿中有大量脓细胞或红细胞，无管型。症状可于数天内消失。全身症状极轻或缺如。男性膀胱炎多继发于前列腺炎及肾的感染，或由前列腺增生症伴有残余尿引起。

2. 急性肾盂肾炎

此病多见于女性，典型急性肾盂肾炎具备三组临床表现。

（1）膀胱刺激症状　肾盂肾炎多伴有膀胱炎，故患者出现尿频、尿急、尿痛等膀胱刺激症状。尿液浑浊，偶有血尿。患者还有不同程度的腰痛或腰酸，重者疼痛可向侧腹、会阴及大腿内侧放射。

（2）全身症状　包括畏寒、发热，体温在38～40℃，全身乏力，食欲减退，偶有恶心、呕吐、腹胀及剧烈腹痛，易误诊为急性胆囊炎或急性阑尾炎。

（3）局部体征　肾区或脊肋角处有叩击痛及压痛点。

（二）诊断

（1）急性膀胱炎　根据病史、体检及尿检而确定。在男性患者应观察尿道口有无脓性分泌物或阴茎头包皮炎。尿检查包括红细胞、白细胞和沉渣涂片染色，必要时做尿培养以确定致病菌的类型。急性膀胱炎忌用膀胱镜检查。

（2）急性肾盂肾炎　根据病史、体征及尿的检查，必要时佐以尿路造影术。在急性阶段忌用器械检查，以免感染扩散。

（三）鉴别诊断

1. 全身性感染疾病

有无尿感的局部症状，并做尿沉渣和细菌学检查。

2. 慢性肾盂肾炎

① 影像学上见局部粗糙的肾皮质瘢痕、肾盏变形。

② 常有慢性间质性肾炎表现，间歇的尿道感染发作病史。

③ 多发生于尿路功能性梗阻（膀胱-输尿管反流）、器质性梗阻（结石）。

3. 肾结核

① 尿频、尿急、尿痛等膀胱刺激症状突出。

② 普通细菌培养阴性，抗菌治疗无效。

③ 尿结核杆菌培养阳性，尿沉渣可找到抗酸杆菌。

④ 经静脉肾盂造影可发现肾结核 X 线征。

⑤ 部分患者有肺、生殖器等肾外结核病灶。

4. 尿道综合征

临床上仅有膀胱刺激征，尤以尿频为主，无脓尿及细菌尿，多见中年妇女，长期使用抗生素无效，而服地西泮有效。分感染性尿道综合征（75%）与非感染性尿道综合征（25%）。

（1）感染性尿道综合征

① 患者有白细胞尿。

② 有衣原体、支原体感染等微生物引起。

③ 有不洁性生活史。

④ 衣原体、支原体检查阳性。

⑤ 夫妇同时服米诺环素有效。

（2）非感染性尿道综合征　患者无白细胞尿，病原体检查阴性；与焦虑性精神状态有关。

5. 上、下尿路感染鉴别诊断

① 尿抗体包裹细菌阳性者多为肾盂肾炎，阴性多为膀胱炎（肾盂肾炎为肾实质感染，机体可产生抗体将病菌包裹）。

② 膀胱灭菌后尿标本细菌培养阳性者为肾盂肾炎，阴性为膀胱炎。

③ 参考临床症状有发热（>38℃）、腰痛、肾区叩痛或尿中白细胞管型者多为肾盂肾炎。

④ 治疗后症状消失但又复发者；单剂抗菌药治疗无效或复发者多为肾盂肾炎。

⑤ 治疗后仍留有肾功能损害表现，能排除其他疾病所致，或 X 线肾盂造影有异常为肾盂肾炎。

（四）治疗

（1）单纯膀胱炎　多为大肠杆菌引起，磺胺、TMP、呋喃妥因、萘啶酸、吡哌酸、诺氟沙星、四环素、氨苄西林均有效，TMP 与呋喃妥因不易产生耐药菌株，而 TMP 可杀灭阴道内移居生长的细菌，故对易再感染的患者效果较好。一般采用3～5天的疗程即够。单次剂量治疗，卡那霉素

500mg肌注，氨苄西林 3g 口服，SMZ＋TMP 片（800mg＋160mg）亦能取得较好的效果，但不适用于肾盂肾炎及有合并症的患者。

（2）急性肾盂肾炎　需住院治疗，10～14 日为一疗程，根据尿培养和药物敏感试验选用氨苄西林或头孢菌素药物，于用药后第 3 天行尿培养观察效果。治疗后复发或反应不佳者，应进一步了解尿路有无异常情况，治疗时间应延至 2～6 周或更长的时间。病情严重可联合应用 β-内酰胺类、氨基糖苷类及可抑制细菌外膜中 β-内酰胺酶的药物等。有外科适应证者，进行外科治疗。

第五节　内分泌科急症

一、糖尿病酮症酸中毒

1. 诊断

（1）大多成年患者有糖尿病病史，或可找到诱发病因。

（2）临床表现

① 严重脱水：皮肤黏膜干燥、弹性差，舌干口红、口唇樱红色，眼球下陷，心率增快，心音减弱，血压下降，并可出现休克及中枢神经系统功能障碍，如头痛、神志淡漠、恍惚甚至昏迷。

少数患者尚可在脱水时出现上腹部剧痛，腹肌紧张并压痛，酷似急性胰腺炎或外科肌腹症，胰淀粉酶亦可升高，但非胰腺炎所致，系与严重脱水和糖代谢紊乱有关，一般在治疗 2～3 天后可降至正常。

② 酸中毒：可呈深而快的 Kussmaul 呼吸，呼出气体呈酮味（烂苹果味），但患者常无呼吸困难感，少数患者可并发呼吸窘迫综合征。酸中毒可导致心收缩力下降，诱发心力衰竭。

③ 电解质失衡：早期低钾血症常因病情发展而进一步加重，可出现肠胃胀气、腱反射消失和四肢发麻，甚至有麻痹性肠梗阻的表现。当同时合并肾功能损害或因酸中毒导致细胞内大量钾进入细胞外液时，血钾可增高。

④ 其他：肾衰竭时少尿或无尿，尿检出现蛋白、管型；部分患者可有发热，病情严重者体温下降，甚至降到 35℃ 以下，这可能与酸血症时血管扩张和循环衰竭有关；尚有少数患者可因 6-磷酸葡萄糖脱氢酶缺乏而产生溶血性贫血或黄疸。

（3）实验室检查 ①尿糖、尿酮强阳性，但当有严重肾功能损害而导致阈值增高，尿糖和尿酮亦可减少。②血糖明显增高，多达 16.7～33.3mmol/L；血酮体增高，严重时可超过 4.8mmol/L。③血气分析：代偿期 pH 值可在正常范围，$[HCO_3^-]$ 降低；失代偿期 pH<7.35，$[HCO_3^-]$ 进一步下降，BE 负值扩大。④电解质测定：血钾过低或偏高，血钠、血氯多偏低，血磷低。⑤其他：肾功能衰竭时，血尿素氮、血肌酐增高，尿常规可见蛋白、管

型，白细胞计数增加等。

2. 治疗

总原则为：尽快纠正胰岛素严重缺乏状态、消除酮症酸中毒及高血糖对机体的影响与纠正失水与电解质失衡，积极防治生命器官的功能衰竭和去除诱因，预防继发感染，加强护理和生命支持。

（1）胰岛素的应用 酮症酸中毒治疗的关键是迅速用胰岛素纠正糖和脂肪的代谢紊乱。应用时以小剂量胰岛素为妥，这种用法简单易行，不必等血糖结果；无诱发低血糖和低钾血症反应，经济、有效。实施时可分两个阶段进行。

① 第一阶段：患者诊断确定后（或血糖＞16.7mmol/L），开始先静脉注射生理盐水，并在其中加入胰岛素，剂量为每小时 2~8U（一般 4~6U）持续静脉点滴，4h 后查血糖，如血糖下降少于 30% 滴注前水平，可将胰岛素加量；对重症可用胰岛素 6~12U，作为"点火"剂量；如下降大于 30%，则按原剂量继续滴注，直至血糖下降为 ≤13.9mmol/L 后，转入第二阶段治疗。当血糖≤8.33mmol/L（150mmol/L）时，应减量使用胰岛素。

② 第二阶段：当患者血糖下降至≤13.9mmol/L 时，将生理盐水改为 5% 的葡萄糖（或糖盐水），胰岛素的用量则按葡萄糖与胰岛素之比为（2~4）：1（即每 2~4g 糖给胰岛素 1U）继续点滴，使血糖维

持在 11.1mmol/L 左右，酮体阴性，尿酮（＋）时，可过渡到平日治疗剂量，但在停止静脉滴注胰岛素前 1h，酌情皮下注射胰岛素一次，以防血糖的回跳。儿童剂量按 1U/(kg·h) 计算。在抢救糖尿病酮中毒重症患者时，胰岛素的用量前 4h 平均为 40～50U，第一天的总量平均为 100U 左右。

（2）补液　输入液体的量及速度应根据患者脱水程度、年龄及心脏状态而定。一般每天需要按患者体重的 10% 估算。首先生理盐水 500～1000mL，1～2h 滴完，以后每 6～8h 输 1000mL 左右。补液后尿量应在每小时 1000mL 以上，如仍尿少，表示补液不足或心、肾功能不佳，应加强监护，据情调整。昏迷者在苏醒后，要鼓励口服液体，渐减输液，较为安全。

（3）补钾　酮症酸中毒者从尿中丢失钾，加上呕吐与摄入减少，故必须补之，但测定的血钾可因细胞内钾转移至细胞外而在正常范围内。因此，除非患者有肾功能障碍或无尿，一般在开始静脉滴注胰岛素 2～4h 进行补钾。血钾为 4mmol/L 时，每小时补氯化钾 1g；血钾为 3mmol/L 时，每小时补氯化钾 1.5～2.0g，血钾达 5.5mmol/L 时，暂不补为宜，但每小时补钾量最好不超过 20mmol/L（相当于 10% 氯化钾 10～15mL），24h 总量为 6g 左右。使用时应随时进行血钾测定和心电图监护。如果口服，用肠溶性氯化钾 1～2g，每日 3 次。用碳酸氢钠时，鉴于它有促使钾离子进入细胞内的作用，故在滴入每 5% 碳酸氢钠 150～200mL 时，应加氯化钾 1g。

（4）纠正酸中毒　患者酸中毒系因酮体过多所致，而非 HCO_3^- 缺乏。一般情况下不必用碳酸氢钠治疗，大多可在输注胰岛素及生理盐水后得到纠正。反之，易引起低钾血症、肺水肿、反常性脑脊液 pH 下降和因抑制带氧血红蛋白离解而导致组织缺氧。只有当 pH<7.1 或 CO_2CP<10mmol/L 或 $[HCO_3^-]$ <10mmol/L 时需用碱，首剂可用 5% 碳酸氢钠 2.5mL/kg。

（5）消除诱因、积极治疗并发症　并发症是关系到患者预后的重要方面，也是酮症酸中毒病情加重的诱因，如心衰、心律失常、心脏停搏、严重感染等，都必须积极治疗。此外，对患者应用鼻导气管供氧，严密检测神志、血糖、尿糖、尿量、血压、心电图、血气、血浆渗透压、尿素氮、电解质及出入量等，以便及时发现病情变化，及时予以处理。

二、糖尿病高渗性非酮症昏迷

1. 诊断

（1）多见于中老年人，有以下临床情况者，都要注意本症存在的可能。

① 进行性意识障碍和明显脱水症状同时出现。

② 脱水合并中枢神经系统症状与体征，如癫痫样抽搐和病理反射阳性。

③ 在感染、急性心肌梗死、手术等应激状态下出现多尿者。

④ 当大量摄糖或静脉输液，使用激素、β受体阻滞剂、苯妥英钠等使血糖增高的药物后，出现多尿与意识改变者。

⑤ 水摄入不足、失水或用利尿药、脱水药、透析疗法后，症状明显加重者。

（2）临床表现

① 前驱期：起病多隐匿，病情发展较慢，在出现神经系统症状和进入昏迷常有数天至十多天过程，即为前驱期。此时患者表现为糖尿病症状加重。无糖尿病病史者，这些症状进展情况不明，但由于渗透性脱水过程不断加重，常表现为表情淡漠、反应迟钝、恶心、呕吐、厌食等。

② 典型期：表现主要在两个方面，其一为严重脱水的症状；其二为神经、精神方面的表现，提示有脑细胞脱水和循环障碍加重，主要症状为一过性偏瘫、偏盲、眼球及肌肉震颤、肌张力增高、癫痫样发作或出现颈项强直及病理反射，意识障碍、模糊、嗜睡直至昏迷，易误诊为脑血管意外，和酮症酸中毒不同的是它并无典型的酸中毒呼吸。这些神经系统表现，当脱水、高渗状态和脑循环得到改善后，可以完全消失。

（3）实验室检查

① 重度高血糖，血糖＞33.3mmol/L(600mg/dL)。

② 高渗压，常高达 330～360mOsm/L，当血浆渗透压超过 320mOsm/L 时，应高度可疑。

③ 尿糖强阳性，尿酮体阴性或弱阳性。

④ 血钠常在 145mmol/L 以上，有时可高达 180mmol/L。

2. 治疗

本症的治疗主要目的在于迅速改善高渗、脱水状态，力求尽早达到电解质平衡和积极防治各种并发症。

（1）补液　一般先输等渗液，此时等渗液对高渗状态来讲，相对为低渗，用之且可防治因渗透压下降过快而引起的脑水肿，也不易发生溶血反应。低渗液（0.45%～0.6% NaCl）仅在用等渗液血压上升后血浆渗透压仍不下降的情况下予以考虑，或血压正常而血钠＞150mmol/L 时使用，24h 用量以不超过 1000mL 为宜。如患者出现休克或收缩压持续低于 1.7kPa（80mmHg）时，除输等渗液外，应间断输入血浆或全血。若血浆渗透压＜330mOsm/L 均应输入等渗液。

输液量可按患者体重的 10%～12% 计算。输液速度一般按先快后慢的原则进行，最初 2h 输 1000～2000mL，12h 输总量的 1/2 加上当天的尿量，其余在 24h 内输完，若输液后 4～6h 仍无尿，可给呋塞米 40mg。此时应特别注意老年人的心功能，要严密观察静脉充盈情况、肺底部啰音的变化、尿量等，必要时需做血流动力学监测。患者清醒后，最好将总量的 1/2 进行鼻饲或口服。

（2）胰岛素治疗　本症对胰岛素较敏感，胰岛素用量不宜过大，剂量约为酮症酸中毒的 1/2。在使用过程中，每 2h 需测量血糖一次以便及时调整胰岛素用量。若血糖已降至 16.7mmol/L（300mg/dL），改用 5％葡萄糖液加胰岛素 6～8U 维持，以免发生低血糖。

（3）及时补钾　高渗性昏迷在未进行治疗前，其血钾可因血液浓缩和细胞内钾外移而测定值为正常或偏高，当大量补液和注射胰岛素后，扩容治疗后的血钾转入细胞内，易出现低钾血症，有心律失常、肢体瘫痪等症状，故应及时酌情补钾。尿量正常后，仍需每日静脉滴注或口服肠溶性氯化钾 3～6g。

（4）积极治疗并发症　对患者重要器官的功能衰竭要积极防治。本症半数患者死于严重感染、休克、MOF、血栓栓塞性疾病，故要高度注意、严密监护，给氧、物理降温及昏迷护理也很重要。

三、低血糖昏迷

1. 诊断

（1）临床表现

① 交感神经兴奋：出冷汗、皮肤苍白、心悸、

有饥饿感、四肢发凉、手颤动、腿软。

② 意识障碍：为大脑皮质功能受抑制的表现，患者有意识朦胧，定向力及识别力明显减退，嗜睡、多汗、震颤、神志不清及语言障碍。

③ 精神神经症状：为皮质下中枢受抑制的表现，患者神志不清、躁动不安、痛觉过敏、阵挛性舞蹈动作、瞳孔散大、强直性抽搐及锥体束征阳性，甚至昏迷。

④ 癫痫样表现：为大脑、中脑受累的结果，患者肌张力下降，出现癫痫样抽搐。

⑤ 就诊时已昏迷者，在做血糖测定后，立即静脉注射 50% 葡萄糖液 40～60mL，如症状改善明显，则应考虑本病的存在。

（2）实验室检查　血糖低于 2.5mmol/L 且可重复时基本可以诊断，若 <2.2mmol/L 则能确诊。60 岁以上老人的低血糖诊断标准可为 3mmol/L，>4mmol/L 可排除本病。

2. 鉴别诊断

见表 3-5。

表 3-5　三种常见的低血糖症的鉴别

鉴别点	功能性	肝源性	胰源性
发病数	多	较少	少
情绪变化	常有关	无关	无关
空腹发作	无	常有	常有

鉴别点	功能性	肝源性	胰源性
白天发作	上午 11 时,下午 3 时多	少见	多见于早晨
饥饿	无关	促使发作	促使发作
运动	无关	促使发作	促使发作
病情经过	无进行性	进行性	进行性
空腹血糖	正常	正常或下降	下降
糖耐量测试	正常或迅速上升	糖尿病样曲线,4~7h后下降	低平曲线
激发测试	多正常	多正常	低血糖明显
抑制测试	正常反应	低血糖反应	低血糖反应

3. 治疗

(1) 病因治疗 积极查明病因、诱因,及时消除,如胰岛素瘤增生症,能分泌 IGF-Ⅱ 的纤维肉瘤等,均应手术切除;糖尿病患者若胰岛素使用欠妥必须立即调整。

(2) 低血糖症发作的治疗 对已基本明确诊断、神志尚清的低血糖患者,可口服葡萄糖 10~20g;神志不清者立即静脉注射 50% 葡萄糖 100mL,同时也可皮下注射肾上腺素 0.5mg,以使血糖尽快升至 40mmol/L 左右,并肌内或皮下注射胰高血糖素 1mg,随后静脉滴注 10% 葡萄糖液 1000~1500mL,动态观察血糖变化与病情进展情况。经上述处理,血糖恢复正常可达 30min 以上而意识仍不清者,称作"低血糖后昏迷",说明可能有脑水肿存在,应加用:① 20%甘露醇 200～250mL,快速静脉滴注,必要时每隔 6～8h 重复;②给予糖皮质激素,如地塞米松 10～20g 静脉注射。

四、甲状腺功能亢进危象

1. 诊断

甲状腺功能亢进危象(简称甲亢危象)的诊断,目前主要靠病史、临床表现;无特殊的实验室检查指标可作为诊断的依据。

① 甲亢危象是甲亢的一种少见而极严重的合并症,多见于甲亢未治或未能得到良好控制的患者。

② 多为突然起病,少数起病缓慢。典型症状与体征出现前,原有甲亢症状加重,如严重乏力,烦躁,发热(体温在 39℃以下),多汗,体重下降明显,心悸,恶心呕吐等。

③ 高热:甲亢危象的主要症状之一,体温达 39℃以上,多为持续性,一般解热措施无效。皮肤潮红和大汗淋漓,继而脱水,汗闭,皮肤苍白,发绀,甚至休克。

④ 心血管系统:心动过速是甲亢危象的典型表现。一般在 140～240 次/分。部分患者可出现心律失常(房颤、房扑、早搏、室上性心动过速或房室传导阻滞)。严重者出现心力衰竭、肺水肿、脉

压增大，少数病例出现休克症状。

⑤ 胃肠道症状：食欲减退、恶心呕吐、腹泻是常见的临床表现。25%的患者伴有黄疸和肝功能损害。

⑥ 神经精神症状：烦躁不安、激动、定向力异常、焦虑、幻觉等十分常见。严重者可出现谵妄和昏迷。有些被误诊为精神病。

⑦ 小部分患者并无上述典型的临床症状与体征，而以嗜睡、衰弱和淡漠等为主要表现。患者极度衰弱、反应迟钝、木僵甚至昏迷；可有恶心呕吐、黄疸以及血压降低；体温轻度升高、正常或低于正常；皮肤干燥无汗；心率不快，可有房室传导阻滞、脉压小等，此状况称为淡漠型甲亢危象。多见于 50 岁以上的甲亢患者。

由于老化组织细胞的各种酶活性降低，耐受性和功能储备能力低下，对过量甲状腺激素的反应性发生改变，不能使各有关靶细胞的活性增强，而是出现一种以负反应为主要特征的中毒状态。

2. 治疗

(1) 一般治疗　严密观察病情，监测心电图、神志、体温、血压和 SaO_2 的变化，发现异常及时处理。

(2) 紧急治疗

① 降低血中甲状腺激素的浓度

a. 抑制甲状腺激素的合成

ⓐ 首选丙硫氧嘧啶（PTU）：由于 PTU 吸收快，用药后 50min 血中浓度达峰值，它几乎可以完全阻断新的甲状腺激素的合成；它还抑制外周组织中 $5'$-脱碘酶的活性，阻断 T_4 向生物活性更强的 T_3 转化。故为首选制剂，神志不清者可鼻饲。用法：危象时首次剂量为 $600\sim800mg$，以后每 $6\sim8h$ 一次，每次 $200\sim250mg$。

ⓑ 也可用甲巯咪唑 20mg 每 3h 一次或 30mg 每 6h 一次口服或鼻饲。症状缓解后减至治疗剂量。

b. 抑制甲状腺激素的释放：采用碘制剂可抑制蛋白水解酶，使甲状腺球蛋白上的甲状腺激素不被水解，从而减小甲状腺激素向血中释放。为了尽快控制病情，在服用抗甲状腺药物 1h 后，给予碘制剂，口服或鼻饲。

ⓐ 复方碘溶液（Lugol's 液）（含碘 5%，碘化钾 10%）首剂 60 滴，然后 30 滴 q6h，24h 后逐渐减量。

ⓑ 碘化钠 1g 溶于 10% 葡萄糖液 $500\sim1000mL$ 中，24h 滴入 $1\sim3g$。

ⓒ 碘化钾溶液 5 滴（每滴 40mg），每 8h 一次。

ⓓ 对碘剂过敏者，可用碳酸锂 $0.5\sim1.5g/d$，分 3 次口服，用数日。

注意：应用碘制剂治疗，一般在治疗 24h 后开始减量，危象缓解后 $3\sim7$ 天可停用。原则上碘剂的最长疗程不超过2周。

c. 清除已分泌至血循环中的甲状腺激素：用腹膜透析、血液透析或血浆置换等措施可迅速降低血浆中甲状腺激素浓度，用于上述常规治疗无效者。

② 降低周围组织对甲状腺激素的反应

a. β受体阻滞剂：该药可对抗甲状腺激素的肾上腺素能效应，降低周围组织对儿茶酚胺和甲状腺激素的反应性，使临床症状迅速好转，有效地控制心血管和神经肌肉的危象表现。大剂量还可抑制外周组织 T_4 向 T_3 的转化。常用普萘洛尔（心得安）20～80mg，每4～6h口服一次；或在心电监护下，普萘洛尔1～2mg静脉注射，每2～5min一次，总剂量可用至5～10mg。心功能不全、房室传导阻滞、病窦综合征、房扑、支气管哮喘者应慎用或禁用。

b. 利血平：利血平为肾上腺素能阻滞剂，可使组织中的儿茶酚胺消耗，并阻滞节后肾上腺素能神经释放儿茶酚胺。用法：1～2mg口服或肌内注射，每4～6h一次，用药后可使心率减慢，躁动颤抖减轻。副作用有直立性低血压，意识障碍。

c. 肾上腺糖皮质激素：甲亢危象时，患者处于肾上腺皮质功能相对不足状态；而糖皮质激素可以抑制甲状腺激素的分泌；以及抑制外周组织中 T_4 向 T_3 的转化，减轻外周组织对甲状腺激素的反应；并有退热、抗毒、抗休克等作用。用法：氢化可的松 50～100mg 加入 5％～10％葡萄糖液中静脉滴注，每 6～8h 一次；地塞米松 10～30mg/d 静脉滴注。

（3）去除诱因　迅速寻找和去除诱因，特别是感染，应及时进行血培养，如考虑感染存在，可根据经验给予抗生素治疗，以后根据细菌培养和药物敏感报告选用抗生素。伴有其他疾病应同时积极处理。

五、黏液水肿性昏迷

黏液水肿性昏迷又称甲状腺功能减退危象。

1. 诊断

（1）通常发生在冬季，见于未经治疗或控制不佳的患者，老年人好发。

（2）早期表现　畏寒，皮肤干燥，便秘，虚弱，嗜睡，抑郁，体重增加，月经紊乱等。可有肌肉痉挛，感觉异常，感情淡漠，共济失调和精神障碍等症状。体检可见典型黏液性水肿外貌。

（3）晚期表现

① 昏迷：患者从嗜睡、意识不清逐渐进入昏迷状态。昏迷一旦发生，常常难以恢复。

② 低体温：见于 80％以上的患者，是甲减危象的突出表现，一般在 36℃以下。

③ 低血糖：与甲状腺激素不足、肝糖原生成减少有关；若患者伴肾上腺皮质激素相对不足，更

易促进低血糖的发生。

④ 低血压：50%患者出现血压降低甚至休克。

⑤ 低血钠与水中毒：主要缘于低甲状腺激素状态对肾脏的直接影响以及血中抗利尿激素升高。

⑥ 呼吸抑制：呼吸浅快，低换气状态，氧分压降低，二氧化碳分压升高，出现脑缺氧和呼吸性酸中毒。

⑦ 出血倾向：与毛细血管脆性增加有关，出血部位以皮肤、消化道黏膜和牙龈为主。

⑧ 其他：患者可因神经肌肉张力降低，出现尿潴留和麻痹性肠梗阻。晚期可有少尿、无尿等肾衰竭表现。

（4）实验室及其他检查

① 血象：可有贫血表现，骨髓造血功能轻度抑制，促红细胞生成素低下。

② 甲状腺激素谱：甲状腺激素水平降低。继发性者，促甲状腺激素（TSH）也低；原发性者，促甲状腺激素明显升高。

③ 血气分析：低氧血症，高碳酸血症，酸中毒。

④ 血生化指标：血脂和磷酸肌酸激酶升高（易与心肌梗死混淆），肝功能异常，可伴血尿素氮升高，病情严重者血糖降低。

⑤ 心电图：心动过缓，各导联低电压（肢体导联$<5mm$，胸导联$<10mm$），T波低平或倒置，

有时伴有传导阻滞。

⑥ 影像学检查：超声心动图可发现心包积液；胸部 X 线片可示心影扩大。

2. 治疗

（1）一般常规治疗

① 纠正低血压与抗休克：首先给予适当补液 $600 \sim 1000 mL/d$，电解质溶液占总液量的 $1/2 \sim 1/3$。血压不升者可酌情选用升压药物，可首选胰高血糖素，其次多巴胺、间羟胺，宜小剂量使用，以防心律失常。

② 纠正水电解质紊乱和低血糖

a. 稀释性低钠血症约占本症的 70%，轻度低钠血症无须处理，经甲状腺激素治疗后即可恢复。血钠低于 110mmol/L 时，可给予少量 $2.5\% \sim 3\%$ 高渗氯化钠液。

b. 低血糖者可给予 50% 葡萄糖液 40mL 静脉注射，每 $6 \sim 8h$ 一次，以后根据血糖情况供给能量。

③ 保暖复温：患者应住在室温 $21 \sim 24\,℃$ 的病房中，盖毛毯或棉被保暖，避免体温进一步散失。经甲状腺激素治疗后大部分患者的体温可在 $1 \sim 2$ 天逐渐回升。

少数严重低温（体温 $<30\,℃$）昏迷者，可用电热毯或热水袋放置患者周围复温，复温一定要慢，一般以每小时增加 $0.5\,℃$ 为宜。过快地复温可使耗

氧量迅速增加，周围血管扩张，导致加温性休克和严重心律失常。因此复温过程要进行心电监护。

④ 其他：去除诱因，防治感染，治疗心律失常，避免使用镇静药和麻醉药等。

（2）特殊治疗

① 甲状腺激素替代疗法

a. 最好使用 T_3 制剂，$25 \sim 50\mu g$，每 12h 一次。

b. 左甲状腺素，首次 $0.3 \sim 0.4mg$ 静脉注射，以后每日 $0.1mg$ 静脉注射，病情改善后可口服。

c. 甲状腺片每次 $40 \sim 80mg$，每日 $2 \sim 3$ 次。

d. 对于有明确肾上腺皮质功能减退者，应该首先给予糖皮质激素，然后再应用甲状腺激素制剂。

病情稳定后，选择合适剂量终身服用。

② 糖皮质激素的应用：甲减患者往往伴有肾上腺皮质功能不足，应用甲状腺激素后，肾上腺皮质功能不足更明显。所以甲减危象治疗中可应用适当的糖皮质激素。用法：氢化可的松 $100 \sim 200mg/d$ 或地塞米松 $20 \sim 30mg/d$。合并休克、低血糖、低钠血症，糖皮质激素的应用更有必要。注意：糖皮质激素可抑制外周组织的 T_4 向 T_3 转化，故使用时间不宜太长。

③ 改善肺泡通气：纠正缺氧和高碳酸血症，轻症患者可给予鼻导管吸氧或面罩供氧，如病情无

好转，可采取经口咽或鼻咽通气道进行声门前高频喷射通气或气管插管。二氧化碳潴留和缺氧明显的重症患者应尽早行气管切开插管，使用呼吸机间歇正压呼吸。

④ 贫血较重者，尤其是血细胞比容小于0.30者，应输入红细胞，以增加血液的携氧量，改善组织的供氧。

六、艾迪生危象

艾迪生危象又称原发性慢性肾上腺皮质功能减退症危象

1. 诊断

(1) 临床表现

① 潴钠、排钾功能减退：表现为血浆容量降低，心排血量减少，肾血流量减少，伴氮质血症、全身乏力，虚弱消瘦，对儿茶酚胺的升压反应减弱，导致直立性低血压，严重时可发生晕厥、休克。

② 胃肠道症状：食欲减退、嗜咸食、体重减轻、恶心呕吐、胃酸过少、消化不良、腹泻、腹胀。

③ 神经、精神系统：乏力、淡漠、疲劳、嗜睡、模糊、精神失常。

④ 心血管系统：血压降低、休克、心脏缩小、心音低钝；患者常有头晕、眼花、直立性昏厥等。

⑤ 肾脏系统：排泄水负荷的能量减弱，大量

饮水后出现稀释性低钠血症。

⑥代谢障碍：糖异生作用减弱，肝糖原耗损，可发生空腹低血糖。

⑦对垂体 ACTH、黑素细胞刺激素（MSH）、促脂素（LPH）的反馈抑制作用减弱，出现皮肤、黏膜色素沉着，皮肤摩擦处、掌纹、乳晕、瘢痕等处尤为明显。

⑧对感染、外伤等应激的抵抗力减弱。

⑨生殖系统：女性阴毛、腋毛减少、月经失调或闭经；男性常有性功能减退。

（2）实验室检查

①血液生化：血钠低、血钾高；可有氮质血症、空腹低血糖等。

②血常规：正细胞正色素性贫血，白细胞分类示中性粒细胞减少，淋巴细胞相对增多，嗜酸粒细胞明显增多。

③影像学检查：心脏缩小，呈垂直位。

④激素检查

a. 基础血、尿皮质醇、尿 17-羟皮质醇测定常降低。

b. ACTH 试验：静脉滴注 ACTH 25U，历时 8h，观察尿 17-羟皮质醇变化。此病患者无明显变化。

c. 血浆基础 ACTH 测定：ACTH 超过 55pmol/L，常介于 88～440pmol/L（正常人低于

18pmol/L)。

2. 治疗

（1）补充盐水　典型患者液体损失量约达细胞外液的 1/5，故初治的第 1、2 日内应迅速补充生理盐水每日 2000~3000mL。

（2）补充葡萄糖　以纠正低血糖。

（3）糖皮质激素替代治疗　立即静脉注射氢化可的松或琥珀酸氢化可的松 100mg，使血皮质醇浓度达到正常人在发生严重应激时的水平。以后每 6h 加入补液中静脉滴注 100mg，最初 24h 总量约 400mg，第 2、3 天可减至 300mg，分次静脉滴注；病情好转，继续减至每日 200mg，继而 100mg。呕吐停止，可进食者，可改为口服。当口服剂量减至每日 50~60mg 以下时，应加用 9α-氟氢可的松。

（4）积极治疗感染及其他诱因。

七、垂体性昏迷

垂体性昏迷又称垂体功能减退性危象（垂体危象）。

1. 诊断

（1）临床表现

① 性腺功能减退：女性产后无乳、乳腺不胀、闭经、性欲减退、阴毛腋毛稀少；男性性欲减退、阳痿、胡须稀少。

② 甲状腺功能减退：患者怕冷、嗜睡、思维

迟钝、精神淡漠、皮肤干燥变粗、少汗、食欲缺乏、便秘、心率减慢、心电图示低电压、T 波平坦。严重者可有黏液性水肿面容、精神失常、幻觉、妄想等。

③ 肾上腺皮质功能减退：由于 ACTH 缺乏，皮质醇分泌减少，患者有明显疲乏、软弱无力、体重减轻、食欲缺乏、恶心呕吐、血压偏低等；对胰岛素敏感可有血糖降低，生长激素缺乏可加重低血糖发作；缺乏黑素细胞刺激素，故皮肤色素减退，面色苍白，乳晕色素浅淡。

④ 消化系统表现：食欲缺乏、恶心呕吐。

⑤ 循环系统：循环衰竭、休克。

⑥ 神经精神系统：头痛、神志不清、谵妄、抽搐、昏迷等。

⑦ 临床分型

a. 高热型：体温＞40℃。

b. 低温型：体温＜30℃。

c. 低血糖型。

d. 低血压、循环虚脱型。

e. 水中毒型。

f. 混合型。

（2）实验室检查

① 性腺功能测定：女性有血雌二醇水平降低；男性见血睾酮水平降低。

② 肾上腺皮质功能：24h 尿 17-羟皮质类固醇

及游离皮质醇排量减少，血浆皮质醇浓度降低，但节律正常。

③ 甲状腺功能测定：血清总 T_4、游离 T_4 均降低，而总 T_3、游离 T_3 可正常或降低；腺垂体分泌的激素如 FSH、LH、TSH、ACTH、GH、PRL 均减少。

2. 治疗

（1）首先给予静脉推注 50% 葡萄糖液 40～60mL 以抢救低血糖。

（2）继而补充 10% 葡萄糖氯化钠注射液，每 500～1000mL 中加入氢化可的松 50～100mg 静脉滴注。

（3）补充糖皮质激素后，再补充甲状腺激素：甲状腺激素宜从小剂量开始，并缓慢递增剂量为原则。

（4）对症治疗

① 循环衰竭者：抗休克治疗。

② 感染者：抗感染治疗。

③ 水中毒者：加强利尿，给予泼尼松或氢化可的松。

④ 低温者：与甲状腺功能减退有关，给予小剂量甲状腺激素，并用保暖毯逐渐加温。

⑤ 禁用或慎用麻醉药、镇静催眠药或降糖药等。

⑥ 加强监护，维持生命体征稳定。

八、嗜铬细胞瘤急症

1. 诊断

(1) 临床表现

① 高血压：为本病最主要症状，有阵发性和持续性两型，持续性可有阵发性加剧。

a. 阵发性高血压型：平时血压不高，发作时血压骤然升高，收缩压往往达 200～300mmHg，舒张压也明显升高，可达 130～180 mmHg，伴剧烈头痛、面色苍白、大汗淋漓、心动过速、心前区及上腹部紧迫感，可有心前区疼痛、心律失常、焦虑、恐惧感、恶心呕吐、视物模糊、复视；严重者可并发左心衰竭或脑血管意外。发作终止后可出现面颊部及皮肤潮红、全身发热、流涎、瞳孔缩小等迷走神经兴奋症状。

诱发因素可为情绪激动、体位改变、吸烟、创伤、扪压肿瘤、麻醉诱导剂、组胺、胍乙啶、甲氧氯普胺等。

发作时间最短者仅数秒，一般数分钟，长者可达 1～2h，偶可达 24h 以上。

b. 持续性高血压型：持续性高血压伴有阵发性加剧。对常用抗高血压药物效果不佳，但对 α 受体阻滞剂、钙通道阻滞剂、硝普钠有效。

② 低血压、休克

a. 肿瘤骤然发生出血、坏死，以致停止释放儿茶酚胺。

b. 大量儿茶酚胺引起严重心律失常或心力衰竭，致心排血量锐减。

c. 由于肿瘤主要分泌肾上腺素，兴奋肾上腺素能 β 受体，促使周围血管扩张。

d. 大量儿茶酚胺使血管强烈收缩，组织缺氧，微血管通透性增加，血浆外逸，血容量减少。

③ 心律失常：期前收缩、阵发性心动过速以及心室纤颤等。

④ 糖代谢紊乱：血糖过高，糖耐量减低及糖尿。

⑤ 脂肪代谢紊乱：脂肪分解加速，血游离脂肪酸增高。

⑥ 消化系统表现：儿茶酚胺使肠蠕动及张力减弱，可引起便秘，甚至肠扩张。还可使胃肠壁内血管发生增值性及闭塞性动脉内膜炎，造成肠坏死、出血、穿孔。

⑦ 腹部包块：少数患者可在左或右侧中上腹部触及肿块。

(2) 实验室检查

① 血尿儿茶酚胺及代谢产物测定：患者儿茶酚胺及代谢产物香草基杏仁酸（VMA）及甲氧基肾上腺素（MN）和甲氧基去甲肾上腺素（NMN）都升高，常在正常高限的 2 倍以上。

② B 型超声显像：作肾上腺及肾上腺外肿瘤定位检查，无创伤，对直径 1cm 以上的肾上腺肿

瘤，阳性率高。

③ CT、MRI 扫描。

2. 治疗

（1）一般治疗

① 卧床休息，保持环境安静。

② 加强监护，保持生命体征稳定。

（2）降压治疗：首选 α 受体阻滞剂使血压下降，减轻心脏负担。

① 酚妥拉明：1～5mg 静脉缓慢注射，当血压降至 160/100mmHg 左右即停止注射，然后以 10～15mg 溶于 5％葡萄糖氯化钠注射液 500mL 中缓慢静脉滴注。

② 酚苄明：开始时 10mg，每日 2 次以后逐渐加量直至持续性高血压者血压得到控制，阵发性高血压者发作得到防止，一般每日 30～40mg 即足够。副作用有直立性低血压，鼻黏膜充血。

③ 哌唑嗪：相对选择性的 α_1 受体阻滞剂，先口服 0.5mg 或 1mg，随即观察血压数小时，如收缩压和舒张压分别下降约 10mmHg，可每日 6mg，逐渐增至每日 10mg。

（3）抗心律失常治疗　患者有心动过速时，可用 β 受体阻滞剂。使用 β 受体阻滞剂之前，必须先用 α 受体阻滞剂使血压下降。如单独使用 β 受体阻滞剂，则由于阻断 β 受体介导的舒血管效应而使血压升高，甚至发生肺水肿。

（4）手术治疗　　手术切除嗜铬细胞瘤，血压多可恢复正常。

九、痛风

1. 诊断

（1）临床表现

① 多见于体型肥胖的中老年男性和绝经期后妇女；发病前有漫长的高尿酸血症史。

② 多于春秋季发病，饮酒、高蛋白饮食、脚扭伤、穿紧鞋、多走路、受寒、劳累、感染等是重要诱因。

③ 急性关节炎：常是痛风的首发症状，典型发作起病急骤，多于午夜因剧痛而惊醒，最易受累部位是踇趾关节，依次为踝、跟、膝、腕、指、肘等关节。90％为单一，呈红肿热痛，可有关节积液，伴白细胞增高、发热等全身症状。发作常呈自限性，数小时、数天、数周自然缓解，缓解时局部可出现本病特有的脱屑和瘙痒表现。缓解期可数月、数年乃至终生。但多数反复发生，甚至到慢性关节炎阶段。

④ 痛风石：是痛风特征性损害。痛风石除中枢神经系统外，可累及任何部位，最常见于关节及附近与耳轮。呈黄白色大小不一的隆起，小如芝麻，大如鸡蛋，初起质软，随着纤维增生渐硬如石。关节附近因易磨损，加之结节隆起使表皮菲薄，易破溃成瘘管，有白色糊状物排出，瘘管周围

组织呈慢性肉芽肿不易愈合。痛风石可伤害皮下组织、滑膜囊、软骨、骨等，造成关节僵硬、破溃、畸形等。

⑤ 痛风性肾病：可有蛋白尿、血尿、等渗尿、进而发生高血压、氮质血症等肾功能不全表现。

⑥ 尿酸性尿路结石：肾绞痛，血尿等。X线不显影。

⑦ 代谢综合征：痛风患者常伴以肥胖、原发性高血压、高脂血症、2型糖尿病、高血凝症、高胰岛素血症为特征的胰岛素抵抗综合征。

（2）实验室及其他检查

① 血尿酸测定：正常值男性 $150\sim380\mu mol/L$，女性 $100\sim300\mu mol/L$。一般男性 $>420\mu mol/L$、女性 $>350\mu mol/L$ 可确定高尿酸血症。

② 尿尿酸测定：限制嘌呤饮食5天后，每日尿酸排出量仍超过 $3.57mmol$，可认为尿酸生成增多。

③ 滑囊液检查：急性关节炎期，关节腔穿刺，抽取滑囊液检查，在旋光显微镜下，见白细胞内有双折光现象的针形尿酸盐结晶，同时发现白细胞，特别是分叶核增多。

④ X线检查：急性关节炎期可见非特征性软组织肿胀；典型者由于尿酸盐侵蚀骨质，使之呈圆形或不整齐的穿凿样透亮缺损，为痛风的X线特征。

⑤ 关节镜检查：滑膜上见到微小结节。

⑥ 超声显像：尿酸性尿路结石 X 线检查不显影，但超声显像可显影。

2. 鉴别诊断

（1）风湿性关节炎　多见于青少年女性，以膝关节炎为主，常伴环形红斑等。

（2）类风湿关节炎　多见于中青年女性，好发小关节，呈梭形肿胀，类风湿因子滴度高。

3. 治疗

治疗目标：控制高尿酸血症；迅速终止急性关节炎发作；处理痛风石疾病，提高生活质量。

（1）减少外源性嘌呤来源，避免含嘌呤高的饮食，如动物内脏、鱼虾等海鲜、豆腐、豌豆等。

（2）调整饮食，防止过胖，蛋白质饮食每日控制在 1g/kg，碳水化合物占总热量的 $50\% \sim 60\%$，少吃糖果。

（3）增加尿酸排泄：多饮水，每日在 2000mL 以上；不宜使用抑制尿酸排泄药、利尿药、小剂量阿司匹林等。

（4）避免促进尿酸盐形成结晶的诱因：勿着凉、过劳、紧张，穿鞋要舒适，勿使关节受伤，戒酒，服用碱性药物，保持尿液碱性，防止结石形成。

（5）终止急性关节炎发作：卧床休息，置受累关节于最舒适位置，迅速服用抗炎药物。

① 秋水仙碱：可减少或终止因白细胞和滑膜

内皮细胞吞噬尿酸盐所分泌的化学趋化因子。对制止炎症、止痛有特效。

a. 口服法：0.5mg/h 或 1mg/2h，一日总量 4～8mg，持续 24～48h。

b. 静脉法：可减少胃肠反应。1～2mg 溶于生理盐水 20mL 中，5～10min 缓慢注射，4～5h 可再次注射，总剂量不超过 4mg。注意：切勿外漏造成组织坏死；秋水仙碱毒性很大，恶心呕吐、腹泻、肝细胞伤害、骨髓抑制、脱发、呼吸抑制等。故骨髓抑制、肝肾功能不全、白细胞减少者禁用。治疗无效者，不可再用。

② 非甾体抗炎药（NSAID）效果不如秋水仙碱，但较温和，发作超过 48h 也可应用。最广泛应用的是吲哚美辛，一次 50mg，一日 3 次。其他还有保泰松、双氯芬酸、布洛芬、酮洛芬、尼美舒利、萘普生、美洛昔康、吡罗昔康等。症状消退后减量。

③ ACTH 或糖皮质激素：秋水仙碱，非甾体抗炎药无效或禁忌时用。ACTH 25U 静脉点滴或 40～80U 肌内注射；泼尼松每日 30mg 等；曲安西龙 5～20mg 关节腔注射，一般在 24～36h 缓解。注意：此类药物易反跳。

④ 急性发作期促进尿酸排泄及抑制尿酸合成药可暂缓使用。

（6）间歇期和慢性期的治疗

① 促进尿酸排泄药：尿酸排泄减少是原发性

痛风的主要原因，适用于高尿酸血症期发作间歇期和慢性期。当内生肌酐清除率＜30mL/min 时无效。有尿路结石及每日尿酸排出量＞3.57mmol 以上时不宜使用。

a. 丙磺舒：初用 0.25g，每日 2 次，2 周内增至 0.5g，一日 3 次，一日最大量 2g。

b. 磺吡酮：作用比丙磺舒强，一次 50mg，一日 2 次，渐增至 100mg，一日 3 次。

c. 苯溴马隆：作用更强，一日一次，25～100mg。服药期间多饮水，服碳酸氢钠每日 3～6g 等碱性药。

② 抑制尿酸合成药：别嘌醇，机制是抑制黄嘌呤氧化酶，阻断黄嘌呤转化为尿酸。适用于尿酸生成过多者。用法：0.1g，一日 3 次，渐增至 0.2g，一日 3 次。副作用有胃肠道刺激、皮疹、发热、肝损害、骨髓抑制等。

(7) 对症治疗　保护肾功能，恢复受累关节功能。

第六节　神经内科急症

一、脑出血

1. 诊断标准

① 多有高血压病史。

② 常于体力活动或情绪激动时发病。

③ 发病时常有反复呕吐、头痛和血压升高。

④ 病情进展迅速，常出现意识障碍、偏瘫和其他神经系统局灶症状。

⑤ 眼底改变，有视盘水肿和视网膜出血。

⑥ 腰穿脑脊液多含血和压力增高（其中 20% 左右可不含血）。

⑦ 脑超声波检查多有中线波移位。

⑧ CT 检查可见出血灶。

2. 鉴别诊断

应与缺血性脑血管病鉴别，与蛛网膜下腔出血鉴别，见表3-6。

表3-6 脑出血的鉴别诊断

鉴别点	脑血栓	脑栓塞	脑出血	蛛网膜下腔出血
常见病因	动脉硬化	心脏病	高血压、动脉硬化	动脉瘤、血管畸形
发病急缓	较缓（小时、日）	最急（秒、分）	急（分、h）	急（分）
意识障碍	较少	较少	多见	常一过性
偏瘫	有、轻重不一	有	有	少见
脑膜刺激征	多无	多无	偶有	明显
脑脊液	清	清	压力高，血性	压力高，血性
CT	脑内低密度区	脑内低密度区	脑内高密度区	脑室内高密度区

其他还应同能引起昏迷的全身性疾病相鉴别，如肝性脑病、尿毒症、肺性脑病、药物中毒、一氧化碳中毒等，主要依据病史，结合相应的体格检查及实验室检查进行鉴别。

3. 治疗

脑出血急性期治疗的目的是挽救患者的生命，预防各种并发症，使患者顺利度过急性期。

脑出血量在 30mL 以上或者有偏瘫、昏迷等情况时应行手术治疗。在早期手术治疗可清除血肿，以抢救患者生命及减少并发症及后遗症的出现。在术后及不需要手术的患者应注意以下几点。

① 保持安静和卧床休息：尽量减少不必要的搬动，最好就近治疗。定时观察血压、脉搏、呼吸和意识的变化。

② 保持呼吸道通畅：松解衣领，取下义齿。侧卧位较好，便于口腔分泌物自行流出和防止舌后坠。呼吸道分泌物及痰液过多者，必要时做气管切开。

③ 保持营养和水、电解质平衡：对清醒且无呕吐者，可试进流质饮食；意识不清者，3～5 日后病情较平稳可鼻饲；有呕吐的患者应禁食；经静脉补充营养并维持水、电解质平衡，以防止病情加剧。

④ 治疗脑水肿，降低颅内压：常用药物有 20％甘露醇、25％山梨醇或甘油制剂。急性期主张

静脉给药，以避免呕吐或消化道出血，甚至造成吸入性肺炎等并发症。具体用法由医生视病情而定。

⑤ 调整血压：原则上降压不宜过低、过快，血压一般保持在 150/90mmHg 左右为宜。

⑥ 防治并发症：昏迷患者常发生肺部感染，不翻身容易发生压疮及关节强直。对于重症患者，早期给予抗生素以预防肺部感染。如有感染发生，给予足量有效的抗生素治疗。注意患者口腔清洁，随时吸出口腔分泌物及呕吐物，定时更换体位，保持肢体功能位等。

⑦ 用止血药：常用酚磺乙胺、6-氨基己酸、抑肽酶、环甲氨酸等。

⑧ 激素的应用：地塞米松、甲泼尼龙等。

⑨ 脑保护药的应用：尼莫地平、维生素 E、维生素 C、甘露醇、地塞米松。

⑩ 低温疗法：低温可降低细胞的代谢率，抑制脑单胺和兴奋性氨基酸递质的合成和释放，对损伤的脑组织有确切的保护作用，目前常用冰毯、冰帽、冬眠疗法。

二、蛛网膜下腔出血

1. 诊断标准

① 发病急骤。

② 常伴有剧烈头痛、呕吐。

③ 一般意识清楚或有意识障碍，可伴有精神症状。

④ 多有脑膜刺激征，少数可伴有脑神经及轻偏瘫等局灶体征。

⑤ 腰穿脑脊液呈血性。

⑥ CT 应作为首选检查。

⑦ 全脑血管造影可帮助明确病因。

2. 治疗

对于蛛网膜下腔出血（SAH）急性期总的治疗原则有以下几方面。

（1）一般疗法　在急性期为了避免引起再次出血，要保持安静，避免情绪激动，保持大便通畅，防止用力排便、严重咳嗽等。卧床休息，在急性期一般要求 1 个月。

（2）严格控制血压　高血压患者可同时应用抗高血压药和利尿药，逐渐降低血压，使血压降低 20％左右。原来血压正常者，血压可维持在正常的低水平，即收缩压维持在 12～14kPa（90～104mmHg）。

（3）降低颅内压　为了降低颅内压，预防脑疝，防止蛛网膜粘连，根据病情可用 20％甘露醇加地塞米松静脉滴注，这样能加强脱水作用。地塞米松对降低颅内压和减轻蛛网膜粘连有作用。使用脱水、降颅压药时，应快速静脉滴注，要求 15～30min 滴完。视病情用药 1～2 周。在用药过程中，要注意维持水电解质平衡和心肾功能状态。

（4）腰穿放脑脊液疗法　适用于原发性 SAH、

病情相对稳定的患者。患者头痛、呕吐较重，药物疗效差，可采取放出血性脑脊液的办法，缓慢地放脑脊液，将颅内压降至初压的2/3即可。这既降低颅内压力，又可减轻血液对脑膜的刺激，预防以后的蛛网膜粘连。

（5）用止血药物　抗纤维蛋白溶解酶类止血药物，能预防动脉瘤再次破裂出血。如6-氨基己酸能与纤溶酶原激活物质产生竞争性抑制，使纤溶酶原不能转变为纤溶酶，从而使纤维蛋白不易被相对应的酶所破坏，因而可延迟血块的溶解，也就是出血部位被纤维蛋白固定较牢固。常用6-氨基己酸、对羧基苄胺、酚磺乙胺等，加入5％葡萄糖液250mL内静脉滴注。止血药需用多长时间，应视病情而异，通常用7～10天或稍长。

（6）对抗脑血管痉挛　为了解除SAH所致的脑血管痉挛，可用异丙肾上腺素、利血平，必要时可与利多卡因配合。目前多主张用钙通道阻滞，如尼莫地平可阻止钙离子内流，扩张血管，解除动脉痉挛。用法：可在发病的第3天开始口服，每次30mg，每日3次，用至3周或更长。

（7）对症处理　头痛剧烈、烦躁不安，可肌注或口服地西泮、苯巴比妥、罗通或布桂嗪，常规用量，或视病情酌定。必要时用亚冬眠疗法，或腰穿放脑脊液，以减轻症状。大便秘结者，以番泻叶50g开水泡服，或开塞露纳肛以通便。

（8）防治感染　严重患者应给抗生素预防感染；若已感染者，应针对感染的程度及病原菌，给予相应的抗生素治疗。如发病后即出现高热，多为中枢热，物理降温为主。发病 3～4 日后体温逐渐升高者，应考虑继发感染所致，须积极抗感染。

（9）手术治疗　目前认为由脑动脉瘤和动静脉畸形所致的 SAH，一旦诊断确立，应争取手术治疗，以避免再发。

手术对象的选择：①对轻度头痛、颈强直或头痛剧烈但无定位体征者，应早期手术。②对神志模糊、烦躁不安、有局灶体征或浅昏迷伴偏瘫、去大脑强直者，因多有明显脑水肿或血管痉挛，先保守治疗，待病情好转后，择期手术。若颅内有血肿，病情进行性恶化，应尽快手术减压。③对深昏迷、有去大脑强直、生命体征不稳定者，因病情危重，不宜手术。

三、短暂性脑缺血发作

1. 诊断

① 多在 50 岁以上发病，常有高血压、动脉粥样硬化或糖尿病、心脏病、颈椎病病史。

② 急骤，常突然起病，数秒或数分钟症状达高峰。

③ 多呈发作性，病程短，常呈一过性，每次发作持续时间，通常为数分钟或数小时，最长不超过 24h。

④ 反复发作，多则每天发作数次，少则数月或数年 1 次，但每次发作的症状和体征基本相同。

⑤ 无颅内压增高，多无意识障碍。

⑥ 临床表现，以偏瘫、失语、偏盲、偏身感觉障碍或伴有精神症状者，为颈内动脉系统缺血性发作；若表现头晕、面瘫、吞咽困难、共济调及交叉性瘫痪者，为椎-基底动脉系统缺血发作。

⑦ 脑 CT 检查：正常或可见腔隙性梗死灶。

2. 鉴别诊断

(1) 部分性癫痫　特别是单纯部分发作，常表现为持续数秒至数分钟的肢体抽搐，而非肢体无力，从躯体的一处开始，并向周围扩展，多有脑电图异常，CT/MRI 检查可发现脑内局灶性病变。

(2) 梅尼埃病　虽有发作性眩晕、恶心、呕吐，但每次发作持续时间长，往往超过 24h，伴有耳鸣、听力减退等症状，除眼球震颤外，无其他神经系统定位体征。发病年龄多在 50 岁以下。

3. 治疗

对短暂性脑缺血发作应当进行积极治疗，降低血液黏稠度，调整血液的高凝状态，控制和维持血压在正常范围内，终止和减少短暂性脑缺血发作，预防或推迟脑梗死的发生。

(1) 抗血小板聚集治疗　主要是抑制血小板聚集和释放，使之不能形成微小血栓。此类药物安全简便，易被患者接受。常用肠溶阿司匹林，50～

100mg，每日 1 次；双嘧达莫 50～100mg，1 日
3 次。

(2) 扩容治疗　右旋糖酐 40 及羟乙基淀粉具
有扩容、改善微循环和降低血液黏度的作用，常用
右旋糖酐 40 或羟乙基淀粉 500mL 静脉滴注，每日
1 次，14 天为 1 疗程。

(3) 抗凝治疗　若患者发作频繁，用其他药物
疗效不佳，又无出血疾病禁忌者，可抗凝治疗。常
用药物肝素、双香豆素等。如肝素可用超小剂量
1500～2000U 加 5%～10% 葡萄糖 500mL 静脉滴
注，每日 1 次，7～10 天为 1 个疗程。必要时可重
复应用，疗程间隔时间为 1 周，但在应用期间要注
意出血并发症。

藻酸双脂钠是一种新型类肝素类药物，能使纤
维蛋白原和因子Ⅷ相关抗原降低，使凝血酶原时间
延长，有抗凝、溶栓、降脂、降黏的作用。可口服
或滴服，口服 50～100mg，1 日 3 次；静脉滴注
2～4mg 加 10% 葡萄糖 500mL，20～30 滴/分，1C
天为 1 疗程，可连用 2～3 个疗程。

(4) 血栓溶解剂　目前常用的有尿激酶，一般
为 20 万～50 万 U 加入生理盐水 100mL 中静脉滴
注，30min 内滴完，维持量为 5 万～10 万 U，持续
静脉滴注，直至血栓溶解或病情不再发展为止，一
般应用几小时至 5 日。蛇毒制剂有降纤酶、去纤
酶、清栓酶等。

（5）扩血管治疗　可选用培他定、桂利嗪、氟桂利嗪、双氢麦角碱、卡兰片等。常用剂量：培他定 10mg，每日 3 次；桂利嗪 25mg，每日 3 次；氟桂利嗪 6mg，每日 2 次；双氢麦角碱 3mg，每日 3 次；卡兰片 5mg，1 日 3 次，口服。

（6）活血化瘀中药　丹参、川芎、桃仁、红花等，有活血化瘀、改善微循环、降低血液黏度的作用，对治疗短暂性脑缺血发作有一定作用，可选用。

四、脑梗死

（一）诊断

1. 动脉粥样硬化性血栓性脑梗死

① 常于安静状态下发病。

② 大多数发病时无明显头痛和呕吐。

③ 发病较缓慢，多逐渐进展或呈阶段性进行，多与脑动脉粥样硬化有关，也可见于动脉炎、血液病等。

④ 一般发病后 1～2 天意识清楚或轻度障碍。

⑤ 有颈内动脉系统和（或）椎-基底动脉系统的症状和体征。

⑥ 做 CT 或 MRI 检查可发现病死灶。

⑦ 腰穿脑脊液一般不含血。

2. 脑栓塞

① 多为急骤发病。

② 多无前驱症状。

③ 一般意识清楚或有短暂意识障碍。

④ 有颈动脉系统和（或）椎-基底动脉系统的症状和体征。

⑤ 腰穿脑脊液一般不含血，若有红细胞可考虑出血性脑梗死。

⑥ 栓子的来源可为心源性或非心源性，也可同时伴有其他脏器、皮肤、黏膜等的栓塞症状。

3. 脑分水岭梗死

① 多因体循环低血压及低血容量引起脑动脉灌注不足所致。

② 以脑内相邻的较大动脉供血区之间（边缘带）局限性缺血为特征。

③ 出现相应的神经功能障碍，一般无意识障碍，预后较好。

④ 影像学检查通常发现相邻脑叶区域灶性梗死。

4. 腔隙性梗死

① 发病多由于高血压动脉硬化引起，呈急性或亚急性起病。

② 多无意识障碍。

③ 应进行 CT 或 MRI 检查，以明确诊断。

④ 临床表现都不严重，较常见的为纯感觉性脑卒中、纯运动性轻偏瘫、共济失调性轻偏瘫、构音不全-手笨拙综合征或感觉运动性脑卒中等。

5. 无症状性梗死

为无任何脑及视网膜症状的血管疾病，仅为影像学所证实，可视具体情况决定是否作为临床诊断。

（二）动脉粥样硬化性血栓性脑梗死临床分型

（1）传统分型

① 完全型：指起病 6h 内病情即达高峰者，常为完全性偏瘫，病情一般较严重，甚至昏迷。

② 进展型：局限性脑缺血症状逐渐进展，呈阶梯式加重，可持续 6h 以上至数天。

③ 缓慢进展型：起病 2 周后症状仍进展，常与全身或局部因素所致的脑灌流减少，侧支循环代偿不良，血栓向近心端逐渐扩展等有关。此型应与颅内占位性病变如肿瘤或硬膜下血肿等相鉴别。

④ 可逆性缺血性神经功能缺损（reversible ischemic neurologic deficit，RIND）：曾被称作完全恢复性脑卒中，因其临床特征为缺血所致神经症状，体征一般超过 24h 以上，最长者可持续存在 3 周，而后恢复正常，不留后遗症。实际上是一种供血较好部位的梗死，随着侧支循环的代偿而使功能得以恢复所致。

（2）OCSP 分型

① 全前循环梗死（TACI）：表现为三联征，即完全大脑中动脉综合征的表现：大脑较高级神经活动障碍；同向偏盲；偏身运动和（或）感觉

障碍。

② 部分前循环梗死（PACI）：有以上三联征的两个，或只有高级神经活动障碍，或感觉运动缺损较 TACI 局限。

③ 后循环梗死（POCI）：表现为各种程度的椎-基底动脉综合征。

④ 腔隙性梗死（LACI）：表现为腔隙综合征。大多是基底节或脑桥小穿通支病变引起的小腔隙灶。

（3）CT 分型　按解剖部位分为大脑梗死、小脑梗死和脑干梗死。其中大脑梗死又可分为以下几种。

① 大梗死：超过一个脑叶，直径 50mm 以上。

② 中梗死：小于一个脑叶，直径 31～50mm。

③ 小梗死：直径 16～30mm。

④ 腔隙性梗死：直径 15mm 以下。

（三）治疗

脑梗死的治疗应根据不同的病因、发病机制、临床类型、发病时间来选择针对性强的治疗方案，实施以分型、分期为核心的个体化治疗。在一般内科支持治疗的基础上，可酌情选用改善脑循环、脑保护、抗脑水肿、降颅压等措施。通常按病程可分为急性期（1 个月），恢复期（2～6 个月）和后遗症期（6 个月以后）。重点是急性期的分型治疗：腔隙性脑梗死不宜脱水，主要是改善循环；大、中梗死还应积极抗脑水肿、降颅压，防止脑疝形成。在3～6h的时间窗内有适应证者可溶栓治疗。

1. 溶栓治疗的指征

① 确诊的缺血性卒中，神经系统缺失体征持续存在（超过1h）且比较严重（NIHSS 7-22）。

② 开始治疗应该在症状出现3～6h之内。

③ 体检没有发现活动出血或者外伤（如骨折）的证据。

④ 既往3个月内没有头颅外伤、脑卒中、心肌梗死，3周内无胃肠或泌尿系统出血，2周内没有大的外科手术，1周内在无法压迫的部位没有动脉穿刺。

⑤ 血压不能太高（收缩压小于185mmHg，舒张压小于110mmHg）。

⑥ 没有口服抗凝，或者抗凝者应该 INR≤1.5；48h内接受过肝素治疗者 APTT 必须在正常范围内；血小板计数≥$100×10^9$/L。

⑦ 血糖浓度≥50mg/dL（2.7mmol/L）。

⑧ 没有抽搐后遗留神经系统功能障碍。

⑨ CT 没有明显梗死征象。

⑩ 患者或家属能够理解溶栓治疗的好处和风险，需有患者家属或患者代表签署知情同意书。

2. 静脉溶栓

（1）尿激酶　我国有一个随机双盲研究显示使用尿激酶对发病6h以内的急性缺血性脑血管病有

肯定的效果。但是其疗效和安全性仍需要进行更大样本的观察。

① 使用方法：发病 6h 内，150 万 U，30min 内静脉点滴。

② 适应证：年龄小于 75 岁；发病 6h 内；CT 排除颅内出血和与神经功能缺失相应的低密度责任病灶；神志清楚或轻度嗜睡，无昏睡、昏迷等严重意识障碍；血压控制在 180/100mmHg 以下；排除 TIA。

③ 禁忌证：颅内出血、蛛网膜下腔出血、出血性脑梗死及既往有上述病史者；体温 39℃ 以上，有意识障碍；有纤溶禁忌者；全身状况欠佳。

(2) 重组组织纤溶酶原激活物（rt-PA）溶栓治疗方案

① 静脉点滴剂量为 0.9mg/kg（最大剂量为 90mg），总量 10% 推注，1min 以上推完，余量 60min 点滴完。

② 患者收到加强病房或者脑卒中单元监测。

③ 静脉点滴 rt-PA 过程中每 15min 进行一次神经功能评分，6h 内每 30min 检查一次，此后每小时检查一次，直至 24h。

④ 要是患者出现严重的头痛、急性血压增高、恶心呕吐，应该立即停止输入 rt-PA，急诊复查头颅 CT。

⑤ 前 2h 内应该每 15min 测血压，6h 内每

30min 测血压，此后每小时测血压，直至 24h。

⑥ 要是曾经有收缩压≥185mmHg 或者舒张压≥105mmHg，检查血压应该更密切。使用降压药物以维持血压在这个范围内，或者低于这个范围。

⑦ 如收缩压在 180～230mmHg，1～2min 内静脉推注 10mg 拉贝洛尔，必要时，每 10～20min 可以重复使用一次，最大总剂量为 300mg。另一种方法是开始剂量推注，此后连续点滴或泵入，剂量为 2～8mg/min。如果血压仍然不能控制，可以选择硝普钠点滴。

⑧ 舒张压大于 140mmHg，开始使用硝普钠，0.5mg/(kg·min)。

⑨ 不要太早放置鼻胃管、导尿管或者动脉插管。

五、癫痫持续状态

癫痫持续状态（SE）是指一次癫痫发作持续 30min 以上，或连续多次发作，发作期间意识或神经功能未恢复至通常水平，是神经科常见急症之一。

1. 诊断

① 要与肌阵挛、震颤、痉挛、舞蹈症、去大脑强直、去皮质强直等鉴别。

② 脑电图检查。抽血送检下列化验内容：血 pH 和血气分析、血糖、血电解质、转氨酶、血酮、血氨、血白细胞计数和分类、抗癫痫药物的血

浓度。

③ 反复癫痫发作持续 30min 以上不恢复时或每次惊厥发作持续在 2min 以上时应视为癫痫持续状态。

2. 治疗

（1）一般治疗原则　选用强有力的、足量的抗惊厥药物，力求一次投药即达到控制发作；常规吸氧，根据呼吸道情况必要时用气管插管或气管切开；发作难以控制时，应插胃管排空胃内容物．防止呕吐物吸入气管；维持生命功能，预防和控制并发症。处理脑水肿，预防脑疝，及时治疗酸中毒、呼吸循环衰竭、高热、感染和纠正水电解质失调等；积极寻找病因，进行针对性的检查及治疗；发作停止后，应给予抗癫痫药维持剂量，密切监护。

（2）药物治疗

① 地西泮：地西泮静注，每次 10～20mg，每分钟不超过 2mg，直至终止发作或总剂量达 20mg。儿童剂量：0.25～0.5mg/kg，儿童剂量每次 <5～10mg（或每岁 1～2mg），最大量 <10mg。地西泮 100mg＋5％葡萄糖液 500mL，于 12h 内缓慢静脉滴注，应用地西泮能使呼吸道分泌物增多，并有抑制呼吸、降压作用，不要肌注。

② 苯妥英钠（DPH）：每次 14～18mg/kg，既往没有用过苯妥英钠者，成人一般每次可用 500～1000mg，用注射用水或生理盐水稀释，每分钟 <

50mg，老年人及心肺有病者不要超过 5～10mg/min。由于苯妥英钠 70%～95% 与血浆蛋白质结合，只有 10% 左右具有抗癫痫作用，大剂量可导致心律失常、血压降低、心脏传导阻滞。苯妥英钠静注过程中需要密切观察心率、血压，控制发作的血药浓度最好达 14～23μg/mL。脑部达峰浓度需 15～30min，因此可先用地西泮静注，接着用苯妥英钠，停止发作后改为口服或鼻饲。苯妥英钠不影响意识有一定的优越性。

③ 咪达唑仑（咪唑安定、速眠安、Midazolam）：每次 0.2mg/kg，静注，一般每次用量 5～10mg，控制癫痫发作后维持 24h，0.05mg/(kg·h)，过快过量可引起呼吸暂停，尤其是老年人。

④ 氯硝西泮（氯硝安定）：每次 1～4mg，静注，一般每次用量 3mg，对 75% 各型 SE 有效。缺点：对呼吸及心脏抑制作用强。

⑤ 劳拉西泮（氯羟去甲安定，Lorazepam）：每次 0.1mg/kg，最大量不超过 5mg，速度 1～2mg/min，不能控制可 15min 后重复 1 次，不能肌注。

⑥ 苯巴比妥钠：静注，突击剂量 5～15mg/(kg·h)，100mg/min，以后用 0.5～5mg(kg·h)维持 24h，或 0.2g 肌注，每隔 4～6h 1 次，24h 总量<35mg/kg，对脑水肿有保护作用，但对肝肾功

能不全者慎用，该药影响意识。

⑦ 异戊巴比妥钠：0.25～0.5g 用注射用水 20mL 稀释，对呼吸抑制明显，应缓慢注射，每分钟不超过 50mg 即 1mL。

⑧ 水合氯醛：1% 水合氯醛 20～30mL 鼻饲或加等量生理盐水保留灌肠，本药比较安全。

⑨ 副醛：作用强，较安全，在全麻前可试用。缺点：有刺激性奇臭。每次深部肌注 0.2mi/kg，一次不超过 5mL。注射时要避开神经干，以免造成永久性损害。

（3）控制脑水肿，可使用甘露醇、呋塞米等药物。

（4）保持呼吸道通畅，防治肺部感染肺部感染者可用青霉素等治疗，同时送咽拭子及痰液做细菌培养和药物诊断敏感试验，以便按培养结果调整用药。

（5）纠正水、电解质及酸碱平衡紊乱　进水量应限制，但高热、大汗、反复抽搐者应及时适量补充。24h 入水量一般不超过 3000mL，一般以 10% 葡萄糖，酌情采用等渗葡萄糖氯化钠注射液及复方氯化钠；碳酸氢钠纠正酸中毒疗效快；氨基丁三醇（缓血酸胺、THAM）不含钠，有利尿作用，较利于减轻脑水肿。

六、急性化脓性脑膜炎

1. 临床表现

急性化脓性脑膜炎在临床上除了发热等感染性全身性症状外，常有一系列神经系统症状。

（1）颅内压升高症状　头痛，喷射性呕吐，小儿前囟饱满等。这是由于脑血管充血，蛛网膜下腔渗出物堆积，蛛网膜颗粒因脓性渗出物阻塞而影响脑脊液吸收所致，如伴有脑水肿，则颅内压升高更加显著。

（2）脑膜刺激症状　颈项强直。炎症累及脊髓神经根周围的蛛网膜、软脑膜及软脊膜，致使神经根在通过椎间孔处受压，当颈部或背部肌肉运动时可引起疼痛，颈项强直是颈部肌肉对上述情况所发生的一种保护性痉挛状态。在婴幼儿，由于腰背肌肉发生保护性痉挛可引起角弓反张的体征。此外，Kerning征（屈髋伸膝征）阳性，是由于腰骶节段神经后根受到炎症波及而受压所致，当屈髋伸膝试验时，坐骨神经受到牵引，腰神经根因压痛而呈现阳性体征。

（3）脑神经麻痹　由于基底部脑膜炎累及自该处出颅的Ⅲ、Ⅳ、Ⅴ、Ⅵ、Ⅶ对脑神经，因而引起相应的神经麻痹征。

（4）脑脊液的变化　压力上升，浑浊不清，含大量脓细胞，蛋白增多，糖减少，经涂片和培养检查可找到病原体。脑脊液检查是本病诊断的一个重要依据。

2. 治疗

根据症状、体征和 CSF 结果只要不能排除化脑就应立即开始抗菌治疗。

（1）脑膜炎球菌、肺炎球菌、流感杆菌 常用药物有头孢曲松、头孢噻肟钠、头孢呋辛。

（2）铜绿假单胞菌脑膜炎：常用药物有头孢他啶（复达欣）、头孢哌酮钠（先锋必、达诺欣）。

第七节 理化因素所致急症

一、一氧化碳中毒

1. 临床表现

（1）轻度中毒 血中 HbCO 浓度大于 10％且小于 30％。患者可有头痛、头晕、无力、耳鸣、眼花、恶心、呕吐、心悸等。此时若能脱离中毒环境，上述症状会很快消失。

（2）中度中毒 血中 HbCO 浓度大于 30％且小于 50％。患者除轻度中毒症状外，呼吸急促、脉搏加快、颜面潮红，皮肤、甲床和黏膜可呈樱桃红色，嗜睡，瞳孔对光反射迟钝，此期若能尽早发现，经过积极治疗多无明显并发症及后遗症。

（3）重度中毒 血中 HbCO 浓度大于 50％。多发生脑水肿，除有中度中毒症状外，出现昏迷、呼衰、肺水肿、心梗、脑梗死、休克、急性肾衰、心律失常、皮肤红斑、水疱、肌肉肿胀。

（4）迟发行脑病（一氧化碳中毒性迟发性脑病神经精神后遗症） 多发生于重度中毒的患者，往往经过一段"假愈期"（6~60 天），突然发生一系列神经精神症状，故称之为迟发性脑病。根据累及的部位不同，所出现的症状、体征也不相同。

2. 辅助检查

① 碳氧血红蛋白（HbCO）定性检测。

② 碳氧血红蛋白（HbCO）定量检测。

3. 诊断

① 具有明显的引起一氧化碳中毒的病史。

② 具备一氧化碳中毒的症状和体征。

③ 辅助检查。

4. 治疗

（1）院前急救　迅速脱离中毒环境，打开门窗通风等；保持呼吸道通畅、吸氧。

（2）医院急救

① 纠正缺氧：高流量吸氧；高压氧治疗；换血治疗。

② 防治脑水肿、促进脑细胞功能恢复；防止迟发性脑病；对症治疗。

二、急性有机磷农药中毒

1. 临床表现

（1）急性胆碱能危象

① 毒蕈碱样症状：（M 受体亢进）腺体、平滑肌上的 M 受体功能亢进。腺体分泌增加，平滑肌收缩及括约肌松弛。

② 烟碱样症状：（N 受体亢进）交感神经兴奋

和肾上腺髓质分泌；骨骼肌神经-肌肉接头阻断。

③ 中枢神经系统的症状：头晕、头痛、神志不清、昏迷、惊厥等。

(2) IMS（中间综合征） 常发生于急性有机磷农药中毒后 24~96h 或 2~7 天，在胆碱能危象和迟发性多发神经病变之间，以肌肉瘫痪（无力）为临床表现的症候群。主要与胆碱酯酶长期受到抑制，影响神经肌肉接头突触后功能有关（麻痹）。

(3) 迟发性周围神经病变 在急性有机磷中毒恢复后 1~2 周发病，首先累及感觉神经，逐渐发展至运动神经。可能与有机磷毒物抑制神经靶酯酶并使其老化有关。

2. 实验室检查

全血胆碱酯酶活力降低。

3. 诊断

(1) 病史 有机磷农药的接触史或口服史。询问农药的种类、剂量、方式、接触时间发病症状、初步处理措施等。

(2) 临床表现 急性胆碱能危象：毒蕈碱样（M）症状、烟碱样（N）症状及中枢神经系统的症状。

(3) 辅助检查 全血胆碱酯酶活性测定、毒物检测、尿中有机磷代谢产物测定。

4. 中毒救治

消除毒蕈碱样症状，尽快恢复胆碱酯酶活力。

（1）清洗　清除未被吸收的毒物：清洗皮肤、毛发、眼睛（不少于5min），更换衣服。注意敌百虫禁用碱性液，乐果、对硫磷、马拉硫磷不用高锰酸钾液，因以上均可增加毒性。催吐、洗胃、导泻、高位低压灌肠，要注意禁忌证。

（2）解毒治疗

① 抗胆碱药：与乙酰胆碱争夺胆碱能受体，拮抗乙酰胆碱的作用，对抗急性有机磷农药中毒所致的呼吸中枢抑制、支气管痉挛、肺水肿、循环衰竭、分泌功能亢进等。阿托品根据病情可多次重复使用，直至毒蕈碱样症状消失，出现阿托品化，并维持阿托品化1~3天。

② 胆碱酯酶复能剂：常用氯解磷定、碘解磷定，尤以氯解磷定更为常用。

三、急性乙醇中毒

1. 临床表现

一次大量饮酒中毒可引起中枢神经系统抑制，症状与饮酒量和血乙醇浓度以及个人耐受性有关，临床上分为以下三期。

（1）兴奋期　血乙醇浓度达到 11mmol/L（50mg/dL）即感头痛、欣快、兴奋。血乙醇浓度超过 16mmol/L（75mg/dL）出现健谈、饶舌、情绪不稳定、自负、易激怒，可有粗鲁行为或攻击行为，也可能沉默、孤僻。浓度达到 22mmol/L（100mg/dL）时，驾车易发生车祸。

（2）共济失调期　血乙醇浓度达到33mmol/L（150mg/dL）时肌肉运动不协调，行动笨拙，言语含糊不清，视物模糊，步态不稳，出现共济失调。浓度达到343mol/L时出现呕吐、困倦。

（3）昏迷期　血乙醇浓度升至54mmol/L（250mg/dL），患者进入昏迷期，表现昏睡、瞳孔散大、体温降低。血乙醇超过87mmol/L（400mg/dL），患者陷入深昏迷，表现心率快、血压下降，呼吸慢而有鼾音，可出现呼吸、循环麻痹而危及生命。

2. 实验室检查

饮酒者呼出气可通过仪器检测，判定是否含乙醇。检测中毒者的血液可发现乙醇浓度升高。

3. 诊断与鉴别诊断

（1）诊断　饮酒史结合临床表现，急性乙醇中毒有中枢神经系统抑制症状，呼出气体有酒味，血清或呼出气中乙醇浓度测定可以做出诊断。

（2）鉴别诊断　急性乙醇中毒主要与引起昏迷的疾病相鉴别，如镇静催眠药中毒、一氧化碳中毒、脑血管意外、糖尿病昏迷、颅脑外伤等。

4. 治疗原则

① 嘱中毒者卧床休息。注意保暖，防止受寒。尤其是共济失调患者，应避免活动，以免发生外伤。

② 轻度乙醇中毒者用刺激法引吐或饮用浓茶

水，中重度中毒者予以清水或 1% 碳酸氢钠溶液洗胃或灌入 0.5% 药用炭悬液以利吸附，清除胃内存留的乙醇。

③ 静脉输液既能促进酒精排泄，也有助于纠正低血压，重症者可予葡萄糖、胰岛素、维生素 C 静脉滴注，维生素 B_6 肌注或者口服，以上可加速乙醇在体内氧化。

④ 纳洛酮可促进重度乙醇中毒者苏醒。

⑤ 乙醇中毒处于兴奋期时，可适当予以镇静药，有抽搐者可给地西泮肌注，但忌用巴比妥类安眠药，以免抑制呼吸。

⑥ 患者处于昏睡状态伴有脑水肿可能时，予以脱水药降低颅内压。

⑦ 昏迷患者应注意是否同时服用其他药物。重点是维持生命脏器的功能。

⑧ 中毒者出现呼吸衰竭时可予呼吸兴奋药，必要时辅助呼吸。

⑨ 透析疗法　急性乙醇中毒尚无特异拮抗剂，也缺少加速其分解代谢的药物，但其水溶性较强，严重中毒者可选用透析疗法，迅速降低中毒者血中乙醇含量。

四、安眠药中毒

1. 临床表现

（1）神经系统　头晕、嗜睡、意识朦胧、烦躁不安、昏迷、瞳孔缩小，晚期瞳孔散大，氯丙嗪还能引起锥体功能障碍等。

（2）呼吸系统　呼吸浅慢、潮式呼吸、呼吸衰竭。

（3）循环系统　休克、血压下降、心率加快、四肢潮湿、尿量减少。

（4）其他方面　肝损害、肾损害、血液方面改变。

2. 实验室检查

① 毒物测定。

② 化验血常规、尿常规、肝功能、肾功能、血生化、血气等。

③ X线检查。

3. 诊断与鉴别诊断

（1）立即确诊　依据病史、临床表现及相关检查。

（2）昏迷鉴别　应与其他原因昏迷相鉴别。

（3）抽搐鉴别　应注意与其他原因引起的抽搐相鉴别。

4. 治疗原则

① 立即洗胃、导泻。

② 吸氧，保持呼吸道通畅。

③ 静脉输液。

④ 应用碱性药物碱化尿液，加快毒物经尿液排泄。

⑤ 解毒剂的应用：贝美格、尼可刹米、洛贝

林、纳洛酮、氟马西尼（苯二氮䓬受体拮抗剂）。

⑥ 血液净化：透析、灌流。

⑦ 对症支持治疗：如抗休克、控制脑水肿、保肝、防治感染等。

五、急性亚硝酸盐中毒

1. 诊断

① 亚硝酸盐摄入史。

② 临床表现为皮肤黏膜呈青紫色、头痛、头晕、乏力、恶心、呕吐、腹泻、胸闷、气促等。

③ 实验室检查：高铁血红蛋白升高。

2. 治疗原则

① 误服者立即洗胃、导泻。

② 吸氧，保持呼吸道通畅。

③ 静脉输液：加入维生素 C $1\sim2g$ 静脉滴注，同时给予利尿药，促进毒物排出和高铁血红蛋白的转化。

④ 小剂量亚甲蓝（美蓝），首剂以 $1\sim2mg/kg$，稀释或不稀释静脉注射。必要时重复本药，使高铁血红蛋白转化为血红蛋白（即把 Fe^{3+} 还原为 Fe^{2+}）。大剂量亚甲蓝即 $10\sim20mg/kg$ 又是一种强氧化剂，可将血红蛋白转化为高铁血红蛋白（即把 Fe^{2+} 氧化为 Fe^{3+}）。

六、电击

1. 临床表现

（1）全身表现

① 轻型：心悸、头晕、皮肤面色苍白、口唇发绀、惊恐、四肢无力、接触处肌肉抽搐、疼痛、呼吸、心跳加快，敏感者出现晕厥、短暂意识丧失，但一般可恢复。

② 重型：出现持续抽搐甚至肢体骨折、休克或昏迷；"假死状态"低压电流致室颤，检查时常无呼吸、心跳，简单救治可恢复；高压电常致呼吸中枢麻痹、昏迷、呼吸停止，但心搏常存在，血压下降，皮肤发绀，救治不及时10min内常死亡；高压、强电流常致呼吸循环中枢同时受累，多立刻死亡。

（2）局部表现

① 低压电烧伤：电击点可出现焦黄、灰白、干燥、边缘整齐、与健康皮肤分界清楚的灼伤；致残率低。

② 高压电烧伤：伤面较大。有"口小底大、外浅内深"的特征，致残率较高，后果严重。

2. 诊断

根据患者触电史和现场情况，即刻做出诊断。

3. 治疗

（1）脱离电源　立即切断电源，用木棍等绝缘物脱离电源。

（2）现场急救　如呼吸不规则或停止、脉搏触不到，应立即行 CPR。

（3）急诊抢救

① 心肺脑复苏：胸外按压，口对口呼吸，电击除颤，头部冰袋，应用药物。

② 抗休克：及时发现内脏损伤或骨折，应用血管活性药物，及时处理。

③ 控制感染：保护创面，清除坏死组织；应用抗生素；注射破伤风抗毒素。

④ 筋膜松解术和截肢：如遇大块软组织水肿、液体渗出、坏死，造成远端肢体缺血性坏死，应按实际情况行筋膜松解术。处理无效者，应尽早截肢。

⑤ 对症处理：维持水、电解质、酸碱平衡；防治脑水肿；防治急性肾功能衰竭；防治应激性溃疡。

⑥ 轻型电击伤的处理：一般休息卧床数日即可恢复；少数出现"假死状态"，需严密观察。

第八节　传染病急症

一、传染性非典型肺炎

传染性非典型肺炎（IAP）是由新型人冠状病毒感染引起的一种以肺部病变为主、侵袭多脏器的新型传染病，又称严重急性呼吸综合征（SARS）。

（一）临床表现

临床表现为起病急，以发热为首发症状，多为高热、畏寒，伴或不伴头痛、关节肌肉酸痛、食欲缺乏、乏力、胸痛、腹泻；中、后期可出现咳嗽、呼吸急促、呼吸困难或发展为急性呼吸窘迫综合征（ARDS）等，部分患者可闻及少许干、湿啰音或有肺实变体征。

（二）临床诊断标准

根据卫生部于 2003 年 5 月修订的临床诊断标准。

（1）流行病学史

① 与发病者有密切接触史，或属受传染的群体发病者之一，或有明确传染他人的证据。

② 发病前 2 周内曾到过或居住于报告有传染性非典型肺炎患者并出现继发感染患者的地区。

（2）症状与体征　起病急，以发热为首发症状，体温一般超过 38℃，偶有畏寒；可伴有头痛、关节和肌肉酸痛、食欲缺乏、乏力、腹泻；常无上呼吸道卡他症状；可有咳嗽，多为干咳、少痰，偶有血丝痰；可有胸闷，严重者出现呼吸加速、气促或明显呼吸窘迫。部分患者可闻及少许湿啰音，或有肺实变体征。

（3）实验室检查　外周血白细胞一般不升高或降低，常有淋巴细胞计数减少。

（4）胸部 X 线检查　肺部有不同程度的片状、斑片状浸润性阴影或网状改变，部分患者进展迅速，呈大片状阴影；常为多叶或双侧改变；肺部阴影与症状、体征可不一致（症状轻，阴影较明显）；肺部阴影吸收、消退较慢。

（5）抗菌药物治疗无明显效果。

① 疑似诊断标准：符合上述(1)①＋(2)＋(3)条，或(1)②＋(3)＋(4)条，或(2)＋(3)＋(4)条。

② 临床诊断标准：符合上述(1)①＋(2)＋(4)条及以上，或(1)②＋(2)＋(4)＋(5)条，或(1)②＋(2)＋(3)＋(4)条。

③ 医学观察病例：符合上述(1)②＋(2)＋(3)条。医学观察病例可在指定地点或在家中进行医学观察，在家中隔离观察时，避免与家人密切接触，应注意通风，并由疾病防治部门进行医学观察，每天测体温及其他检查，当病情符合疑似或临床诊断标准时，应送至传染性非典型肺炎定点医院隔离治疗。

（三）治疗

1. 一般治疗

住院隔离；卧床休息；注意水、电解质平衡，适当补充液体和维生素。密切观察病情变化（多数患者在发病14天内都有可能属于进展期），应定期复查胸片（病情未稳定时1～2天复查1次，稳定后2～4天1次）、心功能、肝功能、肾功能等。给予氧疗，一般给予持续鼻导管或面罩给氧，流量为3～5L/min；对伴有胸闷、呼吸困难或达到重症诊断标准者，应进行末梢血 SaO_2 监测。

2. 肾上腺糖皮质激素

重症患者可考虑使用肾上腺糖皮质激素，减轻肺的渗出、损伤和后期的肺纤维化。应用指征为：有严重中毒症状，高热不退；达到重症病例诊断标准者，可根据病情选择相当于甲泼尼龙 80～320mg/d 的剂量，待病情缓解或胸片有吸收后逐渐减量停用，切忌减量过快，易引起病情反复。儿童患者慎用。

3. 对症治疗

① 体温＞38.5℃时，应使用解热镇痛药。

② 咳嗽患者在干咳频繁的情况下，应给予镇咳药。

③ 腹泻为水泻时，应给予思密达口服止泻。

4. 无创正压人工通气

无创正压人工通气（NIPPV）可以改善呼吸困难症状，改善肺的氧合功能，有利于患者度过危险期，减少患者气管插管通气的需要。

（1）应用指征

① 有明显的胸闷和呼吸困难。

② 呼吸次数＞30 次/分。

③ 吸氧 3～5L/min 条件下 SaO_2＜93％。

（2）禁忌证

① 有危及生命而需要紧急气管插管的情况。

② 气道分泌物多和排痰能力障碍。

③ 不配合和不耐受 NIPPV 治疗。

④ 血流动力学不稳定和有 MODS。

5. 有创人工通气

临床经验表明，适时进行有创人工通气是减少SARS病死率的重要措施。

（1）应用指征

① 严重呼吸困难。

② 吸氧 5L/min 条件下 $SaO_2 < 90\%$ 或氧合指数 $< 200mmHg$。

③ 使用无创正压通气，患者不能耐受，或呼吸困难无改善，或病情显示恶化趋势。

④ 有危及生命的临床症状或出现 MODS。

（2）人工气道建立的途径、方法　应根据每个医院的经验和具体情况来选择鼻气管插管、经口气管插管或气管切开。

二、流行性乙型脑炎

流行性乙型脑炎简称乙脑，是由乙型脑炎病毒引起的以脑实质炎症为主要病变的急性传染病。本病经蚊虫传播，多为夏秋季流行。临床上以高热、意识障碍、抽搐、病理反射及脑膜刺激征为特征。

（一）临床表现

1. 初期

为病初的 1～3 日。起病急，体温在 1～2 日内高达 39～40℃，伴头痛、恶心和呕吐，多有嗜睡或精神倦怠。

2. 极期

病程第 4～10 日，初期症状逐渐加重，主要表现如下。

（1）高热 体温常高达 40℃ 以上，一般持续 7～10 日，重者可达 3 周。

（2）意识障碍 包括嗜睡、谵妄、昏迷、定向力障碍等。昏迷越深，持续时间越长，病情越严重。神志不清最早可见于病程第 1～2 日，但多见于第 3～8 日，通常持续 1 周左右，重者可长达 4 周以上。

（3）惊厥或抽搐 多于病程第 2～5 日，患者先见面部、眼肌、口唇小抽搐，随后呈肢体阵挛性抽搐，可为单肢或双肢，重者出现全身抽搐、强直性痉挛，历时数分钟至数十分钟不等，均伴有意识障碍。

（4）呼吸衰竭 表现为呼吸节律不规则及幅度不均，如呼吸表浅、双吸气、叹息样呼吸、潮式呼吸、抽泣样呼吸等，最后呼吸停止。

（5）脑疝

① 面色苍白，喷射性呕吐，反复或持续惊厥，抽搐，肌张力增高，脉搏转慢，过高热。

② 昏迷加重或烦躁不安。

③ 瞳孔不等大、忽大忽小，对光反射迟钝。小儿可有前囟膨隆、视盘水肿。

（6）神经系统症状和体征 常有浅反射消失或减弱，膝腱反射及跟腱反射等深反射先亢进后消失，病理性锥体束征如巴氏征等可呈阳性，常出现脑膜刺激征。

3. 恢复期

极期过后，体温逐渐下降，精神神经症状逐日好转，一般于 2 周左右可完全恢复。但重症患者可有神志迟钝、痴呆、失语、多汗、吞咽困难、颜面瘫痪、四肢强直性瘫痪或扭转痉挛等恢复期症状。经积极治疗后患者大多于 6 个月内恢复。

4. 后遗症期

患病 6 个月后如仍有精神神经症状，称后遗症。后遗症发生率 5%～20%，重症患者近半数可有后遗症。主要有意识障碍、痴呆、失语和肢体瘫痪、扭转痉挛和精神失常等，经积极治疗可有不同程度的恢复。癫痫发作后遗症可持续终生。

（二）分型

（1）轻型　发热在 38～39℃，神志清楚，无抽搐，脑膜刺激征不明显。病程 5～7 日。

（2）普通型　发热在 39～40℃，嗜睡或浅昏迷，偶有抽搐及病理反射阳性，脑膜刺激征较明显。病程 7～10 日，多无恢复期症状。

（3）重型　发热在 40℃ 以上，昏迷，反复或持续抽搐，浅反射消失，深反射先亢进后消失，病理反射阳性。常有神经定位症状和体征。可有肢体瘫痪或呼吸衰竭。病程多在 2 周以上，恢复期常有精神异常、瘫痪、失语等症状，少数患者留有后遗症。

（4）极重型（暴发型）　起病急骤，体温于 1～

2日内升至40℃以上，反复或持续性强烈抽搐，伴深度昏迷，迅速出现中枢性呼吸衰竭及脑疝等。多在极期中死亡，幸存者常有严重后遗症。

（三）诊断要点

（1）流行病学史　明显的季节性（夏秋季），当地有乙脑流行，10岁以下儿童多见。

（2）症状和体征　包括起病急、高热、头痛、呕吐、意识障碍、抽搐，病理反射及脑膜刺激征阳性等。

（3）实验室检查

① 脑脊液压力增高，外观无色透明或微混，白细胞计数多在（50～500）×10^6/L，个别可高达1000×10^6/L以上，分类早期以多核细胞占多数，以后为单核细胞占多数，氯化物正常，糖正常或偏高。

② 特异性 IgM 抗体测定：特异性 IgM 抗体一般在病后3～4天即可出现，2周达到高峰，可作早期及现症患者的诊断。

根据流行病学史、临床特点和血常规及脑脊液检查结果，即可得出临床诊断。血清或脑脊液中特异性 IgM 抗体阳性可以确诊。

（四）治疗

1. 一般治疗

住院隔离，病室应有防蚊和降温设备，控制室温在30℃以下。昏迷患者要注意口腔清洁。定期翻身、侧卧、拍背、吸痰，以保持呼吸道通畅和防止继发性肺部感染。保持皮肤清洁，防止压疮发生。注意保护角膜。昏迷抽搐患者应设床栏以防坠床，并防止抽搐时舌头被咬伤。注意水及电解质平衡。

2. 高热的治疗

采用物理降温为主、药物降温为辅，同时降低室温，使肛温控制在 38℃ 左右，包括冰袋敷额、枕部、体表大血管部位（腋下、颈部及腹股沟等）及酒精擦浴、冷盐水灌肠等。高热伴抽搐者，可用亚冬眠疗法，以氯丙嗪和异丙嗪每次各 0.5~1mg/kg 肌注，每 4~6h 1 次，配合物理降温。疗程 3~5 日，用药过程中注意呼吸道通畅。

3. 惊厥或抽搐处理

① 如脑水肿所致者以脱水为主，可用 20% 甘露醇静脉滴注或推注（20~30min），每次 1~2g/kg，根据病情每 4~6h 重复应用。同时可合用肾上腺皮质激素、呋塞米、50% 高渗葡萄糖液注射。也可采用其他降低高颅压的药物。

② 如因呼吸道分泌物堵塞致脑细胞缺氧者，应以吸痰、给氧为主，保持呼吸道通畅，必要时行气管切开及人工呼吸。

③ 如因高热所致者，则以降温为主。

④ 若因脑实质病变引起的抽搐，可使用镇静药，首选地西泮，成人每次 10~20mg，小儿每次 0.1~0.3mg/kg（每次不超过 10mg），肌注或缓慢

静注。或水合氯醛鼻饲或灌肠，成人每次 1～2g，小儿每次 100mg/岁（每次不超过 1g）。必要时可用异戊巴比妥钠，成人每次 0.2～0.5g，小儿每次 5～10mg/kg，稀释后肌注或缓慢静注，该药作用快而强，排泄亦快，但有抑制呼吸中枢的副作用，故应慎用。

4. 呼吸衰竭的治疗

① 呼吸道分泌物梗阻所致者，吸痰和加强翻身及拍背引流呼吸道分泌物。

② 由脑水肿所致者用脱水药治疗。

③ 气管插管或气管切开。

三、急性细菌性痢疾

（一）分型及临床表现

1. 急性典型

起病急，畏寒、发热，多为 38～39℃或以上，伴头昏、头痛、恶心等全身中毒症状及腹痛、腹泻，粪便开始呈稀泥糊状或稀水样，最多，继则呈黏液或黏液脓血便，量不多，每日排便十次至数十次不等，伴里急后重。左下腹压痛明显，可触及痉挛的肠索。病程约 1 周。少数患者可因呕吐严重、补液不及时而脱水、酸中毒、电解质紊乱，发生继发性休克。尤其原有心血管疾病患者的老年患者和抵抗力薄弱的幼儿可有生命危险。极少数患者病情加重可能转成中毒型菌痢。

2. 急性非典型型

一般不发热或有低热，腹痛轻，腹泻次数少，每日 3～5 次，黏液多，一般无肉眼脓血便，无里急后重。病程一般为 4～5 日。

3. 急性中毒型

此型多见于 2～7 岁健壮儿童，起病急骤，进展迅速，病情危重，病死率高。突然高热起病，肠道症状不明显，依其临床表现分为三种临床类型。

(1) 休克型 (周围循环衰竭型) 较为常见的一种类型，以感染性休克为主要表现：①面色苍白、口唇或指甲发绀，上肢湿冷，皮肤呈花纹状，皮肤指压阳性 (压迫皮肤后再充盈时间＞2s)。②血压下降，通常＜10.7kPa (80mmHg)，脉压变小，＜2.7kPa (20mmHg)。③脉搏细数，心率快 (＞100 次/分)，小儿多达 150～160 次/分，心音弱。④尿少 (＜30mL/h) 或无尿。⑤出现意识障碍。以上五项亦为判断病情是否好转的指标。

(2) 脑型 (呼吸衰竭型) 为严重的一种严重临床类型。早期可有剧烈头痛、频繁呕吐，典型呈喷射状呕吐；面色苍白、口唇发灰；血压可略升高，呼吸与脉搏可略减慢；伴嗜睡或烦躁等不同程度意识障碍，为颅内压增高、脑水肿早期临床表现。晚期表现为反复惊厥、血压下降、脉细速、呼吸节律不齐、深浅不匀等中枢性呼吸衰竭；瞳孔不等大可不等圆，或忽大忽小，对光反射迟钝或消失；肌张力增高，腱反射亢进，可出现病理反射；

意识障碍明显加深，直至昏迷。进入昏迷后一切反射消失。

（3）混合型 以上两型同时或先后存在，是最为严重的一种临床类型，病死率极高（90％以上）。该型实质上包括循环系统、呼吸系统及中枢神经系统等多脏器功能损害与衰竭（MOF）。

（二）诊断

1. 流行病学资料

菌痢多发生于夏秋季节。多见于学龄前儿童，病前1周内有不洁饮食或与患者接触史。

2. 主要临床表现

（1）急性典型菌痢 发热伴腹痛、腹泻、黏脓血便、里急后重、左下腹压痛等，临床诊断没有困难。

（2）急性非典型菌痢 急性发作性腹泻，每日便次超过3次或腹泻连续2日以上，仅有稀水样或稀黏液便者，应注意：①病前1周内有菌痢接触史；②伴有"里急后重"感；③左下腹明显压痛；④粪便镜检10个/高倍视野（HP），平均每个HP白细胞多于10个，或连续2次镜检白细胞总数每个HP超过5个（不含灌肠液或肠拭）；⑤粪便培养检出痢菌。具有上述前3项中之一和后2项中之一者即可诊断。新生儿及乳幼儿菌痢症状常不典型，多表现为消化不良样粪便，易引起肠道菌群失调。

（3）急性中毒型菌痢　该型病情进展迅猛，高热、惊厥，于起病数小时内发生意识障碍或伴循环、呼吸系统衰竭的临床表现先后或同时出现者。

3.实验室检查

（1）外周血象　急性菌痢白细胞总数和中性粒细胞多增加，中毒型菌痢可达（15～30）×10^9/L以上，有时可见核左移。慢性菌痢常有轻度贫血象。

（2）粪便

① 镜检：可见较多白细胞或成堆脓细胞，少量红细胞和巨噬细胞。血水便者红细胞可满视野。

② 培养：检出痢菌即可确诊。应取早期、新鲜、勿与尿液混合、含黏脓血的粪便或肠拭，多次送检，可提高检出阳性率。

（3）快速病原学检查　近年来开展荧光抗体染色法、荧光菌球法、增菌乳胶凝集法、玻片固相抗体吸附免疫荧光技术等方法，比较简便、快速，敏感性亦较好，有利于早期诊断。

（4）乙状结肠镜检查　急性期可见肠黏膜明显充血、高度水肿、点片状出血、糜烂、溃疡，大量黏液脓性分泌物附着以及肠管痉挛等改变。慢性期的肠黏膜多呈颗粒状，血管纹理不清，呈苍白肥厚状，有时可见息肉或瘢痕等改变。

（三）治疗

1.一般治疗

消化道隔离至临床症状消失。饮食以少渣易消化的流食及半流食为宜。脱水轻且不呕吐者可用口服补液，如因严重吐泻引起脱水、酸中毒及电解质紊乱者，则须静脉输入葡萄糖、生理盐水及电解质，酸中毒时则须静脉输入碱性液。

2. 病原治疗

（1）喹诺酮类　可用诺氟沙星，成人每次 0.2～0.4g，每日 4 次口服，小儿每日 20～40mg/kg，分3～4 次服用，疗程 5～7 日。亦可用其他喹诺酮类药物。

（2）复方磺胺甲噁唑　又称复方新诺明，成人每次 2 片，每日 2 次，儿童酌减。

3. 对症治疗

高热可用退热药及物理降温，腹痛剧烈可用解痉药如阿托品及颠茄。毒血症症状严重者，可酌情小剂量应用肾上腺皮质激素。

四、流行性脑脊髓膜炎

流行性脑脊髓膜炎是由脑膜炎球菌引起的化脓性脑膜炎，主要由飞沫通过空气传播，好发于冬春季，多见于儿童。主要临床表现有发热、头痛、呕吐、皮肤黏膜瘀点瘀斑及脑膜刺激征。严重患者可发生休克和脑水肿、脑疝。脑脊液呈化脓性改变。

（一）诊断要点

1. 流行病学史

冬春季节发病，当地有本病流行，或 1 周内有与本病患者接触史。

2. 典型临床表现

突起发热，剧烈头痛、喷射性呕吐伴神志改变，皮肤黏膜有瘀点或瘀斑，脑膜刺激征阳性。

3. 实验室检查

① 外周血象：外周血白细胞总数及中性粒细胞明显升高。

② 脑脊液检查：压力增高，外观浑浊或脓样，白细胞数明显增加，以多核细胞为主。生化检查糖和氯化物明显降低，蛋白明显增高。但早期脑脊液改变可不明显，必要时 4～8h 后复查。休克型脑脊液可澄清或仅有轻微改变。

③ 细菌检查：瘀点、瘀斑或脑脊液涂片可见革兰阴性双球菌，血液、鼻咽拭子及脑脊液培养可获脑膜炎球菌。

④ 免疫学试验：应用对流免疫电泳、协同凝集、反向被动血凝、间接免疫荧光以及 ELISA 等试验，检测血液或脑脊液中的抗原及抗体。

⑤ 聚合酶链反应（PCR）：检测病原特异性核酸，仅限于研究或在有条件的单位进行。

（二）普通型流脑的治疗

1. 一般治疗

呼吸道隔离，卧床休息。维持水、电解质平衡。加强护理，保持皮肤清洁，防止瘀斑破溃引起继发感染，保持呼吸道通畅，呼吸困难者应给予吸氧。

2. 对症治疗

发热可用物理降温，烦躁不安或惊厥可给予地西泮、苯巴比妥、10%水合氯醛等镇静药。呕吐者肌内注射氯丙嗪或甲氧氯普胺。

3. 抗菌治疗

（1）首选青霉素 成人 320 万～400 万 U，静脉滴注，每 6～8h 一次，儿童 20 万 U/(kg·d)，静脉滴注，疗程 5～7 天。

（2）第三代头孢菌素 常用者为头孢曲松，成人 2～3g/d，儿童 50～100mg/(kg·d)，分 1～2次静脉滴注；头孢噻肟成人 3～4g/d，儿童 100～200mg/(kg·d)，分 3～4 次静脉滴注。疗程 5～7 天。

（3）氯霉素 成人 2～3g/d，儿童 50～70mg/(kg·d)，分 3 次静脉滴注或口服，疗程 5～7 天。

（4）磺胺类药物 多用于普通型患者。常用磺胺嘧啶，成人首次剂量为 2g，以后 1g，每 6～8h一次，口服；儿童首剂 50mg/kg，以后 100～150mg/(kg·d)，分 4～6 次口服。应同时口服等量碳酸氢钠。治疗时应查尿常规及血常规，注意有无发生血尿和中性粒细胞减少。

4. 降颅压治疗

20%甘露醇每次 1～2g/kg，根据病情，每 4～8h 静脉滴注 1 次。

（三）暴发败血症休克型的治疗

（1）病原治疗　同普通型。

（2）补充有效血容量，纠正酸中毒。

（3）解除血管痉挛，改善微循环。

① 山莨菪碱：成人每次 20～40mg，儿童每次 0.3～2mg/kg，静脉注射，每 10～15min 1 次，至面色潮红、四肢温暖。

② 阿托品：成人每次 1～2mg，儿童 0.03～0.05mg/kg，5～10min 内静脉滴注。每 10～20min 1 次。

③ 经上述处理，休克仍未纠正者，可选用：a. 多巴胺 10～20mg 加入 10％葡萄糖 100mL 中静脉滴注，75～100μg/min 的滴速，最大剂量可用 500μg/min。b. 重酒石酸间羟胺（阿拉明）：在解痉扩容基础上，可用间羟胺 10mg 加入 10％葡萄糖 100mL 中静脉滴注。

（4）肾上腺皮质激素　常用地塞米松，成人 10～20mg/d，儿童 0.2～0.5mg/(kg·d)，分 1～2 次静脉滴注，或琥珀酸氢化可的松，成人 200～300mg/d，儿童 2～4mg/kg，1～2 次/天。休克纠正后即可停药。一般治疗 2～3 日。

（5）强心剂休克伴心衰者，静脉滴注强心药如毛花苷 C（西地兰）或毒毛花苷 K。

（6）肝素休克早期，试管法凝血时间缩短（8min 以内）的患者酌情用肝素，1mg/kg(1mg＝

125U），加入 50～100mL 液体中静脉滴注，必要时可将首次剂量加入 10% 葡萄糖 20mL 中静脉滴注。

（四）暴发型脑膜脑炎型的治疗

（1）病原治疗　同普通型。

（2）降低颅压　20% 甘露醇 1～2g/kg，根据情况每 4～6h 或 8h 一次，静脉快速滴注或推注，可与 50% 葡萄糖交替使用，每次 40～60mL。

（3）肾上腺皮质激素　同败血症休克型。

（4）呼吸衰竭的处理　予以吸氧，洛贝林、尼可刹米等呼吸中枢兴奋药，同时改善微循环，积极减轻脑水肿，注意患者体位及吸痰，保持呼吸道通畅。出现异常呼吸或缺氧时，立即做气管插管或气管切开，必要时用人工呼吸机。

（5）高热和频繁惊厥者可用亚冬眠疗法，氯丙嗪和异丙嗪各 0.5～1mg/kg，肌注或静注。同时可给予物理降温。

第四章

外科急症

第一节 颅脑损伤

一、头皮损伤

(1) 头皮血肿 按血肿出现于头皮内的具体层次可分三种。①皮下血肿;②帽状腱膜下血肿;③骨膜下血肿。头皮血肿的处理:较小的头皮血肿在1~2周可自行吸收,巨大的血肿需4~6周才吸收。采用局部适当加压包扎,有利于防止血肿的扩大。

(2) 头皮裂伤 由于头皮血运丰富,出血较多,可引起失血性休克。处理时要检查有无颅骨和脑损伤,要检查伤口有无碎骨片及异物,如果发现有脑脊液或脑组织外渗,需按开放性脑损伤处理。头皮血运丰富,其清创缝合的时间允许放宽至24h。

(3) 头皮撕脱伤 多因头发被机械力牵扯,使大块头皮自帽状腱膜下层或连同颅骨骨膜被撕脱。表现:失血性或疼痛性休克。处理:压迫止血、防治休克、清创、抗感染,中厚皮片植皮。

二、颅骨骨折

(1) 定义 指颅骨受暴力作用所致颅骨结构的

改变。

（2）按部位分　颅盖骨折，颅底骨折。

（3）按骨折形态分　线形骨折，凹陷性骨折。

（4）按骨折是否与外界相通分　开放性骨折，闭合性骨折。

（5）开放性骨折和累及气窦的颅底骨折　易引起感染，应引起注意。

1. 线形骨折

（1）单纯线形骨折不须特殊处理，但发生率最高，主要靠 X 线确诊。但应警惕是否合并脑损伤和颅内血肿。骨折线延伸到颅底可导致颅底骨折，要注意预防颅内感染。颅底骨折有以下三种类型。

① 颅前窝骨折：累及眶顶和筛骨，可有鼻出血、眶周广泛瘀斑（熊猫眼征）以及广泛球结膜下瘀斑等。若脑膜、骨膜均破裂，则合并脑脊液漏，脑脊液经额或筛窦由鼻孔流出。若筛板或视神经管骨折，可合并嗅神经或视神经损伤。

② 中颅窝骨折：累及蝶骨，可有鼻出血或合并脑脊液鼻漏，脑脊液经蝶窦由鼻孔流出。若累及颞骨岩部，脑膜、骨膜及鼓膜均破裂时，则合并脑脊液耳漏，脑脊液经中耳由外耳道流出；若鼓膜完整，脑脊液则经咽鼓管流往鼻咽部，可误认为鼻漏，常合并Ⅶ、Ⅷ脑神经损伤。若累及蝶骨和颞骨内侧部，可损伤Ⅱ、Ⅲ、Ⅳ、Ⅴ、Ⅵ脑神经。若累及颈动脉海绵窦段，可因动静脉瘘形成而出现搏动

性突眼及颅内杂音，破裂孔或颈内动脉处破裂，可发生致命的鼻出血或耳出血。

③ 颅后窝骨折：累及颞骨岩部后外侧时，多在伤后 1～2 日出现乳突部皮下瘀血斑（Battle征）。若累及枕骨基底部，可在伤后数小时出现枕下部肿胀及皮下瘀血斑；枕骨大孔或岩尖后缘附近的骨折，可合并后组脑神经（Ⅸ～Ⅻ）损伤。

（2）颅底骨折的诊断和定位

① 主要靠上述临床表现来确定。特别是"熊猫眼、Battle征"，有确诊意义。

② 对脑脊液有疑问时，可收集流出液做葡萄糖定量检测来确定。

③ 普通 X 线片可显示颅内积气，但仅 30％～50％能显示骨折线。故阴性不能否定颅底骨折。强调颅底骨折主要依据临床表现来诊断，而不是 X 线。

④ CT 不但对眼眶及视神经管骨折的诊断有帮助，还可以了解有无脑损伤。

（3）骨折的处理

① 颅底骨折本身无须特别治疗，重点处理有无颅脑损伤、脑脊液漏、脑神经损伤等合并症。

② 脑脊液漏时强调：a. 绝不可堵塞或冲洗，不做腰穿；b. 取头高位、卧床休息，避免用力咳嗽、打喷嚏和擤鼻涕；c. 抗生素预防颅内感染。

③ 绝大多数漏口伤后 1～2 周自行愈合。大于

1个月者则需手术修补硬脑膜,以封闭瘘口。

④ 伤后疑视神经受压(碎骨片或血肿)应争取 12h 内行视神经探查减压术。

2. 陷性骨折

常见于颅盖骨,成人凹陷多为粉碎性骨折,婴幼儿多为"乒乓球凹陷样骨折",骨折部位切线位 X 片可显示骨折陷入颅内的深度。

骨折的手术指征如下。

① 有脑损伤或大面积的骨折陷入颅腔,导致颅高压。CT 有中线移位,有脑疝可能。

② 骨折片压迫脑重要部位引起神经功能障碍。

③ 在非功能部位小面积凹陷骨折,无颅内压增高,深度超过 1cm 者。

④ 位于大静脉处的凹陷性骨折,无神经系统体征或颅内压增高,即使陷入较深也不宜手术。

⑤ 开放性骨折的碎骨折片易致感染,必须全部取出,修补破裂硬脑膜。

三、脑损伤

(一)闭合性脑损伤的机制

① 头部直接受碰撞→冲击、骨折。

② 受伤头部瞬间减速或加速运动,脑在颅内急速移位、冲撞、摩擦、牵扯→脑损伤。

③ 伤的概念:受力侧的脑损伤称冲击伤,其对侧的脑损伤为对冲伤。

（二）原发性脑损伤和继发性脑损伤

原发性脑损伤指立即发生的脑损伤，如脑震荡、弥漫性轴索损伤、脑挫裂伤、原发性脑干损伤，一般不需要手术。继发性脑损伤指受伤一定时间后出现的脑损伤，主要有脑水肿和颅内出血，常需要手术治疗。

1. 脑震荡

为一过性脑功能障碍，无肉眼可见的神经病理改变。表现为受伤当时立即出现短暂的意识障碍，可为神志不清或完全昏迷持续数秒至数分钟，一般不超过30min。常有逆行性健忘，无阳性体征，脑脊液无红细胞，CT检查无异常发现。

2. 弥漫性轴索损伤

① 机制：脑的扭曲变形，脑内产生剪切或牵拉作用，造成脑白质广泛性轴索损伤。

② 表现：受伤以后立即出现较长时间的昏迷。

③ CT：大脑皮质与髓质交界处，胼胝体、脑干、内囊区或三脑室周围有多个点状或小片状出血。

3. 脑挫伤

（1）病理改变　①肉眼：小者如点状出血，大者呈紫红色片状。②显微镜下：伤灶中央是血块，四周是碎烂或坏死的皮层组织和星芒状出血。③脑挫伤：指脑组织遭受的破坏较轻，软脑膜尚完整。④脑裂伤：指软脑膜、血管和脑组织同时有破裂，并伴有外伤性蛛网膜下腔出血。

（2）脑挫裂伤临床表现

① 意识障碍，伤后立即出现，多在半小时以上。意识障碍与损伤程度相关。

② 局灶症状与体征：如偏瘫、失语。

③ 头痛、呕吐：原因有颅高压、自主神经功能紊乱、蛛网膜下腔出血等。

④ 颅内压增高、脑疝：常提示严重脑水肿或继发颅内血肿。

⑤ CT：表现为混杂密度，周围水肿。

4. 原发性脑干损伤

不同于脑疝所致的继发脑干损伤，症状和体征受伤时即出现，不一定有颅高压表现，常与弥漫性轴索损伤并存。

表现：①受伤时立即昏迷，程度深，时间长；②瞳孔大小、眼球位置异常；③锥体束征，呼吸、循环功能紊乱。

5. 下丘脑损伤

常与弥漫性轴索损伤并存。主要表现为：①受伤早期意识和睡眠障碍；②高热或低温；③尿崩症、水及电解质紊乱；④消化道出血或穿孔；⑤急性肺水肿。

（三）颅内血肿

按血肿的来源和部位分为硬膜外血肿、硬膜下血肿、内血肿。按时间分为急性72h内、急性3日至 3 周、慢性 3 周以上。

1. 硬膜外血肿

（1）机制　外伤→短暂颅骨变形→撕破位于骨沟内的硬脑膜动脉或静脉窦引起出血，或骨折的板障出血，血液聚集于颅骨和硬脑膜之间。

（2）血肿部位　最常见于颞部。

（3）硬膜外血肿的临床表现与诊断

① 外伤史：头颅暴力伤，局部伤痕，X 线片见骨折线跨脑膜中动脉或静脉窦。

② 意识障碍及类型：a. 昏迷→清醒→昏迷；b. 昏迷→意识好转→昏迷；c. 清醒→昏迷。

③ 瞳孔改变：脑疝早期→瞳孔缩小，光反应迟钝→动眼神经、中脑受压→患侧瞳孔扩大光反应消失→对侧瞳孔扩大。

④ 锥体束征：早期一侧肢体肌力减退，考虑为脑挫裂伤所致；如进行加重，则考虑为脑疝或血肿压迫运动区。脑疝晚期可出现去大脑强直表现。

⑤ 生命体征的变化：进行性血压增高、心率减慢和体温升高。颞区血肿先发生小脑幕切迹疝→枕骨大孔疝；额、枕区血肿可直接发生枕骨大孔疝。

2. 急性硬膜下血肿

（1）分类　①单纯型：为桥静脉损伤，不伴脑挫裂伤。②复合型：脑挫裂伤＋皮质动脉或静脉损伤。

(2) 临床表现 较硬膜外血肿重。意识障碍进行性加深，无明显中间清醒期或意识好转期。

(3) CT检查 可与硬膜外血肿鉴别。表现为颅骨内板与脑表面之间高密度、等密度或混杂密度的新月形或半月形影像。

3. 慢性硬膜下血肿

(1) 原因 桥静脉撕脱。

(2) 特点 ①好发于50岁以上老人；②仅有轻微头部外伤或没有外伤史；③血肿可发生于一侧或双侧，大多见于额顶部、大脑表面，介于硬膜和蛛网膜之间；④一般于3周后因脑受压和颅高压出现症状。

(3) 临床和诊断 ①慢性颅高压增高症状；②血肿压迫局灶症状和体征；③脑萎缩、脑供血不全症状；④CT颅骨内板下低密度的新月形或半月形影像。

4. 开性颅脑损伤

有创口，易招致颅内感染，可存在失血性休克。基本原则是：必须手术清创，修复硬脑膜。其他临床特点与诊断治疗措施与闭合性脑损伤相同。有火器伤与非火器伤两种类型。

(1) 非火器所致开放性颅脑损伤 利器所致时，脑挫裂伤和血肿常局限于着力点、部位。钝器所致时，除着力点开放颅脑损伤外，还可以出现对侧的对冲伤。有坏死脑组织和脑脊液从伤口溢出。有局灶神经系统症状，局限性癫痫发生率高。

（2）火器所致开放性颅脑损伤　①特点：除开放性颅脑损伤的特点外，尚有弹片形成弹道、弹片及碎骨片存留，此外还存在弹片在脑内的热损伤。②临床：不同部位的脑损伤，引起相应的神经系统症状、体征，CT 有助于诊断。③治疗：手术治疗＋抗感染。

5. 脑损伤的处理

（1）病情观察

① 意识状况的观察：强调动态病情观察，以意识观察最为重要，意识障碍的原因有脑干受损、皮质弥漫受损、丘脑、下丘脑损伤等。分类有两种方法。a. 传统方法：意识清楚、意识模糊、浅昏迷、昏迷、深昏迷。b. Glasgow 昏迷评分法（表4-1）：从睁眼、语言和运动三方面打分，三者的积分表示意识障碍的程度最高 15 分，8 分以下为昏迷，最低 3 分。

表 4-1　Glasgow 昏迷评分

睁眼反应	语言反应	运动反应
正常睁眼 4	回答正确 5	遵命运动 6
呼唤睁眼 3	回答错误 4	定位动作 5
刺痛睁眼 2	含混不清 3	肢体回缩 4

睁眼反应	语言反应	运动反应
无反应 1	唯有声叹 2	肢体屈曲 3
	无反应 1	肢体过伸 2
		无反应 1

② 瞳孔的观察：可因动眼神经、视神经及脑干等损伤引起。脑疝、原发动眼神经损伤均引起瞳孔扩大，但脑疝有意识障碍，而原发动眼神经损伤无意识障碍。

③ 神经系统体征：原发脑损伤引起偏瘫等局灶体征。

④ 生命体征：其紊乱为脑干受损伤征象。

⑤ 其他：头痛、烦躁、呕吐等。

（2）特殊监测

① CT：用于脑损伤患者的监测，有以下目的：a. 伤后 6h 内 CT 阴性，不能排除颅内血肿可能。b. 早期 CT 发现脑挫裂伤或小血肿，可 CT 动态观察变化。c. 有助于非手术治疗过程或术后确定疗效及改变治疗方案。

② 颅内压监测：对脑挫裂伤合并脑水肿，可较早发现颅内压增高，及时采取措施，控制颅内压。作为手术指征参考，判断预后，颅内压持续在 $5.3kPa$（$530mmH_2O$）或更高，提示预后极差。

③ 脑诱发电位：可反映脑干、皮质等不同部位的功能情况，判断病情严重程度和预后。

（3）脑损伤的分级　按伤情轻重分级。轻型主要指单纯脑震荡，有或无颅骨骨折、昏迷在 20min 内。神经系统及脑脊液无明显改变。中型指昏迷在 6h 内，轻度神经系统阳性体征，有轻度生命体征改变。重型指广泛颅骨骨折；广泛脑挫裂伤；脑干伤或颅内血肿；昏迷在 6h 以上；意识障碍逐渐加重或出现再昏迷；明显神经系统阳性体征；明显生命体征改变。按 Glasgow 昏迷评分：轻度 13～15 分，中度 9～12 分，重度 3～8 分。

（4）一般处理

① 观察：神志、瞳孔、生命体征改变。

② 检查：X 片、CT、颅内压监护、脑诱发电位监测。

③ 处理：高热、癫痫、颅压高者行脱水激素治疗。昏迷护理与治疗。有手术指征者尽快手术。

（5）昏迷患者的护理与治疗

① 保持呼吸道通畅。

② 头位与体位：头部升高 15°，有利于脑部静脉回流，常翻身，防压疮。

③ 营养：脂肪乳，氨基酸，蛋白质，维持水电解质平衡。

④ 尿潴留：无菌导尿操作，留置时间不宜超过 3～5 天，常检查尿常规、培养及药敏。

⑤ 促苏醒：胞磷胆碱、醒脑静、高压氧等。

（6）脑水肿的治疗

① 脱水疗法：甘露醇、呋塞米、白蛋白。

② 激素。

③ 过度换气。

（7）手术治疗

① 开放性脑损伤：尽早清创缝合，变开放为闭合，争取在6h以内进行，在应用抗生素前提下72h内尚可清创缝合。

② 闭合性脑损伤：主要针对颅内血肿或重度脑挫裂伤合并脑水肿引起的颅高压和脑疝。

③ 颅内血肿的手术指征：意识障碍逐渐加深；颅内压监测：压力2.7kPa（270mmH$_2$O）以上，并进行性上升；局灶性脑损伤体征；尚无意识障碍或颅高压症状，或血肿量不大，但中线结构移位明显（移位大于1cm）；非手术治疗过程中病情变化。

④ 重度脑挫裂伤合并脑水肿的手术指征：意识障碍进行性加重或已有一侧瞳孔散大的脑疝表现；CT中线结构明显移位，脑室明显受压；脱水、激素等治疗过程中病情恶化。

⑤ 常用手术方式：开颅血肿清除术；去骨瓣减压术；重度脑挫裂伤合并脑水肿有手术指征时；钻孔探查术（无CT条件时）；脑室引流术；钻孔引流术（慢性硬膜下血肿，术后引流48～72h）。

（8）对症治疗和并发症处理

① 高热：物理降温、药物降温（冬眠疗法）。

② 躁动：找原因。

③ 蛛网膜下腔出血：腰穿释放血性脑脊液（颅高压者禁用）。

④ 外伤性癫痫：病变越靠近皮质，癫痫发生率越高。处理：苯妥英钠、地西泮等。

⑤ 消化道出血：为下丘脑或脑干损伤所致，大剂量激素也可导致。

⑥ 尿崩：尿量每日大于 4000mL，尿比重小于 1.005。处理：应用垂体后叶素。

⑦ 急性神经源性肺水肿：可见于下丘脑、脑干损伤。表现：呼吸困难，咳出血性泡沫痰等。PaO_2 下降、$PaCO_2$ 上升。处理：头胸稍高位，双下肢下垂，以减少回心血量；气管切开；药物可用呋塞米、地塞米松、毛花苷 C。

第二节　胸部损伤

(一) 胸部损伤概论

胸部的骨性胸廓支撑保护胸内脏器，参与呼吸功能。创伤时骨性胸廓的损伤范围与程度往往表明暴力的大小。钝性暴力作用下，胸骨或肋骨骨折可破坏骨性胸廓的完整性，并使胸腔内的心、肺发生碰撞、挤压、旋转和扭曲，造成组织广泛挫伤。继发于挫伤的组织水肿可能导致器官功能障碍或衰竭。胸部创伤分类：根据损伤暴力性质不同，胸部损伤可分为钝性伤和穿透伤；根据损伤是否造成胸膜腔与外界沟通，可分为开放性胸部损伤和闭合性胸部损伤。损伤机制复杂，多有肋骨骨折和胸骨骨折，常合并其他部位损伤。

胸部损伤的处理原则：院前急救处理，包括基本生命支持和严重胸部损伤的紧急处理。其原则为：维持呼吸道通畅、给氧，控制外出血、补充血容量、镇痛、固定长骨骨折、保护脊柱（尤其是颈椎），并迅速转运；威胁生命的严重的胸外伤必须在现场实施特殊的急救处理。

（二）常见胸部损伤的诊断及处理

（1）有下列情况应急诊开胸探查手术 ①胸膜腔内进行性出血；②心脏大血管损伤；③严重肺裂伤或支气管，气管损伤；④食管损伤；⑤胸腹联合伤；⑥胸壁大块缺损；⑦胸内存留较大的异物。

（2）穿透性胸伤重度休克者或穿透性胸伤濒死者，且高度怀疑存在急性心脏压塞者，应实施紧急的急诊室开胸手术探查。

（3）开放性胸部损伤的患者，首先是闭合胸部伤口（如有张力性气胸存在，处理见张力性气胸）。然后了解胸部穿透伤病史，估计锐器或飞行物的创道、位置、方向、深度。首先于局麻下在腋中线第6肋间或腋后线第7肋间安置胸腔闭式引流，患者呼吸稳定的情况下，探查胸壁伤口，如果伤口很小时，可做创口清创缝合。

（4）张力性气胸为气管、支气管或肺损伤处形成活瓣，气体每次吸气进入胸膜腔并积累增多，导致胸膜腔压力高于大气压。表现为严重或极度呼吸困难，烦躁，意识障碍，大汗淋漓，发绀，气管明显移向健侧，颈静脉怒张，多有皮下气肿。张力性气胸是可迅速致死的危急重症。急救处理为使用粗针头穿刺胸膜腔减压，并外接单向活瓣装置，进一步处理为安置闭式胸腔引流，使用抗生素预防感染，待漏气停止24h后，X线证实肺已膨胀，方可拔除插管，持续漏气而肺难以膨胀时需考虑开胸探查。

（5）外伤后导致胸腔积液的患者，胸膜腔穿刺抽出血液可明确血胸的诊断。非进行性血胸，要及早安置胸腔闭式引流，使血气尽快排出，肺及时复张，积极预防感染。如果出现以下情况考虑存在进行性血胸：①持续脉搏加快、血压降低，或虽经补充血容量血压仍不稳定；②闭式胸腔引流量每小时超过200mL，持续3h；③血红蛋白量、红细胞计数和血细胞比容进行性降低，引流胸腔积血的血红蛋白量和红细胞计数与周围血相接近，且迅速凝固。在进行输血、输液、抗休克治疗的同时，及时进行开胸探查。

（6）创伤性窒息是钝性暴力作用于胸部所致的上半身广泛皮肤，黏膜，末梢毛细血管瘀血及出血性损害。患者预后取决于承受压力大小、持续时间长短和有无合并伤。

(7) 心脏破裂的病理生理及临床表现取决于心包、心脏损伤程度和心包引流情况。临床表现为静脉压升高，心音遥远，心搏微弱，脉压小，动脉压降低的三联征。心脏破裂是诊断依据：①胸部伤口位于心脏体表投影区域或其附近；②伤后时间短；③BECK 三联征，失血性休克或大量血胸的体征。

(8) 穿透性膈肌伤多由刃器或火器致伤，伤道深度与方向直接与胸腹腔内脏受累有关。胸腹联合伤一般存在胸部伤口外出血、气促、腹胀、腹痛和呕吐等症状，应急诊手术治疗。首先处理胸部伤口和张力性气胸，安置胸膜腔引流，并改善呼吸功能，建立大口径的静脉通道，补充血容量，纠正失血性休克。根据伤情与临床表现选择经胸或经腹手术路径迅速实施手术，控制胸腹腔内出血，仔细探查胸腹腔内器官损伤情况，并对受损的器官与膈肌予以修补或切除。

第三节 腹 部 损 伤

(一) 临床表现

(1) 肝、脾、胰、肾等实质器官或大血管损伤 主要临床表现为腹腔内（或腹膜后）出血，包括面色苍白、脉率加快、血压不稳甚至休克。腹痛呈持续性，一般并不剧烈，腹膜刺激征也并不严重。但肝破裂伴有较大肝内胆管断裂时，或胰腺损伤若伴有胰管断裂，胰液溢入腹腔，可出现明显的腹痛和腹膜刺激征。体征最明显处一般即是损伤所在。肩部放射痛提示肝或脾的损伤。肝、脾包膜下破裂或肠系膜、网膜内出血可表现为腹部包块。移动性浊音虽然是内出血的有力证据，但已是晚期体征，对早期诊断帮助不大。肾脏损伤时可出现血尿。

（2）胃肠道、胆道、膀胱等空腔脏器破裂　主要临床表现是弥漫性腹膜炎。除胃肠道症状（恶心、呕吐、便血、呕血等）及稍后出现的全身性感染的表现外，最为突出的是腹部有腹膜刺激征。

（二）诊断

1. 了解受伤过程和检查体征

这是诊断腹部损伤的主要依据，但有时因伤情紧急，了解受伤史和检查体征常需和一些必要的治疗措施（如止血、输液、抗休克、维护呼吸道通畅等）同时进行。应注意某些伤者可同时有一处以上内脏损伤，有些还可同时合并腹部以外损伤（如颅脑损伤、肋骨骨折、胸部损伤、脊柱骨折、四肢骨折等）。

2. 开放性损伤的诊断要慎重考虑是否为穿透伤

有腹膜刺激征或腹内组织、内脏自腹壁伤口突出者显然腹膜已穿透，且绝大多数都有内脏损伤。穿透伤诊断还应注意：①穿透伤的入口或出口可能不在腹部而在胸、肩、腰、臀或会阴；②有些腹壁切线伤虽未穿透腹膜，但并不排除内脏损伤的可能；③穿透伤的入口、出口与伤道不一定呈直线，因受伤瞬间的姿势与检查时可能不同，低速或已减速投射物可能遇到阻力大的组织而转向；④伤口大小与伤情严重程度不一定成正比。

3. 闭合性损伤

(1) 判断是否有脏器损伤　如发现下列情况之一者，应考虑有腹内脏器损伤。

① 早期出现休克征象者（尤其是出血性休克）。

② 有持续性甚至进行性腹部剧痛伴恶心、呕吐等消化道症状者。

③ 有明显腹膜刺激征者。

④ 有气腹表现者。

⑤ 腹部出现移动性浊音者。

⑥ 有便血、呕血或尿血者。

⑦ 直肠指检发现前壁有压痛或波动感，或指套染血者。腹部损伤患者如发生顽固性休克，尽管同时有其他部位的多发性损伤，但其原因一般都是腹腔内损伤所致。

(2) 判断哪一类脏器受到损伤　以下各项表现对于确定哪一类脏器破裂有一定价值。

① 有恶心、呕吐、便血、气腹者多为胃肠道损伤，再结合暴力打击部位、腹膜刺激征最明显的部位和程度，可确定损伤在胃、上段小肠、下段小

肠或结肠。

② 有排尿困难、血尿、外阴或会阴部牵涉痛者，提示泌尿系脏器损伤。

③ 有膈面腹膜刺激表现、同侧肩部牵涉痛者，提示上腹脏器损伤，其中尤以肝和脾的破裂为多见。

④ 有下位肋骨骨折者，提示有肝或脾破裂的可能。

⑤ 有骨盆骨折者，提示有直肠、膀胱、尿道损伤的可能。

（3）明确什么脏器损伤

① 辅助检查

a. 诊断性腹腔穿刺术：对于判断腹腔内脏有无损伤和哪一类脏器损伤有很大帮助。腹腔穿刺术的穿刺点最多选于脐和髂前上棘连线的中、外 1/3 交界处或经脐水平线与腋前线相交处。把有多个侧孔的细塑料管经针管送入腹腔深处，进行抽吸。抽到液体后，应观察其性状（血液、胃肠内容物、浑浊腹水、胆汁或尿液），借以推断哪类脏器受损。必要时可做液体的涂片检查。疑有胰腺损伤时，可测定其淀粉酶含量。如果抽到不凝血，提示系实质性器官破裂所致内出血，因腹膜的去纤维作用而使血液不凝。抽不到液体并不完全排除内脏损伤的可能性，应继续严密观察，必要时可重复穿刺。

b. X 线检查：凡腹内脏器损伤诊断已确定，

尤其是伴有休克者，应抓紧时间处理，不必再行 X 线检查以免加重病情，延误治疗。但如伤情允许，有选择的 X 线检查还是有帮助的。最常用的是胸片及平卧位腹部平片，酌情可拍骨盆片。

c. B 超检查：主要用于诊断肝、脾、胰、肾的损伤，能根据脏器的形状和大小提示损伤的有无、部位和程度，以及周围积血、积液情况。

d. CT 检查：对实质脏器损伤及其范围程度有重要的诊断价值。CT 影像比 B 超更为精确，假阳性率低。对肠管损伤，CT 检查的价值不大，但若同时注入对比剂，CT 对十二指肠破裂的诊断很有帮助。血管对比剂增强的 CT 能使病变显示更清晰。

② 进行严密观察：对于一时不能明确有无腹部内脏损伤而生命体征尚稳定的患者，严密观察也是诊断中的一个重要步骤。观察期间要反复检查伤情的演变，并根据这些变化，不断综合分析，尽早做出结论而不致贻误治疗。除了随时掌握伤情变化外，观察期间应做到：a. 不随便搬动伤者，以免加重伤情；b. 不注射止痛药，以免掩盖伤情c. 不给饮食，以免万一有胃肠道穿孔而加重腹腔污染。为了给可能需要进行的手术治疗创造条件观察期间还应进行以下处理：a. 积极补充血容量并防治休克；b. 注射广谱抗生素以预防或治疗可能存在的腹内感染；c. 疑有空腔脏器破裂或有明

显腹胀时，应进行胃肠减压。

③ 剖腹探查：以上方法未能排除腹内脏器损伤或在观察期间出现以下情况时，应终止观察，及时进行手术探查。a. 腹痛和腹膜刺激征有进行性加重或范围扩大者；b. 肠蠕动音逐渐减弱、消失或出现明显腹胀者；c. 全身情况有恶化趋势，出现口渴、烦躁、脉率增快或体温及白细胞计数上升者；d. 红细胞计数进行性下降者；e. 血压由稳定转为不稳定甚至下降者；f. 胃肠出血者；g. 积极救治休克而情况不见好转或继续恶化者。尽管可能会有少数伤者的探查结果为阴性，但腹内脏器损伤被漏诊，有导致死亡的可能。所以，只要严格掌握指征，剖腹探查术所付出的代价是值得的。

（三）处理

穿透性开放损伤和闭合性腹内损伤多需手术。穿透性损伤如伴腹内脏器或组织自腹壁伤口突出，可用消毒碗覆盖保护，勿予强行回纳，以免加重腹腔污染。回纳应在手术室经麻醉后进行。

对于已确诊或高度怀疑腹内脏器损伤者的处理原则是做好紧急术前准备，力争早期手术。如腹部以外另有伴发损伤，应全面权衡轻重缓急，首先处理对生命威胁最大的损伤。

内脏损伤的伤者很容易发生休克，故防治休克是治疗中的重要环节。诊断已明确者，可给予镇静药或止痛药。已发生休克的内出血伤者要积极抢救，力争在收缩压回升至 90mmHg 以上后进行手术。但若在积极的抗休克治疗下，仍未能纠正，提示腹内有进行性大出血，则应当机立断，在抗休克的同时，迅速剖腹止血。

第四节　骨　　折

1. 临床表现

（1）全身表现　休克骨折所致的休克主要原因是出血，特别是骨盆骨折、股骨骨折和多发性骨折，其出血量大者可达 2000mL 以上。严重的开放性骨折或并发重要内脏器官损伤时亦可导致休克。

（2）局部表现　骨折的一般表现为局部疼痛、肿胀和功能障碍。特有的体征为畸形、异常活动、骨擦音或骨擦感，具有以上三个骨折特有体征之一者，即可诊断为骨折。但骨折的异常活动和骨擦音或骨擦感应在初次坚持患者时予以注意，不可故意反复多次检查，以免加重周围组织损伤，特别是重要血管、神经损伤。

2. X 线检查

X 线检查对骨折的诊断和治疗具有重要价值。凡疑为骨折者应常规进行 X 线拍片检查，可以显示临床上难以发现的不完全性骨折、深部的骨折、关节内骨折和小的撕脱性骨折等。即使临床上已表现为明显骨折者，X 线拍片检查也是必要的，可以帮助了解骨折的类型和骨折端移位情况，对于骨折的治疗具有重要指导意义。骨折的 X 线检查一般应拍摄包括邻近一个关节在内的正、侧位片，必要时应拍摄特殊位置的 X 线片。

3. 骨折的急救

（1）抢救休克　首先检查患者全身情况，如处于休克状态，应注意保温，尽量减少搬动，有条件时应立即输液、输血。合并颅脑损伤处于昏迷状态者，应注意保持呼吸道通畅。

（2）包扎伤口　开放性骨折，伤口出血绝大多数可用加压包扎止血。大血管出血，加压包扎不能止血时，可采用止血带止血。最好使用充气止血带，并应记录所用压力和时间。创口用无菌敷料或清洁布类予以包扎，以减少再污染。若骨折端已戳出伤口并已污染，但未压迫重要血管、神经者，不应将其复位，以免将污物带到伤口深处。应送至医院经清创处理后，再行复位。若在包扎时，骨折端自行滑入伤口内，应做好记录，以便在清创时进一步处理。

（3）妥善固定　固定是骨折急救的重要措施。凡疑有骨折者，均应按骨折处理。闭合性骨折者，急救时不必脱去患肢的衣裤和鞋袜，以免过多地搬动患肢而增加疼痛。若患肢肿胀严重，可用剪刀将患肢衣袖和裤脚剪开，减轻压迫。骨折有明显畸形，并有穿破软组织或损伤附近重要血管、神经的危险时，可适当牵引患肢，使之变直后再行固定。

（4）迅速转运　患者经初步处理，妥善固定后，应尽快地转运至就近的医院进行治疗。

第五节　关节脱位

1. 诊断

① 有明显外伤史。

② 临床表现为关节疼痛与肿胀、畸形、弹性固定及关节盂空虚，以及由此所导致的功能障碍。

③ X线检查可明确脱位的部位、程度、方向及有无骨折及移位。必要时可行 CT 检查，以进一步明确是否合并骨折，以及骨折移位的程度。

2. 治疗原则

（1）复位　以手法复位为主，时间越早，复位越容易，效果越好。但应由有经验的专科医生进行复位。

（2）固定　复位后，将关节固定在稳定的位置上，使受伤的关节囊、韧带和肌肉得以修复愈合。固定时间为 2～3 周。

（3）功能锻炼　固定期间应经常进行关节周围肌肉的舒缩活动，和患肢其他关节的主动运动，以促进血液循环、消除肿胀，避免肌肉萎缩和关节僵硬。

3. 治疗方法

对关节脱位的治疗，不同部位方法略有不同，现介绍几个常见关节脱位部位的治疗。

（1）肩关节脱位　大多为后脱位，除老年肌肉松弛之新鲜脱位外，一般均需麻醉后或肌松弛下进行复位，常用手法复位如下。

① 希氏法：伤员仰卧位，术者立于伤侧，用靠近患肢术者一侧的足跟置于患肢腋窝部，于胸壁和肱骨关之间作支点，握患肢前臂及腕部顺其纵轴牵引。达到一定牵引力后，轻轻摇动或内旋、外旋其上肢并渐向躯干靠拢复位。

② 牵引上提法：坐位，助手握患肢腕部顺应其患肢体位向下牵引，用固定带或另一助手将上胸包住固定。牵引 1～2min 后，术者用双手中指或辅以食指在腋下提移位之肱骨头向上外复位。操作时不可粗暴，以免引起肱骨外科颈骨折，复位后 X 线摄片检查完全复位后，用胶布或绷带做对肩位固定 3 周。手法复位不成功则应进行手术开放复位，习惯性脱位时可做修补术。

（2）肘关节脱位　平卧位，助手固定患肢上臂作对抗牵引，术者握其前臂向远侧顺上肢轴线方向牵引。复位后上肢石膏托固定于功能位 3 周。

（3）桡骨头半脱位　术前一手握患肢，另一手握其腕部做轻柔的牵引及旋转其前臂，当前、后旋时即感到桡骨头清脆声或弹动而复位。绷带悬吊前臂适当保护患肢 1 周。

（4）髋关节脱位

① 预防休克，若已有休克时，应取平卧位，

保持呼吸道通畅，注意保暖并急送医院进行抢救。

② 急送医院在麻醉下进行手法复位。

③ 复位后可用皮肤牵引或髋人字形石膏固定6～8周。

④ 解除外固定后应继续锻炼髋骨活力和髋部肌力，然后持拐不负重步行。3个月后X线照片证实股骨头无缺血性坏死征象，可逐渐弃拐步行。1年内应仍应定期检查股骨头情况。

第六节 烧 伤

一、院前救治

（一）现场急救

（1）冷疗 热力烧伤后立即用冷水或冰水湿敷或浸泡伤区，可以减轻烧伤创面损伤的深度，并有止痛效果。常用的冷疗方法是伤后立即用大量自来水或清洁的河水、塘水淋浴或浸泡，时间20～30min。冷疗对中、小面积Ⅱ度烧伤尤以肢体烧伤实施起来更方便。头面等特殊部位则以冰水或冷水湿敷。至于Ⅲ度烧伤，尤以大面积Ⅲ度烧伤则无此必要。在寒冷环境中进行冷疗时须注意伤员的整体保暖和防冻。

（2）合并伤 烧伤合并其他外伤，如严重车祸、爆炸事故在烧伤同时多合并骨折、脑外伤、气胸或腹部脏器损伤，均应按外伤急救原则做相应的紧急处理。如用急救包填塞包扎开放性气胸、制止大出血和固定骨折的肢体等，并及时送附近的医疗单位进一步抢救。由呼吸道梗阻者，在现场应立即行环甲膜切开（紧急情况下而又无气管切开条件时才可施行，且应注意勿伤及喉部以免以后发生喉狭窄），或用数根注射器粗针头通过环甲膜刺入气管中，以暂时缓解呼吸道梗阻。

（3）烧伤创面的保护　伤员脱离事故现场后，应注意对烧伤创面的保护防止再次污染。可用纱布、三角巾、中单或用清洁被单、衣服等进行简单包扎。在现场烧伤创面的简单处理中，应初步估计烧伤面积和深度。创面不可涂有颜色的药物（如红汞、甲紫），以免影响后续治疗中清创和对烧伤创面深度的判断。对Ⅱ度烧伤的水疱一般不予清除，大水疱仅做低位剪开小洞或穿刺流。尽可能保留疱坏的完整性，它是Ⅱ度烧伤创面很好的保护膜。

（4）镇静、止痛　烧伤患者伤后多有不同程度的疼痛和躁动，应给予适当的镇静、止痛。对轻伤员可给予口服止痛片或肌注哌替啶、吗啡等。大面积烧伤患者由于伤后渗出组织水肿，肌注药物吸收差，多采用药物稀释后静脉滴注，药物多选用哌替啶或与异丙嗪合用。应慎用或不用氯丙嗪，因该药用后使心率加快影响休克期复苏的病情判断，且有扩血管作用，在血容量不足时，易发生血压急剧下降。对小儿、老年患者和有吸入性损伤或颅脑损伤的患者，应慎用或不用哌替啶和吗啡，以免抑制呼吸，可用地西泮、苯巴比妥或异丙嗪等。

（5）**液体治疗**　烧伤患者在伤后 2 天内，由于毛细血管通透性增加致血容量不足。其严重程度与伤后时间和烧伤的严重程度密切相关。烧伤面积小时发生血容量不足的程度轻，伤员自身可代偿；当烧伤面积大至一定程度，机体代偿失调时，患者则发生低血容量性休克。轻中度烧伤可口服烧伤饮料（每片含氯化钠 0.3g，碳酸氢钠 0.15g，苯巴比妥 0.03g，糖适量，每片冲开水 100mL）或含盐饮料，但不宜喝白开水或无盐饮料以免发生水中毒。重度烧伤伤员应给予静脉补液（血浆或血浆代用品、平衡盐液和等渗盐水等），并尽快送到就近的医疗单位救治。

（6）**注意事项**　现场救治后应对每个患者写简单的医疗文书，包括姓名、性别、年龄、单位、受伤时间、初估烧伤面积和深度、做过何种特殊处理，供送达的医疗单位救治参考。对于严重烧伤伤员或成批烧伤伤员，应及时向上级卫生主管部门通报，并申请专科技术力量支援。

（二）转运

1. 转送时机

以下各点可作为成人烧伤伤员转送时机的参考，在具体决定伤员转送时还应考虑到伤员的具体情况和转运条件。已经发生休克的伤员，不论其烧伤面积和深度如何，均应在原单位进行抗休克治疗，待休克纠正后才考虑转运。

（1）烧伤面积 30% 以下的浅度烧伤伤员 休克发生率低，可根据当地条件随时转送。

（2）烧伤面积 30%～49% 的伤员 经输液治疗后，应在伤后 8h 内送到指定医院。

（3）烧伤面积 50%～69% 的伤员 应在补液充分、确认无休克后送到指定医院，或就地抗休克治疗情况稳定后，在伤后 24h 后转送。

（4）烧伤面积 70% 以上的伤员 原则上就地抗休克，待度过休克期且病情稳定后再转送。如确无条件就地治疗，应于休克纠正后在继续补液的同时选用快速、平稳的运输工具送到有烧伤专科的医院。

2. 转送前处理

（1）镇痛、镇静 一般可用哌替啶或吗啡，但有颅脑外伤或吸入性损伤患者忌用，可选用地西泮。转送前应避免使用冬眠合剂，以免转送途中发生直立性低血压。

（2）创面处理 应妥善保护创面，现场急救未经包扎或包扎不良者，应以清洁被单或消毒敷料给予包扎。包扎良好者可不予处理。切忌用塑料布包扎或覆盖创面，因其透气不足，致使创面发生浸渍而加速创面感染。

（3）补液 根据伤员的不同情况，分别给予口服含盐饮料和静脉补液。对重伤员和转送时间较长者，应准备好途中输液。

（4）其他 对有合并伤者，应给予适当处理。如：骨折应给予固定；有合并中毒者，及时处理；中、重度呼吸道烧伤者，给予气管切开或环甲膜穿刺，以防窒息；为了便于了解休克情况，应留置尿管；此外，为预防感染，还应根据伤情分别给予抗生素，应常规应用青霉素（注意过敏试验阴性者才能应用），以预防溶血性链球菌感染。

3. 转送途中注意事项

（1）冬季防寒，夏季防暑。

（2）用飞机转送伤员时，将伤员横放，或起飞时伤员头应向机尾，降落时伤员头应转向机头，并应常规给患者吸氧（高空气压低），以防直立性低血压或脑缺血。

（3）转送途中，一般伤员可少量口服烧伤饮料或含盐饮料。但应注意避免饮用过多，以免发生呕吐、腹胀甚至急性胃扩张。有下列情况之一者应静脉输液。

① 重度烧伤伤员：不论是否有休克征象。

② 已出现休克征象的伤员：应待休克纠正后再转送。

③ 有明显消化道功能紊乱（呕吐、腹胀）不能继续口服补液者。

（4）途中进行补液 为防止因颠簸滴管内充满液体，妨碍观察滴数，简单的方法是将滴管上方的输液胶管盘一小圈，则滴管内不会因颠簸而充满液体。

（5）转送途中应携带必需的急救器材和药品，如气管切开包、各种急救药品和氧气等。

二、病情判断

（一）烧伤面积的估计

目前国内常用的烧伤面积估计方法有两种：中国九分法和手掌法。这些方法均为国人实测大量人体数据所得。中国九分法与国外 Wallace 九分法相比，两者不同之处是 Wallace 九分法将臀部划归躯干，且躯干不包括会阴；而中国九分法将臀部划归下肢，而躯干含会阴。所以中国九分法双下肢包括臀部（5%）为 45%，躯干包括会阴为 27%＋1%；而 Wallace 九分法双下肢不包括臀部为 36%。中国九分法适用于大面积烧伤的面积估计，手掌法适用于小面积烧伤的估计。临床上两种方法常相互配合使用。

（1）中国九分法　将人体体表面积按解剖部位分为 9% 的倍数，共计 11 个 9%＋1%。

小儿的躯干与双上肢所占体表面积的百分比与成人相同，但头颈与双下肢所占比例随年龄增长而有所不同，至 12 岁时大致与成人相同。故 12 岁以下儿童双颈与双下肢所占体表面积的百分比按下列公式计算。

头颈部面积（%）＝9＋（12－年龄）%

双下肢面积(％)＝46－(12－年龄)％

（2）手掌法（成人与小儿均适用）　伤员手指并拢，全手掌面积约为全身体表面积的1％，如伤员手与医护人员手大小相似，也可用医护人员的手掌估计，此法对小面积烧伤的估计较为方便。

（3）注意事项

① 估计烧伤面积时，应将Ⅰ度、浅Ⅱ度、深Ⅱ度及Ⅲ度烧伤面积分别计算，以便于治疗参考。

② 不论使用哪一种方法估计，应力求近似，并用整数记录，小数点后数字四舍五入。

③ 如果烧伤面积过大，为了便于计算，也可估计健康皮肤面积，然后在总体表面积中（100％）减去健康皮肤面积的百分数即可。

④ 吸入性损伤伤员需另行注明，但不计算烧伤面积。

（二）烧伤深度的判断

近年来，国际上对原诊断提出修正。基本变化是把超越皮肤和皮下的深度烧伤定位为四度，形成四度五分法。

1. 烧伤四度五分法的组织学划分

（1）Ⅰ度烧伤　病变最轻。一般为表皮角质层、透明层、颗粒层的损伤。有时虽可伤及棘层，但生发层健在，故再生能力活跃。常于短期内（3～5天）脱屑痊愈，不遗留瘢痕。有时有色素沉着，但绝大多数可于短期内恢复至正常肤色。

（2）Ⅱ度烧伤

① 浅Ⅱ度烧伤：包括整个表皮，直到生发层，或真皮乳头层的损伤。上皮的再生有赖于残存的生发层及皮肤的附件，如汗腺管及毛囊等的上皮增殖。如无继发感染，一般经过1～2周后愈合，亦不遗留瘢痕。有时有较长时间的色素改变（色素脱失或沉着）。

② 深Ⅱ度烧伤：包括乳头层以下的真皮损伤，但仍残留有部分真皮。由于人体各部分真皮的厚度不一，烧伤的深度不一，故深Ⅱ度烧伤的临床变异较多。浅的接近浅Ⅱ度，深的则临界Ⅲ度。但由于有真皮残存，仍可再生上皮，不必植皮，创面可自行愈合。这是因为在真皮下半部分的网织层内，除仍存有毛囊、汗腺管外，尚分布者为数较多的汗腺，有时还有皮脂腺。它们的上皮增殖，就成为修复创面的上皮小岛。也因为如此，创面在未被增殖的上皮小岛被覆前，已形成一定量的肉芽组织，故愈合后多遗留瘢痕，发生瘢痕组织增殖的机会也较多。如无感染，愈合时间一般需3～4周。如发生感染，不仅愈合时间延长，严重时可将皮肤附件或上皮小岛破坏，创面成为Ⅲ度，须植皮方能愈合。

（3）Ⅲ度烧伤　系全层皮肤的损伤，表皮、真皮及其附件全部被毁。

（4）Ⅳ度烧伤　深及肌肉甚至骨骼、内脏器官等，故曾有人将烧伤深及肌肉、骨骼或内脏器官者定为Ⅳ度烧伤。早期，深在的Ⅳ度损伤往往被烧损而未脱落的皮肤遮盖，临床上不易鉴别。由于皮肤及其附件全部被毁，创面已无上皮再生的来源，创面修复必须依赖于植皮或皮瓣移植修复，严重者需行截肢术。

2. 四度五分法的临床表现

（1）Ⅰ度烧伤 又称红斑性烧伤。局部干燥、疼痛、微肿而红，无水疱。3～5天后转为淡褐色，表皮皱缩、脱落，露出红嫩光滑的上皮面而愈合。

（2）Ⅱ度烧伤

① 浅Ⅱ度烧伤：局部红肿明显，有大小不一的水疱形成，内含淡黄色（有时为淡红色）澄清的液体或含有蛋白凝固的胶状物。将水疱剪破并掀开后可见红润而潮湿的创面，质地较软，疼痛敏感，并可见无数扩张、充血的毛细血管网，表现为颗粒状或脉络状。伤后1～2天后更明显。在正常皮肤结构中，乳头层于网织层交界处有一血管网，称皮肤浅部血管网，并由此发出分支伸入每个乳头内。浅Ⅱ度烧伤波及乳头层时，多为脉络状血管网，少有颗粒状。

② 深Ⅱ度烧伤：局部肿胀，表皮较白或棕黄，间或有较小的水疱。将坏死表皮除去后，创面微湿、微红或白中透红、红白相间，质较韧，感觉迟钝，温度降低，并可见粟粒大小的红色小点，或细

小树枝状血管，伤后 1～2 天更明显。这是因为皮肤浅部血管网已经凝固，所见红色小点为汗腺、毛囊周围毛细血管扩张充血所致。因此烧伤越浅，红色小点越明显；越深，则越模糊。少数细小血管，则系位于网织层内及网织层于皮下脂肪交界处的扩张充血或栓塞凝固的皮肤深部血管网。它们的出现，常表示深Ⅱ度烧伤较深。

③ Ⅲ度烧伤：又称焦痂性烧伤。局部苍白、无水疱，丧失知觉、发凉，质韧似皮革。透过焦痂常可见粗大血管网，与深Ⅱ度烧伤细而密的小血管迥然不同。此系皮下脂肪层中静脉充血或栓塞凝固所致，以四肢内侧皮肤较薄处多见。多在伤后即可出现，有时在伤后 1～2 天或更长时间出现，特别是烫伤所致的Ⅲ度烧伤，需待焦痂稍干燥后方能显出。焦痂处的毛发易于拔除，拔除时无疼痛。若系沸水所致的Ⅲ度烧伤，坏死表皮下有时有细小的水疱，撕去水疱皮，基底呈白色，质较韧。

④ Ⅳ度烧伤：黄褐色或焦黄或炭化、干瘪、丧失知觉、活动受限，需截肢或皮瓣修复。

（三）烧伤严重程度的分类

1970 年在上海召开的全国烧伤会议上提出烧伤分类标准，将成人烧伤严重程度按照烧伤面积和深度分为轻、中、重、特重四类，这一分类方法，今天看来标准似乎偏低，但在新标准出台前，大家仍然使用。

(1) 烧伤严重程度的分类标准（1970 年上海会议标准）　中华医学会烧伤外科学分会正在制定新的分类法。

① 轻度烧伤：烧伤总面积＜10％，无Ⅲ度烧伤。

② 中度烧伤：烧伤总面积 11％～30％或Ⅲ度烧伤面积＜9％。

③ 重度烧伤：烧伤总面积 31％～50％或Ⅲ度烧伤面积 10％～19％。

④ 特重度烧伤：烧伤总面积＞50％，或Ⅲ度烧伤面积＞20％。

有下列情况之一，虽烧伤总面积或深度、面积不足重度烧伤标准也属重度：a. 全身情况较重或已有休克；b. 复合伤（严重创伤、化学中毒）；c. 中重度吸入性损伤（呼吸道损伤波及喉头以下者）。

(2) 烧伤严重程度的分类注意事项　上述分类方法并非完善，有待进一步实践与修订。故分类时应注意以下几点。

① 此分类方法仅表明成年人烧伤面积与深度的关系，对呼吸道烧伤（吸入性损伤）、合并伤、复合伤虽也做了一般注释，但仍嫌不够具体，尤以年龄关系没有任何说明，因此估计严重程度与分类时必须全面考虑。

② 分类的目的：为了便于组织抢救、后送及人力物力的安排，而不是治疗标准的等级。即使是"轻度"伤员，也应细致观察，以防"轻伤"有时出现重症。

③ 分类人员除了分类外，如遇危重伤员，要结合具体情况指定专人立即进行抢救。

④ 分类工作要力求准确。初估时不可能做到绝对准确，待伤员基本安置后，应进行复查，及时纠正，加以修订。

三、急诊室处理

1. 大面积烧伤伤员

① 首先应立即建立静脉通道和留置导尿管，同时抽血进行血型鉴定，查血生化、肝肾功能、血常规，有条件的单位应做血气分析、血黏度、血晶体及胶体渗透压和指定的特殊检查（HIV、HCV）。根据烧伤面积初步计划输液的量、质和速度，保持静脉通道畅通。

② 简单了解病史及伤后处理经过：如伤后运送工具与途中处理，了解既往史，询问伤前体重。

③ 简单卫生整理：去除脏衣物及污秽敷料，防止再次污染；初步估计烧伤面积和深度，测量体温、脉搏、血压等重要生命体征，注意有无复合伤、中毒和吸入性损伤，判断伤情严重程度，决定是否需要紧急处理，如气管切开和止血等。

④ 导尿并留置导尿管：测量每小时尿量和比

重，观察尿的颜色，并注意有无血红蛋白尿或血尿。

⑤ 镇痛、镇静：可静脉滴注异丙嗪或哌替啶（有脑外伤的患者禁用）。

⑥ 气管插管或切开：有呼吸困难者立即气管插管或气管切开并吸氧，必要时用呼吸机辅助呼吸。

⑦ 创面处理：病情稳定时行简单清创，同时核对烧伤面积和深度，清创后对创面酌情行包扎、半暴露或暴露疗法；对环形缩窄性焦痂或痂下张力大者，尤其是手指，应尽早切开减张，以防止远端或深部组织缺血坏死或影响呼吸。

⑧ 注射破伤风抗毒素（皮试阴性后）和使用抗生素。

⑨ 住院治疗：应收入烧伤专科病房治疗，如无烧伤专科可转院至有烧伤专科的医院。

2. 中面积烧伤伤员

急诊室的处理同大面积烧伤伤员，小儿应住院治疗，成人原则上应住院治疗，但不强调一定要到烧伤专科医院，但对有合并伤或中毒的伤员应收入有烧伤专科的医院治疗。

3. 小面积烧伤伤员

急诊室的处理同大面积烧伤伤员②、③、⑥、⑦、⑧条，原则上门诊治疗，如有合并伤或吸入中毒者应住院治疗。

第七节　脊椎脊髓损伤

1. 检查和诊断

① 有严重外伤病史，如高空坠落，重物撞击腰背部，塌方事件被泥土或矿石掩埋等。

② 胸腰椎损伤后，主要症状为局部疼痛，站立及翻身困难。腹膜后血肿刺激了腹腔神经节，使肠蠕动减慢，常出现腹痛、腹胀甚至出现肠麻痹症状。

③ 检查时要详细询问病史，受伤方式，受伤时姿势，伤后有无感觉及运动障碍。

④ 注意多发伤：多发伤病例往往合并有颅脑、胸、腹脏器的损伤。要先处理紧急情况，抢救生命。

⑤ 检查脊柱时暴露面应足够，必须用手指从上至下逐个按压棘突，如发现位于中线部位的局部肿胀和明显的局部压痛，提示脊柱已有损伤；胸腰段脊柱骨折常可摸到后凸畸形。检查有无脊髓或马尾神经损伤的表现，如有神经损伤表现，应及时告诉家属或陪伴者，并及时记载在病史卡上。

⑥ 影像学检查有助于明确诊断，确定损伤部位、类型和移位情况。X线摄片是首选的检查方法。老年人感觉迟钝，胸腰段脊柱骨折往往主诉为下腰痛，单纯腰椎摄片会遗漏下胸椎骨折，因此必须注明摄片部位应包括下胸椎在内。通常要拍摄正

侧位两张片子，必要时加摄斜位片。在斜位片上则可以看到有无椎弓峡部骨折。X线检查有其局限性，它不能显示出椎管内受压情况。凡有中柱损伤或有神经症状者均需做CT检查。CT检查可以显示出椎体的骨折情况，还可显示出有无碎骨片突出于椎管内，并可计算出椎管的前后径与横径损失了多少。CT片不能显示出脊髓受损情况，为此必要时应做MRI检查。在MRI片上可以看到椎体骨折出血所致的信号改变和前方的血肿，还可看到因脊髓损伤所表现出的异常高信号。

2. 急救搬运

脊柱骨折者从受伤现场运输至医院内的急救搬运方式至关重要。一人抬头、一人抬脚或用搂抱的搬运方法十分危险，因这些方法会增加脊柱的弯曲，可以将碎骨片向后挤入椎管内而加重脊髓的损伤。正确的方法是采用担架、木板甚至门板运送。先使伤员双下肢伸直，木板放在伤员一侧，三人用手将伤员平托至门板上；或两三人采用滚动法，使伤员保持平直状态，成一整体滚动至木板上。

3. 脊髓损伤的临床表现

（1）脊髓损伤在脊髓休克期间表现为受伤平面以下出现弛缓性瘫痪，运动、反射及括约肌功能丧失，有感觉丧失平面及大小便不能控制。2～4周后逐渐演变成痉挛性瘫痪，表现为肌张力增高，腱反射亢进，并出现病理性锥体束征。胸段脊髓损伤表现为截瘫，颈段脊髓损伤则表现为四肢瘫。上颈椎损伤的四肢瘫均为痉挛性瘫痪，下颈椎损伤的四肢瘫由于脊髓颈膨大部位和神经根的毁损，上肢表现为弛缓性瘫痪，下肢仍为痉挛性瘫痪。

（2）脊髓圆锥损伤　正常人脊髓终止于第1腰椎体的下缘，第1腰椎骨折可发生脊髓圆锥损伤，表现为会阴部皮肤鞍状感觉消失，括约肌功能丧失致大小便不能控制和性功能障碍，双下肢的感觉和运动仍保持正常。

（3）马尾神经损伤　马尾神经起自第2腰椎的骶脊髓，一般终止于第1骶椎下缘。马尾神经损伤很少为完全性的。表现为损伤平面以下的迟缓性瘫痪，有感觉及运动障碍及括约肌功能丧失，肌张力降低，腱反射消失，没有病理性锥体束征。

4. 脊髓损伤的治疗原则

（1）合适的固定，防止因损伤部位的移位而产生脊髓的再损伤。一般先采用领枕带牵引或持续的颅骨牵引。

（2）减轻脊髓水肿和继发性损害的方法

① 地塞米松 10～20mg，静脉滴注，连续应用5～7天后，改为口服，每日3次，每次0.75mg，维持2周左右。

② 20%甘露醇 250mL，静脉滴注，每日2次，连续5～7天。

③ 甲泼尼龙冲击疗法按每千克体重30mg一次

给药，15min 静脉注射完毕，休息 45min，在之后 23h 内以 5.4mg/(kg·h) 剂量持续静脉滴注，本法只适用于受伤后 8h 以内者。

④ 高压氧治疗：根据实践经验，一般伤后 4～6h 内应用也可收到良好的效果。

(3) 手术的指征

① 脊柱骨折一脱位有关节突交锁者。

② 脊柱骨折复位不满意，或仍有脊柱不稳定因素存在者。

③ 影像学显示有碎骨片凸出至椎管内压迫脊髓者。

④ 截瘫平面不断上升，提示椎管内有活动性出血者。

第八节　手　外　伤

1. 检查与诊断

(1) 皮肤损伤的检查　首先要了解创口的部位和性质，初步推测皮下各种重要组织如肌腱、神经、血管等损伤的可能性。其次要观察创口皮肤是否有缺损以及缺损的大小，能否直接缝合。最后要判断皮肤活力，特别是皮肤剥脱伤，皮肤表面完整，而皮肤与其下的组织呈潜行分离，皮肤与其基底部的血循环中断，严重影响皮肤的存活。

(2) 肌腱损伤的检查　肌腱断裂表现出手的休息位发生改变，如屈指肌腱断裂时该手指伸直角度加大，伸指肌腱断裂则表现为该手指的屈曲角度加大，并且该手指的主动屈伸功能丧失。屈指肌腱的检查方法为，固定伤指中节，让患者主动屈曲远侧指间关节，若不能屈则为指深屈肌腱断伤。固定除被检查的伤指外的其他三个手指，让患者主动屈曲近侧指间关节，若不能屈曲则为指浅屈肌腱断裂。当指深、浅屈肌腱均断裂时，则该指两指间关节不能屈曲。检查拇长屈肌腱功能，则固定拇指近节，让患者主动屈曲指间关节。

（3）神经损伤的检查 手腕和手指屈伸活动的肌肉及其支配神经的分支均位于前臂近端，手部外伤时所致神经损伤主要表现为手部感觉功能和手内在肌功能障碍。其主要表现如下。①正中神经：拇短展肌麻痹所致拇指对掌功能障碍及拇指、食指捏物功能障碍，手掌桡侧半、拇指、食指、中指和环指桡侧半掌面，拇指指间关节和食指、中指及环指桡侧半近侧指间关节以远背侧的感觉障碍。②尺神经：骨间肌和蚓状肌麻痹所致环指、小指爪形手畸形，骨间肌和拇收肌麻痹所致的 Froment 征，即食指用力与拇指对指时，呈现食指近侧指间关节明显屈曲、远侧指间关节过伸及拇指掌指关节过伸、指间关节屈曲，以及手部尺侧和小指掌背侧感觉障碍。③桡神经：腕部以下无运动支，仅表现为手背桡侧及桡侧 2 个半手指背侧近侧指间关节近端的感觉障碍。

（4）血管损伤的检查　手部血循环状况和血管损伤情况可以通过手指的颜色、温度、毛细血管回流试验和血管搏动来判断。如皮色苍白、皮温降低、指腹瘪陷、毛细血管回流缓慢或消失，动脉搏动消失，表示为动脉损伤。如皮色青紫、肿胀、毛细血管回流加快、动脉搏动良好，则为静脉回流障碍。

（5）骨关节损伤的检查　局部疼痛、肿胀及功能障碍者，应疑有骨关节损伤。如手指明显缩短旋转、成角或侧偏畸形及异常活动者则可确诊为骨折。凡疑有骨折者应拍摄 X 线片，了解骨折的类型和移位情况，为其治疗做准备。因此，X 线拍片应列为手外伤的常规检查。除拍摄正侧位 X 线片外，特别是掌骨在侧位片时重叠，应加拍斜位片。

2. 现场急救

（1）止血　局部加压包扎是手部创伤最简便而有效的止血方法，即使尺动脉、桡动脉损伤，加压包扎一般也能达到止血目的。手外伤时采用腕部压迫或橡皮管捆扎止血，阻断了手部静脉回流，不能完全阻断动脉血流，出血会更严重。因此，这种方法是错误的。大血管损伤所致大出血才采用止血带止血。应用气囊止血带缚于上臂上 1/3 部位，记录时间，迅速转运。压力控制在 250～300mmHg，如时间超过 1h，应放松几分钟后再加压，以免引起肢体缺血性肌挛缩或坏死。放松止血带时，应在受伤部位加压，以减少出血。缚于上臂的橡皮管止血带易引起桡神经损伤，不宜采用。

（2）创口包扎　用无菌敷料或清洁布类包扎伤口，防止创口进一步被污染，创口内不要涂用药水或撒敷消炎药物。

（3）局部固定　转运过程中，无论伤手是否有明显骨折，均应适当加以固定，以减轻患者疼痛和避免进一步加重组织损伤。固定器材可就地取材，因地制宜，采用木板、竹片、硬纸板等。固定范围应达腕关节以上。

3. 治疗

（1）早期彻底清创　清创的目的是清除异物，彻底切除被污染和遭严重破坏失去活力的组织，使污染创口变成清洁创口，避免感染，达到一期愈合。清创越早，感染机会越少，疗效越好。一般应争取在伤后 6～8h 进行，时间较长的创口应根据污染程度而定。清创应在良好的麻醉和气囊止血带控制下进行，无血手术野可使解剖清晰，避免损伤重要组织，缩短手术时间，减少出血。

清创时，从浅层到深层顺序将各种组织进行清创。创缘皮肤不宜切除过多，特别是手掌及手指，避免缝合时张力过大。挫伤的皮肤注意判断其活力，以便决定切除或保留。深部组织应既保证清创彻底，又尽可能保留肌腱、神经、血管等重要组织。

（2）正确处理深部组织损伤清创时应尽可能地修复深部组织，恢复重要组织如肌腱、神经、骨关节的连续性，以便尽早恢复功能。创口污染严重，组织损伤广泛，伤后时间超过 12h，或者缺乏必要的条件，可仅做清创后闭合创口，待创口愈合后，再行二期修复。但骨折和脱位在任何情况下均必须立即复位固定，为软组织修复和功能恢复创造有利条件。影响手部血循环的血管损伤亦应立即修复。

（3）一期闭合创口　创口整齐、无明显皮肤缺损者采用直接缝合，但创口纵行越过关节、与指蹼边缘平行或与皮纹垂直者，应采用 Z 字成形术的原则，改变创口方向，避免日后瘢痕挛缩，影响手部功能。张力过大或有皮肤缺损，而基底部软组织良好或深部重要组织能用周围软组织覆盖者，可采用自体游离皮肤移植修复。有深部重要组织如肌腱、神经、骨关节外露者，不适于游离植皮。

少数污染严重、受伤时间较长、感染可能性大的创口，可在彻底清创后用生理盐水纱布湿敷，观察 3~5 天，二期手术处理。

（4）术后处理　包扎伤口时用柔软敷料垫于指蹼间，以免汗液浸泡皮肤而发生糜烂，游离植皮处适当加压。必要时患肢固定，以利于软组织修复。神经、肌腱和血管修复后固定的位置应以修复的组织无张力为原则。一般血管吻合后固定 2 周，肌腱缝合后固定3～4周，神经修复后根据有无张力固定4～6周，关节脱位为3周，骨折4～6周。抬高患肢，防止肿胀。术后应用破伤风抗毒血清，并用抗生素预防感染。

4. 断肢的现场急救

断肢的现场急救包括止血、包扎、保存断肢和迅速转送。完全性断肢近端的处理同手外伤的急救处理，不完全性断肢应注意将肢体用木板固定。如断肢仍在机器中，应将机器拆开取出断肢，切不可强行拉出断肢或将机器倒转，以免加重损伤。

离断肢体的保存视运送距离而定，如受伤地点距医院较近，可将离断的肢体用无菌敷料或清洁布类包好，无须做任何处理，连同患者一起迅速送往医院即可。如需远距离运送，则应采用干燥冷藏法保存，即将断肢用无菌或清洁敷料包好，放入塑料袋中再放在加盖的容器内，外周加冰块保存。但不能让断肢与冰块直接接触，以防冻伤，也不能用任何液体浸泡。

第九节 肾 损 伤

1. 临床表现和辅助检查

肾损伤的临床表现与损伤程度有关，常不相同，尤其在合并其他器官损伤时，肾损伤的症状不易被察觉。其主要症状有休克、血尿、疼痛、腰腹部肿块、发热等。

怀疑肾损伤的患者，应当尽早收集尿液标本，做尿常规检查，尿中常含多量红细胞。早期积极的影像学检查可以发现肾损伤部位、程度、有无尿外渗或肾血管损伤以及对侧肾情况。

CT检查可清晰显示肾皮质裂伤、尿外渗和血肿范围，显示无活力组织，并可了解与周围组织和腹腔其他器官的关系，为首选检查。

B超能提示肾损伤的部位和程度，有无包膜下和肾周围血肿、尿外渗，其他器官损伤及对侧肾情况。

2. 治疗

轻微肾挫伤经短期休息可以康复，多数肾挫裂伤可用保守治疗，仅少数需手术治疗。

（1）紧急治疗 有大出血、休克的患者需迅速给以抢救措施，观察生命体征，进行输血、复苏，同时明确有无合并其他器官损伤，做好手术探查准备。

（2）保守治疗

① 绝对卧床休息2～4周，病情稳定，血尿消失后可以允许患者下床活动。通常肾损伤需4～6周才能愈合，过早下床可能导致再次出血。恢复后2～3个月内不宜参加体力劳动或竞技运动。

② 密切观察：定时测量血压、脉搏、呼吸、体温，注意腰腹部肿块有无增大。观察每次排出尿

液颜色变化。定期检测血红蛋白和血细胞比容。

③ 及时补充血容量和热量，维持水、电解质平衡，保持足够尿量。必要时输血。

④ 早期应用广谱抗生素以预防感染。

⑤ 适量使用止痛药、镇静药和止血药物。

（3）手术治疗　　开放性肾损伤以及具有以下情况的闭合性肾损伤需手术治疗。①经积极抗休克后生命体征仍未见改善，提示有内出血。②血尿逐渐加重，血红蛋白和血细胞比容继续降低。③腰腹部肿块明显增大。④有腹腔脏器损伤可能。

第十节　膀　胱　损　伤

1. 诊断

（1）病史和体检　　患者下腹部或骨盆受外来暴力后，出现腹痛、血尿及排尿困难，体检发现耻骨上区压痛，直肠指检触及直肠前壁有饱满感，提示腹膜外膀胱破裂。全腹剧痛，腹肌紧张，压痛及反跳痛，并有移动性浊音，提示腹膜内膀胱破裂。骨盆骨折引起膀胱及尿道损伤则兼有后尿道损伤的症状和体征。

（2）导尿试验　　膀胱损伤时，导尿管可顺利插入膀胱（尿道损伤常不易插入），仅流出少量血尿或无尿流出。经导尿管注入灭菌生理盐水 200mL，片刻后吸出。液体外漏时吸出量会减少，腹腔液体回流时吸出量会增多。若液体进出量差异很大，提示膀胱破裂。

（3）X线检查　腹部平片可以发现骨盆或其他骨折。

2. 治疗

膀胱破裂的处理原则：①完全的尿流改道；②膀胱周围及其他尿外渗部位充分引流；③闭合膀胱壁缺损。

（1）紧急处理　抗休克治疗如输液、输血、止痛及镇静。尽早使用广谱抗生素预防感染。

（2）保守治疗　膀胱挫伤或造影时仅有少量尿外渗，症状较轻者，可从尿道插入导尿管持续引流尿液7～10天，并保持通畅；使用抗生素，预防感染，破裂可自愈。

（3）手术治疗　膀胱破裂伴有出血和尿外渗，病情严重，必须尽早施行手术。

第十一节　尿道损伤

1. 前尿道损伤

男性前尿道损伤多发生于球部，这段尿道固定在会阴部。会阴部骑跨伤时，将尿道挤向耻骨联合下方，引起尿道球部损伤。表现为尿道出血、疼痛、排尿困难、局部血肿以及尿外渗。导尿可以检查尿道是否连续、完整。一旦插入导尿管，应留置导尿1周以引流尿液并支撑尿道，如一次插入困难，不应反复试插，以免加重创伤和导致感染。

治疗如下。

①紧急处理：尿道球海绵体严重出血可致休克，应立即压迫会阴部止血，采取抗休克措施，尽早施行手术治疗。

②尿道挫伤及轻度裂伤：症状较轻，尿道连续性存在，一般不需特殊治疗，尿道损伤处可自愈。用抗生素预防感染，并鼓励患者多饮水稀释尿液，减少刺激。必要时插入导尿管引流1周。

③尿道裂伤：插入导尿管引流1周。如导尿失败，应即行经会阴尿道修补，并留置导尿管2～3周。病情严重者，应施行耻骨上膀胱造口术。

④尿道断裂：应立即施行经会阴尿道修补术或断端吻合术，留置导尿管2～3周。尿道断裂严重者，会阴或阴囊形成大血肿，可做膀胱造口术。也有经会阴切口清除血肿，再做尿道断端吻合术，但是必须慎重且仔细止血。

2. 后尿道损伤

常伴发于骨盆骨折，合并大出血，引起创伤性、失血性休克。一般还伴有下腹部疼痛、排尿困难、尿道出血、尿外渗以及血肿。X线检查可清晰显示骨盆骨折。通常勿随意搬动，以免加重损伤。一般不宜插入导尿管，避免加重局部损伤及血肿感染。必要时行耻骨上膀胱穿刺，病情稳定后，可于局麻下行耻骨上高位膀胱造口。

第十二节　胃、十二指肠溃疡急性穿孔

1. **诊断**

有溃疡病病史的患者，在溃疡病发作期突然感到上腹部剧烈而持续性疼痛，随即累及整个腹部，同时出现轻度休克现象，应考虑是否有穿孔的可能。检查时如发现腹壁压痛，反跳痛、肌紧张腹膜炎症状，肝浊音区缩小或消失，经 X 线检查证实腹腔内有游离气体，诊断即可确定。腹腔穿刺抽出脓性液体，诊断更肯定。

2. **检查**

（1）X 线检查　在站立位 X 线检查有 80%～90% 患者膈下见到半月形的游离气体影，对诊断帮助很大。

（2）其他　发热、脉速、白细胞增加等现象，但一般都在穿孔后数小时出现。腹膜大量渗出，腹腔积液超过 500mL 时，可叩出移动性浊音。

3. **鉴别诊断**

（1）急性阑尾炎　急性阑尾炎一般症状没有溃疡病穿孔那么严重。起病时多为转移性右下腹疼痛，可为阵发性逐渐加重，不伴有休克症状，也没有气腹。

（2）急性胰腺炎　相似之处为突然发生上腹剧烈疼痛，伴有呕吐，也有腹膜炎症状，但急性胰腺炎疼痛偏于左上腹，可向腰部放散。早期腹膜刺激症一般不明显。发病前多有高脂餐史。检查时没气腹症。血清淀粉酶测定升高。超声检查85%以上的急性胰腺炎患者可发现胰腺肿大增厚。

（3）急性胆囊炎　急性胆囊炎患者，一般既往有胆道系疾病史。疼痛多局限于右上腹部，向右肩背部放散。右上腹多能触及肿大的胆囊，超声检查可发现胆囊肿大或胆囊内有结石。

4. 治疗

（1）非手术治疗　适应证：单纯溃疡小穿孔，腹腔渗出少，全身情况好。就诊时腹膜炎已有局限趋势，无严重感染及休克者。禁食，胃肠减压，半卧位，输液输血维持水电解质平衡，抗生素预防感染。

（2）手术治疗　凡不适应非手术治疗的急性胃穿孔病例，或经非手术治疗无效者，应及早进行手术治疗。手术方法有单纯穿孔缝合术和胃大部切除术两种。对十二指肠溃疡穿孔，一般情况好，可施行穿孔单纯缝合后再行迷走神经切断加胃空肠吻合术，或缝合穿孔后做高选择性迷走神经切断术。

第十三节　急性胆囊炎

（一）临床表现

1. 急性期症状

① 腹痛：常因饮食不当、饱食或脂餐、过劳或受寒或某些精神因素所引起，多在夜间突然发

作，上腹或右上腹剧烈绞痛，阵发性加重，可放射至右肩背部或右肩胛骨下角区。绞痛时可诱发心绞痛，心电图也有相应改变，即所谓"胆心综合征"。

② 全身表现：早期可无发热，随之可有不同程度的发热，多在 38～39℃，当有化脓性胆囊炎或并发胆管炎时，可出现寒战、高热。严重者可出现中毒性休克。

③ 消化道症状：患者常有恶心、呕吐、腹胀和食欲下降等，吐物多为胃内容物或胆汁。

④ 黄疸：1/3 患者因胆囊周围肝组织及胆管炎、水肿或梗阻，可出现不同程度的黄疸。

2. 体征

可有局部腹膜刺激征，腹式呼吸减弱受限，右上腹或剑突下压痛、腹肌紧张，或有反跳痛，以胆囊区较明显，有时 1/3～1/2 的患者可扪及肿大而有压痛的胆囊，墨菲征阳性。

（二）辅助检查

胆囊为胆石症急性发作期，白细胞总数和中性白细胞计数增高，与感染程度呈比例上升。

当有胆（肝）总管或双侧肝管梗阻时，肝功能测定，显示有一定损害，呈现梗阻黄疸：黄疸指数、血清胆红素、一分钟胆红素、AKP、LDH、γ-GT 等均有升高，而转氨酶升高不显，与胆红素升高不成比例，提示为梗阻性黄疸。一侧肝管梗阻，黄疸指数与血清胆红素水平多正常，但 AKP、LDH、γ-GT 往往升高。尿三胆仅胆红素阳性、尿胆原及尿胆素阴性，但肝功损害严重时均可阳性。

B超对本病诊断具有重要价值，而且具有无损伤、快速、经济、适应证广、可多次重复，已列为本病常规检查。

（三）鉴别诊断

胆囊炎胆石症急性发作期其症状与体征易与胃十二指肠溃疡急性穿孔、急性阑尾炎（尤高位者）、急性腹膜炎、胆道蛔虫病、右肾结石、黄疸型肝炎及冠状动脉供血不足等相混淆，应仔细鉴别，多能区别。

（四）治疗

急性发作期宜先非手术治疗，待症状控制后，进一步检查，明确诊断，酌情选用合理治疗方法，如病情严重、非手术治疗无效，应及时手术治疗。

1. 非手术疗法

（1）适应证　①初次发作的青年患者；②经非手术治疗症状迅速缓解者；③临床症状不典型者；④发病已逾3天，无紧急手术指征，且在非手术治疗下症状有消退者。

（2）常用的非手术疗法　包括卧床休息、禁饮食或低脂饮食、输液，必要时输血，纠正水、电解质和酸碱平衡紊乱，应用广谱抗生素，尤对革兰氏阴性杆菌敏感的抗生素和抗厌氧菌的药物（如甲硝唑等），最宜按照细菌培养结果适当用药。腹胀者应予以胃肠减压。适时应用解痉止痛药与镇静药：胆绞痛者宜同时应用哌替啶和阿托品，两药合用效果好，由于吗啡能引起 Oddi 括约肌痉挛，故属禁忌，其他药如亚硝酸异戊酯、硝酸甘油和 33% 硫酸镁等均有松弛括约肌作用，亦可先用。必要时在加强抗生素的情况下使用激素治疗，以减轻炎症反应、增强机体应激能力。如有休克应加强抗休克的治疗，如吸氧、维持血容量、及时使用升压药物等。

2. 手术治疗

（1）胆囊切除术　是胆囊结石、急慢性胆囊炎的主要外科治疗方法，可彻底消除病灶，手术效果满意。但非结石性胆囊炎胆囊切除效果不及结石者，故宜取慎重态度。新近对适合病例，可采用腹腔镜胆囊切除术（LC）。

（2）胆囊造口术　仅适用于胆囊周围炎性粘连严重、切除胆囊困难很大，可能误伤胆（肝）总管等重要组织者；胆囊周围脓肿；胆囊坏疽、穿孔，腹膜炎；病情危重者；年老、全身情况衰竭、不能耐受胆囊切除术者。本术目的是切开减压引流、取出结石，度过危险期，以后再酌情行胆囊切除术，因此，患者可能蒙受再次手术之苦，故不可滥用。

第十四节 急性梗阻性化脓性胆管炎

（一）临床表现

① 腹痛：患者常为突发性右上腹、上腹胀痛或阵发性绞痛，有时放射至右背及右肩部，疼痛剧烈时常伴有恶心、呕吐。

② 寒战高热：体温高达 40～41℃。是胆管内感染向上扩散，细菌和内毒素进入血流引起的中毒反应。

③ 黄疸：病程中腹部绞痛和黄疸呈波动状态，这是本病特点。发病 1～2 天，尿色深黄、泡沫多，粪色浅或呈陶土色。

上述腹痛、发冷发热和黄疸是胆总管结石并急性胆管炎的典型表现，称为夏科（Charcot）三联征。若胆管梗阻及感染严重、梗阻不能及时解除，病情继续发展，很快恶化，中毒症状进一步加重，血压下降、脉搏细弱、呼吸浅快、黄疸加深、嗜睡、谵妄甚至昏迷等中枢神经系统症状，即在 Charcot 三联征基础上出现血压下降及精神异常，称为瑞罗茨（Reynolds）五联征，它提示病情已发展为急性梗阻性化脓性胆管炎。

（二）辅助检查

当有胆（肝）总管或双侧肝管梗阻时，肝功能测定，显示有一定损害，呈现梗阻性黄疸：黄疸指数、血清胆红素、一分钟胆红素、AKP、LDH、 γ-GT 等均有升高，而转氨酶升高不显著，一般在 400U 以下，与胆红素升高不成比例，提示为梗阻性黄疸。一侧肝管梗阻，黄疸指数与血清胆红素水平多正常，但 AKP、LDH、γ-GT 往往升高。

尿三胆仅胆红素阳性、尿胆原及尿胆素阴性，但肝功损害严重时均可阳性。尿中可见蛋白及颗粒、管型等，显示肾功损害。如出现 ACST 者血培养可为阳性。

B 超对本病诊断具有重要价值，而且具有无损伤、快速、经济、适应证广、可多次重复，已列为本病常规检查。CT 检查对本病的诊断有一定帮助，准确率为 51.7%，可显示胆管扩张程度，证实胆道梗阻的存在及其部位。也能显示胆囊的大小并阳性结石。

（三）鉴别诊断

急性梗阻性化脓胆管炎可与急性腹膜炎、胆道蛔虫病、右肾结石、黄疸性肝炎及冠状动脉供血不足等相混淆，应仔细鉴别，多能区别。

（四）治疗

1. 非手术疗法

（1）常用的非手术疗法　包括卧床休息、禁饮食或低脂饮食、输液，必要时输血，纠正水、电解质和酸碱平衡紊乱，应用广谱抗生素，尤对革兰氏阴性杆菌敏感的抗生素和抗厌氧菌的药物（如甲硝唑等），最宜按照细菌培养结果适当用药。腹胀者应予以胃肠减压。适时应用解痉止痛药与镇静药：胆绞痛者宜同时应用哌替啶和阿托品，两药合用效果好，由于吗啡能引起 Oddi 括约肌痉挛，故属禁忌，其他药如亚硝酸异戊酯、硝酸甘油和 33% 硫酸镁等均有松弛括约肌作用，亦可先用。必要时在加强抗生素的情况下，使用激素治疗，以减轻炎症反应、增强机体应激能力。如有休克应加强抗休克的治疗，如吸氧、维持血容量、及时使用升压药物等。经上述治疗，多能缓解，待度过急性期后 4～6 周，再行胆道确定性手术。如此可使患者免受再次手术痛苦。

（2）经皮肝穿刺胆道引流术（PTD） 对胆管严重梗阻者或化脓性胆管炎者，可行 PTD 术，以引流胆道、降低胆道压力、控制感染、减少死亡率、赢得手术时间等。

（3）内镜下十二指肠乳头切开术（EPT） 适用于直径＜3cm 的胆总管结石，乳头狭窄经 ERCP 证实伴有胆总管扩张、淤胆等。术后可自行排石或以取石器械取出结石，同时可在胆总管内放置长引流管、行胆道-鼻引流。

2. 手术治疗

在急性发作期，一开始仍应积极非手术治疗，以此作为术前准备以备随时手术，如在 12～24h 内没有明显改善，甚至出现低血压、意识障碍、急性重症胆管炎、休克不能纠正者，应立即手术，实施胆管减压、取出关键性结石、行 T 管引流，以挽救患者生命，日后再行胆道确定性手术。

第十五节　急性肠梗阻

（一）临床表现

1. 腹痛

（1）单纯性机械性肠梗阻　一般为阵发性剧烈绞痛，由于梗阻以上部位的肠管强烈蠕动所致。这类疼痛可有以下特点：①波浪式的由轻而重，然后又减轻，经过一平静期而再次发作。②腹痛发作时可感有气体下降，到某一部位时突然停止，此时腹痛最为剧烈，然后有暂时缓解。③腹痛发作时可出现肠型或肠蠕动，患者自觉似有包块移动。④腹痛时可听到肠鸣音亢进，有时患者自己可以听到。

（2）绞窄性肠梗阻　腹痛往往为持续性腹痛伴有阵发性加重，疼痛也较剧烈。有时肠系膜发生严重绞窄，可引起持续性剧烈腹痛，除腹痛外其他体征都不明显，可以造成诊断上的困难。

（3）麻痹性肠梗阻　腹痛往往不明显，阵发性绞痛尤为少见。结肠梗阻除非有绞窄，腹痛不如小肠梗阻时明显，一般为胀痛。

2. 呕吐

呕吐在梗阻后很快即可发生，在早期为反射性的，呕吐物为食物或胃液。然后即进入一段静止期，再发呕吐时间视梗阻部位而定，如为高位小肠梗阻，静止期短，呕吐较频繁，呕吐物为胃液、十二指肠液和胆汁。如为低位小肠梗阻，静止期可维持1～2天始再呕吐，呕吐物为带臭味的粪样物。如为绞窄性梗阻，呕吐物可呈棕褐色或血性。结肠梗阻时呕吐少见。

3. 腹胀

腹胀一般在梗阻发生一段时间以后开始出现。腹胀程度与梗阻部位有关，高位小肠梗阻时腹胀不明显，低位梗阻则表现为全腹膨胀，常伴有肠型。麻痹性肠梗阻时全腹膨胀显著，但不伴有肠型。闭祥型肠梗阻可以出现局部膨胀，叩诊鼓音。结肠梗阻因回盲瓣关闭可以显示腹部高度膨胀而且往往不对称。

4. 排便排气停止

在完全性梗阻发生后排便排气即停止。在早期由于肠蠕动增加，梗阻以下部位残留的气体和粪便仍可排出，所以早期少量的排气排便不能排除肠梗阻的诊断。在某些绞窄性肠梗阻如肠套叠、肠系膜血管栓塞或血栓形成，可自肛门排出血性液体或果酱样便。

5. 体征

早期单纯性肠梗阻患者，全身情况无明显变化，后因呕吐，水、电解质紊乱，可出现脉搏细速、血压下降、面色苍白、眼球凹陷、皮肤弹性减退、四肢发凉等中毒和休克征象，尤其绞窄性肠梗阻更为严重。

腹部体征：机械性肠梗阻常可见肠型和蠕动波。肠扭转时腹胀多不对称。单纯性肠梗阻肠管膨胀，有轻度压痛。绞窄性肠梗阻可有固定压痛和肌紧张，少数患者可触及包块。蛔虫性肠梗阻常在腹部中部触及条索状团块；当腹腔有渗液时，可出现移动性浊音；绞痛发作时，肠鸣音亢进。有气过水声、金属音。肠梗阻并发肠坏死、穿孔时出现腹膜刺激征。麻痹性肠梗阻时，则肠鸣音减弱或消失。

低位梗阻时直肠指检如触及肿块，可能为直肠肿瘤、极度发展的肠套叠的套头或肠腔外的肿瘤。

（二）辅助检查

（1）X线检查　在梗阻发生 4~6h 后即可出现变化，可见到有充气的小肠肠袢，而结肠内气体减少或消失。空肠黏膜的环状皱襞在空肠充气时呈"鱼骨刺"样。较晚期时小肠肠袢内有多个液面出现，典型的呈阶梯状。

（2）化验检查　肠梗阻由于失水、血液浓缩、白细胞计数、血红蛋白、血细胞比容均有增高，尿比重也增多，晚期由于出现代谢性酸中毒，血 pH 值及二氧化碳结合力下降，严重的呕吐出现血钾低。

（三）鉴别诊断

有可能与其他一些疾病混淆，如急性坏死性胰腺炎、输尿管结石、卵巢囊肿蒂扭转等。此外急性梗阻是单纯性梗阻还是绞窄性梗阻，两者鉴别的重要性在于，绞窄性肠梗阻预后严重，必须手术治疗，而单纯性肠梗阻则可先用非手术治疗。有下列临床表现者应怀疑为绞窄性肠梗阻：①腹痛剧烈，发作急骤，在阵发性疼痛间歇期仍有持续性腹痛；②病程早期即出现休克，并逐渐加重，或经抗休克治疗后，改善不显著；③腹膜刺激征明显，体温、脉搏和白细胞计数在观察下有升高趋势；④呕吐出或自肛门排出血性液体，或腹腔穿刺吸出血性液体；⑤腹胀不对称，腹部可触及压痛的肠袢。

（四）治疗

1. 基础治疗

（1）纠正水、电解质紊乱和酸碱失衡　最常用的是静脉输注葡萄糖液、等渗盐水；如梗阻已存在数日，也需补钾，对高位小肠梗阻以及呕吐频繁的患者尤为重要。但输液所需容量和种类须根据呕吐情况、缺水体征、血液浓缩程度、尿排出量和比重，并结合血清钾、钠、氯和二氧化碳结合力监测结果而定。

（2）胃肠减压　是治疗肠梗阻的重要方法之一。胃肠减压一般采用较短的单腔胃管。但对低位肠梗阻，可应用较长的双腔 M-A 管，其下端带有可注气的薄膜囊，借肠蠕动推动气囊将导管带至梗阻部位，减压效果较好。

（3）防治感染和毒血症　应用抗生素对于防治

细菌感染，从而减少毒素的产生都有一定作用。一般单纯性肠梗阻可不应用，但对单纯性肠梗阻晚期，特别是绞窄性肠梗阻以及手术治疗的患者，应该使用。

2. 解除梗阻

（1）手术治疗　各种类型的绞窄性肠梗阻、肿瘤及先天性肠道畸形引起的肠梗阻，以及非手术治疗无效的患者，均应手术治疗。

① 单纯性小肠梗阻：一般应直接解除梗阻的原因，如松解粘连、切除狭窄肠段等，如不可能，则可将梗阻近侧、远侧肠袢做侧侧吻合手术，以恢复肠腔的通畅。

② 绞窄性小肠梗阻：应争取在肠坏死以前解除梗阻，恢复肠管血液循环。正确判断肠管的生机十分重要，如在解除梗阻原因后有下列表现，则说明肠管已无生机。

a. 肠壁已呈暗黑色或紫黑色。

b. 肠壁已失去张力和蠕动能力，肠管呈麻痹、扩大，对刺激无收缩反应。

c. 相应的肠系膜终末小动脉无搏动。

如有可疑，可用等渗盐水纱布热敷，或用0.5%普鲁卡因溶液做肠系膜根部封闭等。倘若观察10～30min仍无好转，说明肠已坏死，应做肠切除术。

③ 急性结肠梗阻：对单纯性结肠梗阻，一般

采用梗阻近侧（盲肠或横结肠）造口，以解除梗阻。如已有肠坏死，则宜切除坏死肠段并将断端外置做造口术，等以后二期手术再解决结肠病变。

（2）非手术治疗 是每一个肠梗阻患者必须首先采用的方法，部分单纯性肠梗阻患者，常可采用此法使症状完全解除而免于手术，对需要手术的患者，此法也是手术前必不可少的治疗措施，主要包括禁饮食、胃肠减压，纠正水、电解质紊乱、酸碱平衡失调。

第十六节　腹外疝急症

临床上，腹外疝急症主要包括嵌顿性疝和绞窄性疝。

① 嵌顿性疝：疝内容物突然不能回纳，发生疼痛等一系列症状者，称为嵌顿性疝。如嵌顿的内容为小肠，则产生急性肠梗阻症状。嵌顿性疝可造成嵌顿的近端与远端肠袢内腔同时完全性梗阻，所以属于闭袢性肠梗阻，因而也叫嵌闭性疝。

② 绞窄性疝：嵌顿性疝如不及时解除，致使疝内容物因被嵌闭后使内容物发生血循环障碍甚至坏死者，称为绞窄性疝。

1. 临床表现

临床上，绞窄是嵌顿的进一步发展，是不能截然分开的两个连续性阶段。疝嵌顿或绞窄后有三大主要症状。

①疝块突然疝出肿大，伴有明显疼痛，与往常不同，不能回纳入腹腔。

②疝块坚实、变硬、有明显压痛，令患者咳嗽时疝块无冲击感，也不像往常那样呈膨胀性肿块。

③出现急性机械性肠梗阻症状：剧烈的阵发性腹痛，伴有呕吐，排气排便停止，肠鸣音亢进，稍晚时还出现腹胀。

2. 鉴别诊断

（1）腹股沟直疝与斜疝的鉴别　见表4-2。

表 4-2　斜疝和直疝的鉴别

鉴别点	斜疝	直疝
突出途径	多见于儿童及青壮年 经腹股沟管突出，可进阴囊	多见于老年 由直疝三角突出，不进阴囊
疝块外形	椭圆或梨形，上部呈蒂柄状	半球形，基底较宽
回纳疝块后压住内环	疝块不再突出	疝块仍可突出
精索与疝囊的关系	精索在疝囊后方	精索在疝囊前外方
疝囊颈与腹壁下动脉的关系	疝囊颈在腹壁下动脉外侧	疝囊颈在腹壁下动脉内侧
嵌顿机会	较多	极少

（2）睾丸鞘膜积液　完全在阴囊内，肿块上缘可触及，无蒂柄进入腹股沟管内。发病后，从来不能回纳，透光试验检查呈阳性。肿块呈囊性弹性感。睾丸在积液之中，故不能触及，而腹股沟斜疝时，可在肿块后方扪到实质感的睾丸。

（3）精索鞘膜积液　肿块位于腹股沟区睾丸上方，无回纳史，肿块较小，边缘清楚，有囊性感，牵拉睾丸时，可随之而上下移动。但无咳嗽冲击感，透光试验阳性。

（4）交通性鞘膜积液　肿块于每日起床或站立活动后慢慢出现逐渐增大，平卧和睡觉后逐渐缩小，挤压肿块体积也可缩小，透光试验阳性。

（5）睾丸下降不全　隐睾多位于腹股沟管内，肿块小，边缘清楚，用手挤压时有一种特殊的睾丸胀痛感，同时，患侧阴囊内摸不到睾丸。

（6）髂窝部寒性脓肿　肿块往往较大，位置多偏右腹股沟外侧，边缘不清楚，但质软而有波动感。见于腰椎或骶髂关节有结核病变。

3. 治疗

嵌顿性疝手法复位治疗如下。

（1）适应证　嵌顿性疝原则上应紧急手术，以防止肠管坏死。但在下列少数情况下：①如嵌顿时间较短（3～5h 内），局部压痛不明显，没有腹部压痛和腹膜刺激症状，估计尚未形成绞窄。尤其是小儿，因其疝环周围组织富于弹性，可以试行复位；②病史长的巨大疝，估计腹壁缺损较大，而疝环松弛者。

（2）复位方法　注射哌替啶以镇静、止痛、松弛腹肌，让患者取头低脚高位，医生用手托起阴囊，将突出的疝块向外上方的腹股沟管做均匀缓慢挤压式还纳，左手还可轻轻按摩嵌顿的疝环处以协助回纳。手法复位切忌粗暴，以免挤破肠管。回纳后，应反复严密观察24h，注意有无腹痛、腹肌紧张以及大便带血现象，也须注意肠梗阻现象是否得到解除。

（3）嵌顿性和绞窄性疝的手术处理原则　嵌顿性疝需要紧急手术，以防止疝内容物坏死并解除伴发的肠梗阻。绞窄性疝的内容物已坏死，更需手术。术前应做好必要的准备。

第十七节　急性阑尾炎

1. 临床表现

（1）转移性右下腹痛　转移性腹痛是急性阑尾炎的重要特点，因内脏转位盲肠和阑尾位于左下腹时，出现转移性左下腹痛，也应考虑到左侧阑尾炎的可能。约1/3的患者开始就是右下腹痛，特别是慢性阑尾炎急性发作时，因此无转移性右下腹痛不能完全除外急性阑尾炎的存在，必须结合其他症状和体征综合判断。

（2）右下腹有固定的压痛区和不同程度的腹膜

刺激征 特别是急性阑尾炎早期，自觉腹痛尚未固定时，右下腹就有压痛存在。而阑尾穿孔合并弥漫性腹膜炎时，尽管腹部压痛范围广泛，但仍以右下腹最为明显。急性阑尾炎的压痛始终在右下腹部，并可伴有不同程度的腹肌紧张和反跳痛。

2. 辅助检查

白细胞总数和中性白细胞数可轻度或中度增加，大便和尿常规可基本正常。胸部透视可排除右侧胸腔疾病减少对阑尾炎的误诊，立位腹部平片观察膈下有无游离气体等其他外科急腹症的存在。右下腹 B 超检查了解有无炎性包块，对判断病程和决定手术有一定帮助。

3. 鉴别诊断

（1）需要与内科急腹症鉴别的疾病 右下肺炎和胸膜炎；急性肠系膜淋巴结炎；局限性回肠炎。

（2）需要与妇产科急腹症鉴别的疾病 右侧输卵管妊娠；卵巢囊肿扭转；卵巢滤泡破裂；急性附件炎。

（3）需要与外科急腹症鉴别的疾病 溃疡病急性穿孔；急性胆囊炎、胆石症；急性美克尔憩室炎；右侧输尿管结石。

4. 治疗原则

（1）急性单纯性阑尾炎 条件允许时可先行中西医相结合的非手术治疗，但必须仔细观察，如病情有发展应及时中转手术。经保守治疗后，可能遗留有阑尾腔的狭窄，且再次急性发作的机会很大。

（2）化脓性、穿孔性阑尾炎 原则上应立即实施急诊手术，切除病理性阑尾，术后应积极抗感染，预防并发症。

（3）发病已数日且合并炎性包块的阑尾炎 暂行保守治疗，促进炎症的尽快消失，3~6个月后如仍有症状者，再考虑切除阑尾。保守治疗期间如脓肿有扩大并可能破溃时，应急诊引流。

（4）高龄、小儿及妊娠期急性阑尾炎，原则上应和成年人阑尾炎一样，急诊手术。

第十八节　肾输尿管结石

1. 临床表现

上尿路结石主要症状是疼痛和血尿。病史中多有典型的肾绞痛和血尿，或曾从尿道排出过结石。查体可发现患侧肾区有叩击痛，并发感染、积水时叩击痛更为明显，肾积水较重者可触及肿大的肾脏，输尿管末端结石有时可经直肠或阴道指检触及。

2. 辅助检查

（1）尿液常规检查 可见红细胞、白细胞或结晶，尿 pH 在草酸盐及尿酸盐结石患者常为酸性；磷酸盐结石常为碱性。

（2）X 线检查 X 线检查是诊断肾及输尿管结石的重要方法，约 95% 以上的尿路结石可在 X 线平片上显影。

（3）B超检查　在结石部位可探及密集光点或光团，合并肾积水时可探到液平段。同位素肾图检查可见患侧尿路呈梗阻型图形。

3. 鉴别诊断

右侧肾及输尿管上段结石须与胆石症、胆囊炎、胃及十二指肠溃疡病等鉴别；右侧输尿管结石易与阑尾炎相混淆，都应根据临床表现的特点加以区别（表4-3）。

4. 肾绞痛的处理

（1）解痉止痛　常用药物为哌替啶及阿托品，用阿托品0.5mg及哌替啶50～100mg肌内注射，口服颠茄片16mg，一天3次。

（2）指压止痛　用拇指压向患侧骶棘肌外缘、第3腰椎横突处，可收到止痛或缓解疼痛的效果。

（3）皮肤过敏区局部封闭　先用大头针在患侧腰部试出皮肤过敏区，然后用0.5%奴夫卡因20mL做过敏区皮内及皮下浸润封闭，有时可收到明显的止痛效果。

5. 非手术疗法

非手术疗法一般适合于结石直径小于1cm、周边光滑、无明显尿流梗阻及感染者，对某些临床上不引起症状的肾内较大鹿角形结石，亦可暂行非手术处理。

① 大量饮水。

表 4-3 上尿路结石与常见急腹症的鉴别

病名	病史	腹痛部位	腹痛性质	腹部体征	特点
肾或输尿管结石	突然发病、反复发作时可有尿中排石史	腰或下腹部	阵发性绞痛、向外阴部放射	肾区叩击痛、下腹压痛、无腹部肌卫反应	尿中有红细胞、X线平片及尿路造影可见阳性结石影
胆石症或胆道感染	发病急、多有类似发作史、进油腻食物后发作或加重	右上腹痛、及剑突下	持续性疼痛、阵发性发作、向右肩背放散	墨菲征阳性、有时可扪及肿大的胆囊	白细胞计数升高、B超可见胆囊内结石
急性阑尾炎	转移性右下腹疼痛	右下腹部	持续性疼痛、逐渐加重	右下腹阑尾点压痛、反跳痛、腹肌紧张	体温轻度升高、白细胞计数升高
胃十二指肠溃疡急性穿孔	突然发病、过去有溃疡病史	开始在上腹部、很快波及全腹	持续性刀割样疼痛	上腹部板样强直、全腹压痛、跳痛、肝浊音界消失	X线腹部透视可见膈下游离气体
急性胰腺炎	突然发生、常在暴饮暴食之后、可有胆道疾病史	上腹偏左、可向全腹蔓延	持续性剧痛、向腰背部放散	上腹压痛、可有腹肌紧张	血、尿淀粉酶值升高、白细胞总数增高

② 中草药治疗：常用药物有金钱草、海金沙、瞿麦、萹蓄、车前子、木通、滑石、鸡内金、石韦等，可随症加减。

③ 针刺方法：针刺或电针肾俞、膀胱俞、三阴交、足三里、水道、天枢等可增加肾盂、输尿管的蠕动，有利于结石的排出。

④ 经常做跳跃活动，或对肾下盏内结石行倒立体位及拍击活动，也有利于结石的排出。

⑤ 其他：对尿培养有细菌感染者，选用敏感药物积极抗感染。对体内存在代谢紊乱者，应积极治疗原发疾病以及调理尿的酸碱度等。

第十九节　膀胱结石

1. 临床表现

主要表现为尿路刺激症状，如尿频、尿急和终末性排尿疼痛，尿流突然中断伴剧烈疼痛且放射至会阴部或阴茎头，改变体位后又能继续排尿或重复出现尿流中断。

2. 辅助检查

膀胱区摄 X 线平片多能显示结石阴影，B 超检查可探及膀胱内结石声影，膀胱镜检查可以确定有无结石、结石大小、形状、数目，而且还能发现 X 线透光的阴性结石以及其他病变，如膀胱炎、前列腺增生症、膀胱憩室等。

3. 治疗

小的结石可经尿道自行排出，较大结石不能自行排出者可行膀胱内碎石术。碎石方法有体外冲击波碎石及液电冲击碎石、超声波碎石及碎石钳碎石。较大结石且无碎石设备者可行耻骨上膀胱切开取石术，对合并有膀胱感染者，应同时积极治疗炎症。

第二十节　尿 道 结 石

1. 临床表现

主要症状有尿痛和排尿困难。排尿时出现疼痛，前尿道结石疼痛局限在结石停留处，后尿道结石疼痛可放散至阴茎头或会阴部。尿道结石常阻塞尿道引起排尿困难，尿线变细、滴沥甚至急性尿潴留。有时出现血尿，合并感染时可出现膀胱刺激症状及脓尿。后尿道结石可经直肠指检触及，前尿道结石可直接沿尿道体表处扪及，用尿道探条经尿道探查时可有摩擦音及碰击感。

2. 辅助检查

X线平片可明确结石部位、大小及数目。尿道造影更能明确结石与尿道的关系，尤其对尿道憩室内的结石诊断更有帮助。

3. 治疗

① 舟状窝内结石小的可用镊子取出，大的不

能通过尿道外口者可将结石钳碎或经麻醉后切开尿道外口后取出。

②前尿道结石可在麻醉下于结石近侧压紧尿道，从尿道外口注入液状石蜡，用钩针钩取，如不能取出，用金属探条将结石推回到尿道球部，行尿道切开取石，但应避免在阴茎部切开尿道取石，以免发生尿道狭窄或尿道瘘。

③后尿道结石需在麻醉下用金属探条将结石推回膀胱，再按膀胱结石处理。

④尿道憩室合并结石时，应将结石取出的同时切除憩室。

⑤尿道结石合并尿道及尿道周围感染时，应先行膀胱造口，尿流改道，待感染控制后再行尿道内取石术。

第二十一节　急性尿潴留

1. 诊断

在排尿困难的基础上，如有受凉、饮酒、劳累等诱因而引起腺体及膀胱颈部充血水肿时，即可发生急性尿潴留。患者膀胱极度膨胀，疼痛，尿意频繁，辗转不安，难以入眠。

2. 检查

①B型超声检查：上尿路梗阻时，患侧肾常可探到液平段，提示患肾积水。并发结石时可探及

结石及其声影。下尿路梗阻时，膀胱内可测得不同程度的残余尿。

② 直肠指诊是诊断前列腺增生症的重要步骤。

3. 治疗

① 应用 α 受体阻滞剂，如酚妥拉明、酚苄明、特拉唑嗪等可使膀胱颈松弛，有利于尿液排出。

② 放置留置导尿管以引流尿液。如导尿管不能放入时，可用钢丝作管芯将导尿管放入，如仍不能放入时，可行耻骨上膀胱穿刺造口术。

第二十二节　直肠肛管周围脓肿

1. 临床表现

(1) 肛门周围脓肿　局部持续性跳痛，排便加重，脓肿表浅全身症状不明显。初起时局部红肿、发硬、压痛、脓肿形成则波动明显，如未及时治疗，脓肿可自行从皮肤穿破，形成外瘘或向肛窦引流，形成内瘘。

(2) 坐骨直肠窝脓肿　较常见。脓肿较大、较深，症状较重，全身可发热、畏寒，局部呈持续性胀痛而逐渐加重为跳痛，排便可加重，有时出现排尿困难和里急后重症。检查肛周，病初无明显体征，以后出现红肿、压痛，直肠指检可扪及柔软有波动、有压痛的肿块，穿刺可抽出脓液。

（3）骨盆直肠窝脓肿 位置较深，全身症状更明显而局部症状轻，造成诊断上困难。有持续高热、头痛、恶心等，局部肛门坠胀，便意不尽，排尿不适等。检查肛周区无异常发现，指检在直肠侧壁外有隆起肿块或波动感，依靠穿刺抽脓确诊。

（4）其他 如直肠后窝脓肿、直肠黏膜下脓肿等，由于位置较深，局部症状不显，诊断较困难。患者有不同程度的全身感染症状以及局部坠胀，常有便意等，脓肿大者，可扪及压痛性包块。

2. 辅助检查

实验室检查有时可见白细胞升高，B超检查可以发现较浅表脓肿。

3. 治疗

如感染未形成脓肿时，可采用非手术治疗：①应用抗菌药物，根据病情选用1～2种抗生素或清热解毒利湿的中药；②热水坐浴；③局部理疗；④口服缓泻药以减轻患者排便时疼痛。

手术切开引流的方法，因脓肿部位不同而各异。表浅者局麻下进行，以波动明显部位为中心，做肛门周围放射形切口，要足够大，以保证引流通畅。坐骨直肠窝脓肿部位较深，范围亦大，应鞍麻下切开引流，切口应距肛缘3～5cm，呈弧形，略偏后，切口大，术者手指能进入脓腔，保证引流通畅。骨盆直肠窝脓肿，由于肛提肌间隔，脓腔要在穿刺引导下引流，穿过肛提肌的切口也必须够大，其他一些脓肿均可经直肠切开引流，较低位的可在直视下进行，较高的需通过肛镜进行。

第五章

妇科急症

一、卵巢囊肿蒂扭转

1. 诊断

（1）病史　突然发生一侧下腹剧痛，可呈绞窄性、持续性或间断性疼痛，常伴恶心、呕吐、肛门坠胀感或腹泻，可有低热。若扭转自然复位，腹痛可以随之缓解。

（2）查体　下腹压痛及反跳痛，可发现下腹部肿物。妇科检查：宫颈举痛，卵巢肿块边缘清晰，蒂部触痛明显。

（3）血液检查　白细胞升高。B超检查：一侧附件区低回声区，边缘清晰，有条索状蒂。

2. 鉴别诊断

（1）急性阑尾炎　有典型移动性腹痛，右下腹腹膜刺激征明显，腹肌紧张，压痛、反跳痛明显，恶心、呕吐较重。妇科检查：无肿块触及。彩超检查子宫附件区无异常。

（2）卵巢破裂　发病初期下腹痛，局限于一侧下腹部或全腹部，并向肩、背部放射，剧痛后为持续性下坠感，若腹腔内出血多，患者瞬间休克；出血少，剧痛后随之减轻。妇科检查：无肿块触及，患侧附件区压痛。后穹隆可抽出血液。

（3）异位妊娠　有停经史，阴道流血，突然出现下腹部撕裂样疼痛，逐渐扩散至全腹。妇科检查：宫颈举摆痛，子宫漂浮感，宫旁或直肠陷凹有肿块。HCG 为阳性。彩超检查一侧附件区低回声，其内有妊娠囊。后穹隆可抽出不凝血。

（4）急性输卵管炎　持续性下腹痛，白细胞计数增高，发热。妇科检查举宫颈时两侧下腹痛。彩超检查两侧附件区低回声。

3. 治疗

① 卵巢肿瘤蒂扭转一旦确诊，应立即手术。可将肿瘤及扭转瘤蒂一并切除；术中送快速病理排除恶性，可考虑囊肿剥除手术。

② 不完全扭转（扭转后松解复位）确诊为赘生性卵巢肿瘤，应及时手术切除。

③ 发生感染：控制感染，待体温与血象正常手术。若持续高热及毒血症状态，去除病因，可手术并放置引流。

二、黄体破裂

1. 诊断

（1）病史与症状　可发生于已婚或未婚妇女，以生育年龄妇女为最多见。一般见于月经周期20～27天，突然下腹疼痛、恶心、呕吐，大小便频繁感。严重者可表现口干、心悸、头晕、眼花、昏厥等休克症状。亦有少数患者腹痛发生在月经中期或30～40天。

（2）查体　贫血貌，脉率快，血压下降。下腹压痛、反跳痛，移动性浊音阳性。妇科检查：宫颈举痛，后穹隆饱满、触痛。子宫一侧可触及境界不清包块，触痛明显。

（3）辅助诊断　①血常规：血红蛋白下降。②B超：患侧卵巢增大，腹腔积液。③腹腔镜检：可见卵巢破裂，有活动性出血。④后穹隆可抽出不凝血。

2. 鉴别诊断

（1）急性阑尾炎　有典型移动性腹痛，右下腹腹膜刺激征明显，腹肌紧张，压痛、反跳痛明显，恶心、呕吐较重。妇科检查：无肿块触及。彩超检查子宫附件区无异常。

（2）异位妊娠　有停经史，阴道流血，突然出现下腹部撕裂样疼痛，逐渐扩散至全腹。妇科检查：宫颈举摆痛，子宫漂浮感，宫旁或直肠陷凹有肿块。HCG为阳性。彩超检查一侧附件区低回声，其内有妊娠囊。后穹隆可抽出不凝血。

（3）急性输卵管炎　持续性下腹痛，白细胞计数增高，发热。妇科检查举宫颈时两侧下腹痛。彩超检查两侧附件区低回声。

3. 治疗

有内出血多伴贫血或休克者应立即行剖腹探查手术修补卵巢破裂口，修补困难行该侧卵巢切除。出血不多可行腹腔镜检查确诊。镜下行 YAG 激光或电凝修补破裂口。

三、卵巢囊肿破裂

1. 诊断

（1）病史　①原有卵巢囊肿病史、突然腹痛、腹膜刺激征；②原有的囊肿变小或消失，并出现腹水或血腹；③腹腔或后穹隆穿刺有囊血液，彩超检查囊肿缩小，伴盆腔积液，即可诊断，还可镜下活检。

（2）查体　腹肌紧张、压痛、反跳痛、腹膜刺激征，原有囊肿缩小或消失，有腹腔积液。

（3）辅助诊断　①血常规：血红蛋白下降。②B超：患侧卵巢囊肿缩小或消失，腹腔积液。③腹腔镜检：可见卵巢破裂有活动性出血。④后穹隆可抽出不凝血。

2. 鉴别诊断

（1）急性阑尾炎　有典型移动性腹痛，右下腹腹膜刺激征明显，腹肌紧张，压痛、反跳痛明显，恶心、呕吐较重。妇科检查：无肿块触及。彩超检查子宫及附件区无异常。

（2）异位妊娠　有停经史，阴道流血，突然出现下腹部撕裂样疼痛，逐渐扩散至全腹。妇科检查：宫颈举摆痛，子宫漂浮感，宫旁或直肠陷凹有肿块。HCG为阳性。彩超检查一侧附件区低回声，其内有妊娠囊。后穹隆可抽出不凝血。

（3）急性输卵管炎　呈持续性下腹痛，白细胞计数增高，发热。妇科检查举宫颈时两侧下腹痛。彩超检查两侧附件区低回声。

3. 治疗

疑诊为卵巢囊肿破裂，应急诊手术剖腹探查，明确诊断；判断囊肿性质及临床分期，尽量切除病灶。

四、痛经

1. 诊断

青少年期常见，多在初潮后 1～2 年发病，行经前后或月经期出现下腹疼痛、坠胀，伴腰酸或其他不适，程度严重影响生活和工作质量。痉挛性疼痛多自月经来潮后开始或出现于经前 12h，行经第一天疼痛最剧，持续 3～4 天缓解。部位：下腹部耻骨上，可放射到腰骶部和大腿内侧。可伴发恶心、呕吐、腹泻、头晕、乏力等。妇科检查无异常。

2. 一般治疗

前列腺素合成酶抑制剂如布洛芬、酮洛芬、萘普生、甲氯芬那酸等。布洛芬 200～400mg，每日 3～4 次。酮洛芬 50mg，每日 3 次。

第六章

五官科急症

一、鼻出血

（一）判断出血侧别及部位

对主诉鼻出血的患者，应询问其首先出血侧，判断出血部位，寻找出血点，明确出血部位。出血部位大体上可有 4 个部位。

（1）鼻腔前部出血　该部位出血常来自鼻中隔前下方的利特尔动脉丛或克氏静脉丛。一般出血量较少，可自止或较容易止血。多见于儿童和青年。

（2）鼻腔上部出血　该部位出血常来自鼻中隔后上部，多为动脉性出血，一般出血较剧，量较多，多数需要采取前鼻孔或前后鼻孔填塞止血。多见于中壮年人，有高血压者较易发生。

（3）鼻腔后部出血　该部位出血多来自下鼻道后端的鼻-鼻咽静脉丛。出血部隐蔽，前鼻孔填塞不易压迫到出血处，故常需进行后鼻孔填塞。常见于中老年人。

（4）鼻腔黏膜弥漫性出血　此类出血多为鼻黏膜广泛部位的微血管出血。出血量有多有少。多发生在有全身性疾病如肝肾功能严重损害、血液病、急性传染病和中毒等的患者。

询问伴发症状、既往鼻病史、饮食习惯和全身相关疾病。若成人反复单侧出血应考虑鼻、鼻咽部新生物。女性患者应主要与月经周期的关系。对中老年鼻出血应考虑高血压、动脉硬化、肺心病等。应注意患者全身状态，有无贫血、休克等急症。

（二）失血量的估计

失血量的估计，要根据每次出血情况及发作次数、患者的血压、脉搏和一般症状来综合判断。失血量达 500mL 时，可出现头晕、口渴、乏力、面色苍白等症状；失血量在 500～1000mL 时，可出现出汗、血压下降、脉速而无力；若收缩压低于 80mmHg，则提示血容量损失约 1/4。

对于出血剧烈者，不宜从容不迫地先进行检查，此时除需立即采取止血措施外，还要迅速判断有无失血性休克。但要注意以下几点。

① 休克时，鼻出血常自止，不可误认为已愈。

② 高血压鼻出血患者，可能因出血过多致血压下降，此时不可误认为血压"正常"。应注意患者有无休克或休克前期症状，如脉搏快而细弱、烦躁不安、面色苍白、口渴、出冷汗及胸闷等。

③ 要重视患者主诉出血量，不要片面依赖化验室检查。因在急性大出血后，其血红蛋白值在 24h 内仍可显示正常。

④ 有时大量血液被咽下，片刻后吐出，一部

分可能从鼻腔呛出，仍为鲜红色。在这种情况下，不可误认为又发生鼻出血。

（三）治疗

1. 一般处理

（1）情绪紧张和恐惧者，应予以安慰，使之镇静，必要时给予镇静药。嘱患者尽量勿吞咽血液，以免刺激胃部引起呕吐，同时亦有助于掌握出血量。

（2）一般出血或小量出血者取坐位或半卧位，大量出血疑有休克者，应取平卧低头位。

（3）冷敷和收敛　临床上最多见的出血部位是鼻中隔前下部（易出血区），该部位出血一般出血量少。嘱患者用手指捏紧两侧鼻翼（旨在压迫鼻中隔前下部）10～15min，同时用冷水袋或湿毛巾敷前额和后颈，以促使血管收缩减少出血；或用浸有1‰麻黄碱生理盐水或0.1‰肾上腺素的棉片置入鼻腔暂时止血，以便寻找出血部位。

（4）出血较剧者，可用吸引器管吸出鼻腔内血液，并寻找出血部位。再选择适宜的止血方法。

2. 烧灼法

（1）化学烧灼　如30%～50%硝酸银、30%三氯醋酸等点灼出血部位。

（2）激光、微波、射频等烧灼　先用浸有1%丁卡因和0.1‰肾上腺素溶液的棉片麻醉和收缩出血部位及其附近黏膜。烧灼的范围越小越好，避免烧灼过深。烧灼后涂以软膏保护创面。

3. 填塞法

用于出血较剧、弥漫性出血或出血部位不明者。根据不同病因、出血量和出血部位选择适宜的填塞材料。

（1）前鼻孔填塞　先以 1% 麻黄碱加 1% 丁卡因液棉片置于鼻腔，以起到止血、收缩鼻黏膜、麻醉作用，必要时可重复置换一次。然后，用前鼻镜撑开前鼻孔，尽可能看清鼻腔结构和出血点，将准备好的宽度约 1.5cm 的凡士林纱条或碘仿纱条的一段双叠成 8～10cm，用枪状镊夹住折叠端将其置于鼻腔后上部，将双叠的纱条分开，短段平贴鼻腔上部，长段平贴鼻腔底，形成一向外开放的"口袋"，然后将其余纱条从后向前以上下折叠状填塞置"口袋"内，使纱条填紧鼻腔，剪去多余纱条，用干棉球塞入前鼻孔，胶布固定。纱条填塞的缺点是患者较痛苦，取出纱条时对黏膜损伤较大，有再出血的可能。操作应按无菌规范，填塞纱条留置期间应给予抗生素，填塞时间一般不超过 3 天，抗生素纱条不超过 5 天，碘仿纱条不超过 7 天。

（2）后鼻孔填塞　适用于鼻腔填塞后血仍不止或后鼻孔及其周围出血的患者。先准备大小适宜的锥形纱布球，用 7 号丝线缝紧，两端各留长约 25cm 的双丝线备用。对鼻腔、口咽行黏膜表面麻醉。将小号导尿管沿患侧鼻腔经鼻底伸至口咽，用止血钳将导尿管拉出至口外，将锥形纱布球粗丝线系于导尿管上，一手经鼻回抽导尿管，借另一手食指或血管钳的帮助将纱布球送入口腔，超过软腭，将纱布球尖端拉进后鼻孔，在将纱布球拉紧的同事另用纱条进行鼻腔填塞，将纱布球引线系于纽扣或纱布上固定在前鼻孔处。纱布球底部丝线经口引出，松松固定于唇边，以便取出纱布球。后鼻孔填塞物宜在 48～72h 内取出，一般不宜超过 3 天，最多不超过 5～6 天。取出时将纱布球推达口咽部，再用血管钳取出。填塞物留置期间应予足量抗生素。

4. 鼻内镜下止血

患者仰卧位，先用含有表面麻醉药和血管收缩药的棉片对鼻腔进行收缩麻醉，在内镜监视下，一边用吸引器将鼻腔分泌物和血性物吸出，一边用内镜分别检查鼻中隔、外侧壁、鼻腔顶壁及鼻咽部，找到出血点或出血区域后，可以使用双极电凝、微波、射频和激光止血，如范围较广的弥漫性出血，可将含有抗生素的眼膏涂满明胶海绵或止血膨胀海绵作鼻腔填塞。

5. 血管结扎法

对以上反复未能奏效的严重出血者采用此法。

6. 血管栓塞法

对严重后鼻孔出血具有诊断和治疗双重功效，

本法用海绵微粒、钢丝螺圈等栓塞血管，是治疗经前后鼻孔填塞仍不能止血的严重鼻出血的有效方法。

二、鼻腔异物

1. 诊断程序

（1）判断异物性质　鼻异物可分为内生性和外生性两大类。前者有死骨、凝血块、鼻石、痂皮等。后者又可分为生物性和非生物性。生物性中以植物性多见。

（2）查明异物进入鼻腔和鼻窦的方式　多有以下几种。

① 儿童玩耍时自己或他人将豆类、果核、纸卷、塑料玩物等塞入鼻孔内又难以自行驱除，事后忘记，造成鼻腔异物。

② 热带地区水蛭和昆虫较多，可爬入野浴者或露宿者的鼻内。

③ 工矿爆破、器物失控飞出、枪弹误伤等使石块、木块、金属片、弹丸经面部进入鼻窦、眼眶及翼腭窝等处。

④ 鼻部手术时填塞的纱条、棉片或器械断端遗留鼻内，造成医源性异物。

（3）辅助检查　如异物存留过久，鼻内有肉芽组织形成，必须用探针辅助检查。对金属异物需行 X 线定位检查，应包括下颌骨在内的头颅正位和侧位片，以避免投影偏差。必要时可行 CT

检查。

2. 儿童鼻腔异物

儿童鼻腔异物可用前端为环状的器械经前鼻孔进入，绕至异物后方向前勾出。切勿用镊子夹取，尤其圆滑异物可因夹取滑脱，将其推向后鼻孔或鼻咽部，甚至误吸入喉腔或气管，给取出带来困难及并发症。

3. 动物性异物

动物性异物需先用 1% 丁卡因将其麻醉后，再用鼻钳取出。

4. 外伤性异物

外伤性异物在充分估计伤情和妥善准备后，经准确定位，选择相应手术进路和方法，必要时需在 X 线荧光屏观察下，实施手术取出。如异物较大且嵌顿在头面部大血管附近，需先行相关血管结扎再取出异物，如贸然取出有发生致死性大出血的可能。

5. 对无症状的细小金属异物

若不处在危险部位，可不必取出，但需定期复查。

三、急性喉阻塞

1. 诊断程序

（1）根据病史、症状及体征，对喉阻塞的诊断并不困难。

（2）间接喉镜、电子喉镜检查　轻者可行间接喉镜和电子喉镜等检查，以查明喉部病变情况及声门裂大小。但做检查时要注意，因咽喉部麻醉后，咳嗽反射减弱，分泌物不易咳出，可使呼吸困难加重，且有诱发喉痉挛的可能，故应做好气管切开术的准备。

2. 呼吸困难分度

① 一度：安静时无呼吸困难表现。活动或哭闹时，有轻度的吸气期呼吸困难。

② 二度：安静时也有轻度吸气期呼吸困难，吸气期喉鸣和吸气期胸廓周围软组织凹陷，活动时加重，但不影响睡眠和进食，亦无烦躁不安等缺氧症状。脉搏尚正常。

③ 三度：吸气期呼吸困难明显，喉鸣声甚响，胸骨上窝、锁骨上窝、锁骨下窝、上腹部、肋间等处软组织吸气期凹陷显著。并因缺氧而出现烦躁不安、不易入睡、不愿进食、脉搏加快等症状。

④ 四度：呼吸极度困难。由于严重缺氧和二氧化碳蓄积增多，患者坐卧不安，手足乱动，出冷汗，面色苍白或发绀，定向力丧失，心律失常，脉搏细弱，血压下降，大小便失禁等。如不及时抢救，可因窒息、昏迷及心力衰竭而死亡。

3. 吸气期呼吸困难与呼气期呼吸困难及混合性呼吸困难的鉴别

见表 6-1。

表 6-1 吸气期呼吸困难与呼气期呼吸困难及混合性呼吸困难的鉴别

病因及临床表现	吸气期呼吸困难	呼气期呼吸困难	混合性呼吸困难
病因	咽、喉、气管上段等处的阻塞性疾病，如咽后脓肿、喉炎、肿瘤、异物或白喉	小支气管阻塞性疾病，如支气管哮喘、肺气肿	气管中、下段阻塞性疾病或上、下呼吸道同事同时受累，如咽喉气管支气管炎、气管肿瘤
呼吸深度与频率	吸气运动加强，延长，频率减慢或不变	呼气运动加强，呼气运动延长，吸气运动稍加强	吸气与呼气均加强
颈、胸部软组织回陷	吸气时有明显四凹征	无四凹征	无明显四凹征，若以吸气期呼吸困难为主则有之
呼吸时伴发声音	吸气期喉喘鸣	呼气期哮鸣	除上呼吸道伴有病变者外，呼吸时一般不伴明显声音
咽喉、肺部检查	咽喉检查有阻塞性病变的体征，肺部有充气不足的体征	肺部有充气过多的体征	胸骨上窝喉可闻及气管内吸期哮鸣音

4. 氧治疗

（1）鼻管法给氧　可用细软的导尿管或特制鼻管插入前鼻孔内约 1cm，予以固定。氧气流量婴幼儿每分钟 0.5～1L，小儿每分钟 1.5～2L，成人每分钟 5～10L；氧浓度为 25%～35%。

（2）面罩法给氧　要注意保持面罩开放，不可密闭；给氧时氧流量要大，每分钟 4～5L 或以上。

5. 药物治疗

（1）镇静药　因烦躁不安而加重呼吸困难或严重影响呼吸困难缓解和呼吸功能改善者，可酌情给予镇静药。但使用不当或过量均可出现呼吸抑制或发生呼吸暂停，有时尚可因应用镇静药后造成假象，延误诊断和抢救、治疗。

① 苯巴比妥（鲁米那）：肌内注射，成人每次 0.1～0.2g，小儿每次 1～2mg/kg。

② 异丙嗪：肌内注射，成人每次 25～50mg，小儿每次 0.5～1mg。

③ 地西泮：成人口服每次 2.5～5mg，肌注、缓慢静注或静脉滴注每次 5～10mg。小儿口服每次 0.1～0.3mg/kg，肌内注射、缓慢静注或静脉滴注每次 0.25～0.5mg/kg。

（2）肾上腺皮质激素

① 泼尼松：成人每次 5～10mg，口服，每日 3～4次；儿童每日 1～2mg/kg，分 3～4 次口服。

② 醋酸可的松：成人每次 50～100mg，肌内

注射，每日 2～3 次；儿童每日 5～10mg/kg，分 2～3次肌内注射。

③ 氢化可的松：成人每次 100～200mg，儿童每日 4～8mg/kg，静脉滴注。

④ 地塞米松：口服，成人每次 0.75～1.5mg，每日 2～4 次。小儿每天 0.1～0.25mg/kg，分 3～4 次服。肌内注射或静脉滴注，成人每次 5～10mg，小儿每次 1～2.5mg。

（3）抗生素　有效使用抗生素可治疗或防治呼吸道感染。

6. 气管插管术

新生儿呼吸困难、急性感染性喉阻塞、颈部肿块压迫喉气管引起呼吸困难，可行气管插管术。

（1）根据患者年龄和个体选择适合的麻醉喉镜和气管物质插管。常用的有硅胶聚乙烯、聚氯乙烯或橡胶插管，插管的规格有 F10～F36。一般新生儿用 F10～F12，1 岁以内用 F13～F16，1～2 岁用 F17～F20，3～4 岁用 F20～F22，5～6 岁用 F22～F24，7～9 岁用 F24～F26，10～14 岁用 F26～F28；成年女性用 F30～F34，成年男性用 F34～F36。

（2）方法

① 麻醉：一般用 1%～2%丁卡因喷咽、喉部表面麻醉，紧急情况或小儿可不用麻醉。

② 经口插管：用纱布垫在上切牙处，以保护

牙齿。术者左手持麻醉喉镜进入咽喉部，窥及会厌，暴露声门，右手持有金属管芯的插管，经喉插入气管。确定已插入气管中后，拔出管芯，调整好适宜深度后，导管和牙垫固定于颊部。

③ 经鼻插管：选用合适的插管，将涂抹润滑剂的插管经鼻腔进入鼻咽、口咽喉插入气管。如遇到困难，可加用麻醉喉镜在明视下，将插管经声门插入。

7. 气管切开术

喉部肿物等引起的二度及以上或任何原因引起的三度、四度喉阻塞，均需行气管切开术。

① 选用合适的气管套管：见表 6-2。

表 6-2 气管套管

号别	00	0	1	2	3	4	5	6
内径/mm	4.0	4.5	5.5	6.0	7.0	8.0	9.0	10
长度/mm	40	50	55	60	65	70	75	80
适用年龄	1～5个月	1岁	2岁	3～5岁	6～12岁	13～18岁	成年女子	成年男子

② 体位：一般取仰卧位，垫肩、头后仰，保持正中位（下颏、喉结及胸骨上切迹三点成一直线），严格保持在正中位上，便于气管的暴露。若

呼吸困难严重、不能仰卧时，可取半卧位或坐位。

③ 麻醉：一般用局麻。颈前皮下浸润麻醉。对于儿童，为避免挣扎和消除恐惧，减少手术意外的发生，可采用全麻。

④ 切口

a. 纵切口：颈前正中，自环状软骨下缘至胸骨上窝一横指处。

b. 横切口：在环状软骨下约 3cm 处，沿颈前皮肤横纹做 4～5cm 切口，切开皮肤、皮下及颈阔肌后，向上下分离。

⑤ 分离颈前带状肌：将颈深筋膜在两侧胸骨舌骨肌之间切开，胸骨舌骨肌及胸骨甲状肌自中线用血管钳纵行钝性分离，然后从两侧用相等力量牵开，保持气管位于切口正中，并经常用左手食指探触气管环，以防止气管被牵拉移位。

⑥ 暴露气管：牵开肌肉后，可看到气管前筋膜，甲状腺峡部一般遮盖于第 2～3 气管环的前面，如妨碍气管的暴露，可甲状腺前筋膜下缘于气管前筋膜之间稍加分离，然后向上或向下将峡部牵开，气管前壁即可清除暴露。

⑦ 切开气管：尖形刀片自下向上切开 3～4 环。可于切开气管前，先用注射器刺入气管环间隙，注入 1% 地卡因数滴于气管内，以免气管切开后发生剧烈咳嗽。

⑧ 插入气管套管：气管切开后，须迅速用撑

开器将气管切口撑开，若有分泌物自切口咳出，可用吸痰器吸除，再插入合适的气管套管。插入套管前要取出内管，套入管芯，插入后迅速取出管芯，即有分泌物和气流自套管喷出，吸尽分泌物并将内管套上、固定。

⑨ 固定套管。

⑩ 缝合切口：如皮肤切口较长，可将套管上方的创口缝合 1～2 针，套管下方不予缝合，以免发生皮下气肿，并便于伤口引流。

8. 环甲膜切开术

摸清甲状软骨和环状软骨的位置，于甲状软骨、环状软骨间隙做一 3～4cm 横行皮肤切口，并分离颈前肌层，迅速行环甲膜处横切口，长约 1cm，直至喉腔完全切通，用止血钳撑开，插入气管套管。插管时间不宜超过 48h。

四、突发性聋

1. 诊断

（1）有在数分钟、数小时或一天之内听力下降至最低点的病史。

（2）听力测试

① 纯音听阈测试：纯音听力曲线示感音神经性聋，大多为中度或重度聋。可为高频下降为主的下降型，或以低频下降为主的上升型，也可呈平坦型曲线。听力损失严重者可出现岛状曲线。

② 重振试验阳性，自描听力曲线多为Ⅱ型或

Ⅲ型。

③ 声导抗测试：鼓室导抗图正常。镫骨肌反射阈降低，无病理性衰减。

④ 耳蜗电图及听性脑干诱发电位示耳蜗损害。

2. 治疗

（1）糖皮质激素　泼尼松冲击治疗，成人60mg/d，5天后逐渐减量，一般10天为一疗程。

（2）改善血液流变学、扩管及纤溶治疗

① 10%右旋糖酐40 500mL，静脉滴注，5～7天。

② 活血化瘀中药：如复方丹参8～16mL/d，川芎嗪40～80mg/d，葛根黄酮400mg/d静脉滴注。

③ 钙通道阻滞剂：如尼莫地平30mg，每日2～3次；氟桂利嗪5mg，每日1次。

④ 组胺衍生物：贝他定4～8mg，每日3次；敏使朗6～12mg，每日3次。

⑤ 抗血栓形成剂和促血栓降解剂：可选用东菱克栓酶（单一成分巴曲霉BAM）等治疗，但应住院用药，动态监测患者凝血功能状态。

（3）抗病毒治疗　在有直接病毒感染证据时可采用。

（4）低钠饮食　有利于减轻可能的膜迷路积水。

（5）混合氧或高压氧舱治疗　临床观察到有一

定疗效，但尚有争议。

（6）其他 银杏制剂、维生素类，以及改善内耳能量代谢的药物等。

五、眼外伤

1. 诊断程序

（1）全面询问病史 病史中的许多信息，对分析和判断伤情、决定如何紧急或后续处置、估计预后十分重要。因此，应该根据情况，详细了解如下情况：何时怎样受伤，致伤性质，有否异物进入；是否合并系统性损伤；受伤前及伤后即刻视力，视力丧失是迅速还是缓慢发生；经何急诊处置（TAT注射、抗生素）等。

（2）眼部检查 评估视力、瞳孔反应、眼球运动，有无传入性瞳孔障碍等。用裂隙灯或手电光（放大镜下）依次检查：眼表有无异物、出血和擦伤；有无异物入口、前房积血、虹膜损伤及嵌顿、白内障等。有时巩膜伤口会被出血的结膜掩盖。可能时，测眼压。用直接或间接检眼镜检查眼底，在没有出现虹膜粘连、白内障，玻璃体积血未散开或感染未发展之前，可发现眼后段穿通伤口或眼内异物。

若没有眼球损伤，可详细检查眼睑及穹隆部；若怀疑眼球破裂，应用眼罩保护，不要强行分开眼睑，以免造成再次损伤。若眼睑严重肿胀，最好手术时再检查。对儿童或不合作者应在麻醉下检查。

检查时注意避免再次损伤。应对每个病例做照相记录。

（3）疑有异物、眶骨骨折或眼球破裂，做CT、B型超声波等影像学检查。

2. 钝挫伤

（1）角膜挫伤　角膜上皮擦伤有明显疼痛、畏光和流泪，伴视力减退。上皮缺损区荧光素着色；若发生感染，可引起角膜溃疡。可涂抗生素眼膏后包扎，促进上皮愈合。角膜基质层水肿、增厚及浑浊，后弹力层皱褶。可呈局限性。可点糖皮质激素滴眼液，或试用高渗液（如50%葡萄糖液）点眼。必要时用散瞳药。

（2）前房积血

① 卧床休息，半卧位。

② 点用糖皮质激素眼液5天。

③ 扩瞳可增加再出血危险。5天后可散瞳。

④ 眼压升高时，应用降眼压药物。

⑤ 每日观察积血的吸收。积血多，吸收慢，尤其有暗黑色血块时，伴眼压升高，经药物治疗眼压在5～7天不能控制，应做前房冲洗术或凝血块切除术，以避免角膜血染和视神经损害。

（3）晶状体挫伤

① 晶状体脱位或半脱位由悬韧带全部或部分断裂所致。部分断裂时，晶状体向悬韧带断裂的相对方向移位。在瞳孔区可见部分晶状体赤道部，可

有虹膜震颤、散光或单眼复视。

②晶状体全脱位时，可向前脱入前房或嵌顿于瞳孔区，引起急性继发性青光眼和角膜内皮损伤；向后脱入玻璃体，此时前房变深，虹膜震颤，出现高度远视。如果角巩膜部破裂，晶状体也可脱位于球结膜下。

③晶状体嵌顿于瞳孔或脱入前房，需急诊手术摘除。晶状体半脱位时，可试用眼镜矫正散光，但效果差。晶状体脱入玻璃体，可引起继发性青光眼、视网膜脱离等并发症，可行玻璃体手术切除。

（4）眼球破裂

①应就地立即用硬纸板一类的物品（如纸杯的1/3底部）遮盖固定，以暂时性保护眼球，而不应试图分开眼睑做检查。

②手术前不宜点用睫状肌麻醉药或抗生素，以避免眼内毒性。同时，避免一切影响局部或全身麻醉的举措。

③急诊做初期眼球缝合术，术后使用抗生素和糖皮质激素，以控制感染和创伤性炎症反应。除非眼球结构完全破坏，无法将眼球缝合，一般不应做初期眼球摘除术。

3. 眼球穿通伤

（1）治疗原则　①初期缝合伤口，恢复眼球完整性；②防治感染等并发症；③必要时行二期手术。

(2) 伤口处理

① 单纯性角膜伤口，前房存在，可不缝合，包扎伤眼。大于 3mm 以上，多需做显微手术严密缝合，恢复前房。

② 复杂性角膜伤口，有虹膜嵌顿时，用抗生素溶液冲洗，还纳眼内；不能还纳时（严重破坏、缺血、伤后超过 24h），可予剪除。仔细缝合角膜伤口。

③ 对角巩膜伤口，先缝合角膜缘一针，再缝合角膜，然后缝合巩膜。脱出的睫状体应予复位。脱出的晶状体和玻璃体予以切除。

④ 对巩膜伤口，应自前向后边暴露，边缝合。必要时暂时性离断直肌。贯通伤的出口多不能缝合，由其自闭。

(3) 治疗外伤后炎症和防治感染　常规注射抗破伤风血清，全身应用抗生素和糖皮质激素。抗生素眼液频繁点眼，并用散瞳药。

4. 眼睑外伤

① 眼睑瘀血和肿胀较明显时，可在伤后 48h 内冷敷，以后热敷。

② 眼睑裂伤应尽早清创缝合，尽量保留组织，不可切去皮肤，注意功能和美容效果。对全层裂伤应严格分层对位缝合，以减轻瘢痕形成和睑畸形。

③ 伴有提上睑肌断裂时应修复，以免上睑下垂。伴有泪小管断裂时，应争取做泪小管吻合术，然后缝合眼睑。

④ 应注射 TAT 和抗生素。

5. 酸碱化学伤

① 争分夺秒地在现场彻底冲洗眼部，是处理酸碱烧伤的最重要一步。及时彻底冲洗能将烧伤减到最低程度。应立即就地取材，用大量清水或其他水源反复冲洗，冲洗时应翻转眼睑，转动眼球，暴露穹窿部，将结膜囊内的化学物质彻底洗出。应至少冲洗 30min 以上。送至医疗单位后，根据时间早晚也可再次冲洗，并检查结膜囊内是否还有异物存留。也可进行前房穿刺术。

② 局部和全身应用抗生素控制感染。1%阿托品每日散瞳。点用降眼压药。局部或全身使用糖皮质激素，以抑制炎症反应和新生血管形成。但在伤后 2 周内，角膜有溶解倾向，应停用。维生素 C 阻止角膜溶解的作用有限。0.5% EDTA（依地酸钠）可用于石灰烧伤病例。在 2 周内都应点用降眼压药。

③ 切除坏死组织，防止睑球粘连。如果球结膜有广泛坏死，或角膜上皮坏死，可做早期切除。

④ 应用胶原酶抑制剂，防止角膜穿孔。可用 2.5%～5%半胱氨酸点眼；全身应用四环素类药物，每次 0.25g，每日 4 次。可点用自家血清、纤

维连接蛋白等。

　　6. 眼部热烧伤

　　① 对轻度热烧伤，局部点用散瞳药及抗生素眼液。

　　② 严重的热烧伤应除去坏死组织，处理大致同严重碱烧伤。

　　③ 有角膜坏死时，可行角膜移植，或带角膜缘上皮的全角膜板层移植。

　　7. 紫外线损伤

　　对症处理，减轻疼痛，可涂抗生素眼膏包扎。

六、眼异物伤

　　1. 结膜异物

　　常见的有灰尘、煤屑等，多隐藏在睑板下沟、穹窿部及半月皱襞。异物摩擦角膜会引起刺激症状。可在用表面麻醉药点眼后，用无菌湿棉签拭出异物，然后点抗生素滴眼液。

　　2. 角膜异物

　　① 以铁屑、煤屑较多见，有明显刺激症状，如刺痛、流泪、眼睑痉挛等。铁质异物可形成锈斑。植物性异物容易引起感染。

　　② 对角膜浅层异物，可在表面麻醉下用生理盐水湿棉签拭去。

　　③ 较深的异物可用无菌注射针头剔除。如有锈斑，尽量一次刮除干净。

　　④ 对多个异物可分期取出，即先取出暴露的

浅层异物，对深层的异物暂不处理。

⑤ 若异物较大，已部分穿透角膜进入前房，立行显微手术摘除异物。挑取异物时应严格执行无菌操作，否则有引起化脓性角膜溃疡的危险。异物取出后，点抗生素滴眼液或眼膏。

第七章

常用急诊操作

一、腹腔穿刺术

1. 目的

①明确腹腔积液的性质，找出病原，协助诊断。②适量抽出腹水，以减轻患者腹腔内的压力，缓解腹胀、胸闷、气急、呼吸困难等症状，减少静脉回流阻力，改善血液循环。③向腹膜腔内注入药物。④注入一定量的空气（人工气腹）以增加腹压，使膈肌上升，间接压迫两肺，减小肺活动幅度，促进肺空洞的愈合，在肺结核空洞大出血时，人工气腹可作为一项止血措施。

2. 禁忌证

①广泛腹膜粘连者。②有肝性脑病先兆、包虫病及巨大卵巢囊肿者。③大量腹水伴有严重电解质紊乱者禁忌大量放腹水。④精神异常或不能配合者。

3. 方法

（1）术前指导

① 穿刺前排空小便，以免穿刺时损伤膀胱。腹穿一般无特殊不良反应。

② 穿刺时根据患者情况采取适当体位，如坐位、半坐卧位、平卧位、侧卧位，根据体位选择适

宜穿刺点。

③ 向患者解释一次放液量过多可导致水盐代谢紊乱及诱发肝昏迷，因此要慎重。大量放液后需束以多头腹带，以防腹压骤降，内脏血管扩张而引起休克。放液前后遵医嘱测体重、量腹围，以便观察病情变化。

④ 在操作过程中若感头晕、恶心、心悸、呼吸困难，应及时告知医护人员，以便及时处理。

（2）术前准备

① 操作室消毒。

② 核对患者姓名，查阅病历、腹部平片及相关辅助检查资料。

③ 清洁双手（双手喷涂消毒液或洗手）。

④ 做好患者的思想工作，向患者说明穿刺的目的和大致过程，消除患者顾虑，争取充分合作。

⑤ 测血压、脉搏、量腹围、检查腹部体征。

⑥ 术前嘱患者排尿，以防刺伤膀胱。

⑦ 准备好腹腔穿刺包、无菌手套、口罩、帽子、2%利多卡因、5mL注射器、20mL注射器、50mL注射器、消毒用品、胶布、盛器、量杯、弯盘、500mL生理盐水、腹腔内注射所需药品、无菌试管数只（留取常规、生化、细菌、病理标本）、多头腹带、靠背椅等。

⑧ 戴好帽子、口罩。

⑨ 引导患者进入操作室。

（3）操作步骤

① 部位选择

a. 脐与耻骨联合上缘间连线的中点上方 1cm、偏左或右 1～2cm，此处无重要器官，穿刺较安全。此处无重要脏器且容易愈合。

b. 左下腹部穿刺点：脐与左髂前上棘连线的中 1/3 与外 1/3 交界处，此处可避免损伤腹壁下动脉，肠管较游离不易损伤。放腹水时通常选用左侧穿刺点，此处不易损伤腹壁动脉。

c. 侧卧位穿刺点：脐平面与腋前线或腋中线交点处。此处穿刺多适于腹膜腔内少量积液的诊断性穿刺。

② 体位参考：根据病情和需要可取坐位、半卧位、平卧位，并尽量使患者舒服，以便能够耐受较长的操作时间。对疑为腹腔内出血或腹水量少者行实验性穿刺，取侧卧位为宜。

③ 穿刺层次

a. 下腹部正中旁穿刺点层次：皮肤、浅筋膜、腹白线或腹直肌内缘（如旁开 2cm，也有可能涉及腹直肌鞘前层、腹直肌）、腹横筋膜、腹膜外脂肪、壁腹膜，进入腹膜腔。

b. 左下腹部穿刺点层次：皮肤、浅筋膜、腹外斜肌、腹内斜肌、腹横肌、腹横筋膜、腹膜外脂肪、壁腹膜，进入腹膜腔。

c. 侧卧位穿刺点层次：同左下腹部穿刺点

层次。

④ 穿刺术

a. 消毒、铺巾

ⓐ 用碘伏在穿刺部位自内向外进行皮肤消毒，消毒范围直径约15cm，待碘伏晾干后，再重复消毒一次。

ⓑ 解开腹穿包包扎带，戴无菌手套，打开腹穿包（助手），铺无菌孔巾，并用无菌敷料覆盖孔巾有孔部位。

ⓒ 术前检查腹腔穿刺包物品是否齐全：8号或9号带有乳胶管的腹腔穿刺针、小镊子、止血钳、输液夹子、纱布、孔巾。

b. 局部麻醉：术者核对麻药名称及药物浓度，助手撕开一次性使用注射器包装，术者取出无菌注射器，助手掰开麻药安瓿，术者以5mL注射器抽取麻药2mL，自皮肤至腹膜壁层以2%利多卡因做局部麻醉。麻醉皮肤局部应有皮丘，注药前应回抽，观察无血液、腹水后，方可推注麻醉药。

c. 穿刺：术者左手固定穿刺部皮肤，右手持针经麻醉处垂直刺入腹壁，待针锋抵抗感突然消失时，示针尖已穿过腹膜壁层，助手戴手套后，用消毒血管钳协助固定针头，术者抽取腹水，并留样送检。诊断性穿刺，可直接用20mL或50mL注射器及适当针头进行。大量放液时，可用8号或9号针头，并于针座接一橡皮管，以输液夹子调整速度，将腹水引入容器中记录量并送化验检查。

d. 术后处理

ⓐ 抽液完毕，拔出穿刺针，穿刺点用碘伏消毒后，覆盖无菌纱布，稍用力压迫穿刺部位数分钟，用胶布固定，测量腹围、脉搏、血压，检查腹部体征。如无异常情况，送患者回病房，嘱患者卧床休息。观察术后反应。

ⓑ 书写穿刺记录。

e. 进针技术与失误防范

ⓐ 对诊断性穿刺及腹膜腔内药物注射，选好穿刺点后，穿刺针垂直刺入即可。但对腹水量多者的放液，穿刺针自穿刺点斜行方向刺入皮下，然后再使穿刺针与腹壁呈垂直方向刺入腹膜腔，以防腹水自穿刺点滑出。

ⓑ 定位要准确，左下腹穿刺点不可偏内，避开腹壁下血管，但又不可过于偏外，以免伤及旋髂深血管。

ⓒ 进针速度不宜过快，以免刺破漂浮在腹水中的乙状结肠、空肠和回肠，术前嘱患者排尿，以防损伤膀胱。进针深度视患者具体情况而定。

ⓓ 放腹水速度不宜过快，量不宜过大。初次放腹水者，一般不要超过 5000mL（但有腹水浓缩回输设备者不限此量），并在 2h 以上的时间内缓慢放出，放液中逐渐紧缩已置于腹部的多头腹带。

ⓔ 注意观察患者的面色、呼吸、脉搏及血压

变化，必要时停止放液并及时处理。

⑥ 术后卧床休息24h，以免引起穿刺伤口腹水外渗。

4. 注意事项

① 有肝性脑病先兆者；禁忌腹腔穿刺放腹水。

② 术中密切观察患者，如有头晕、心悸、恶心、气短、脉搏增快及面色苍白等，应立即停止操作，并进行适当处理。

③ 放液不宜过快、过多，肝硬化患者一次放液一般不超过3000mL，过多放液可诱发肝性脑病和电解质紊乱。放液过程中要注意腹水的颜色变化。

④ 放腹水时若流出不畅，可将穿刺针稍做移动或稍变换体位。

⑤ 术后嘱患者平卧，并使穿刺孔位于上方以免腹水继续漏出；对腹水量较多者，为防止漏出，在穿刺时即应注意勿使自皮肤到腹膜壁层的针眼位于一条直线上，方法是当针尖通过皮肤到达皮下后，即在另一手协助下，稍向周围移动一下穿刺针头，尔后再向腹腔刺入。如遇穿刺孔继续有腹水渗漏时，可用蝶形胶布或火棉胶粘贴。大量放液后，需束以多头腹带，以防腹压骤降、内脏血管扩张引起血压下降或休克。

⑥ 注意无菌操作，以防止腹腔感染。

⑦ 放液前后均应测量腹围、脉搏、血压，检查腹部体征，以视察病情变化。

二、胸腔穿刺术

1. 适应证

① 外伤性血气胸。

② 诊断性穿刺。

③ 胸腔积液。

2. 禁忌证

① 病情垂危者。

② 有严重出血倾向，大咯血。

③ 严重肺结核及肺气肿者。

3. 操作步骤

① 患者反向坐在椅子上，健侧臂置于椅背，头枕臂上，病侧臂伸过头顶。或取斜坡卧位，病侧手上举，枕于头下或伸过头顶，以张大肋间。

② 穿刺部位宜取实音处。一般在肩胛角下第7～8肋间或腋中线第5～6肋间穿刺。包裹性积液者，应根据叩诊实音区、X线或超声波检查定位穿刺。

③ 进针应沿下一根肋骨上缘缓慢刺入。当穿过壁层胸膜时，针尖抵抗感突然消失，然后接上注射器，放开夹住胶管的钳子后即可抽液。注射器卸离乳胶管时，应将管子夹闭，以防空气进入。

④ 抽液结束后拔出针头，用无菌纱布盖口固定。

4. 注意事项

① 抽吸液体时不可过快、过多，第一次抽吸液量不超过 700mL，以后每次一般不超过 1000mL。

② 局部麻醉应充分固定好穿刺针，避免刺破肺组织。夹紧乳胶管，避免气体进入胸腔。

③ 穿刺过程中患者出现头晕、面色苍白、出汗、心悸、气短时，立即停止操作并给予适当处理。

④ 抽液后患者应卧床休息，必要时复查胸透，观察有无气胸并发症。

三、心包腔穿刺术

1. 术前准备

① 仪表端庄，衣帽整齐。

② 操作前应了解患者的基本情况，向患者或家属解释心包腔穿刺术的目的和必要性，取得充分理解与合作，征得患者及其家属的同意，并在手术同意书上签字。

③ 嘱患者在穿刺过程中切勿咳嗽或深呼吸，精神紧张者可于术前半小时服地西泮（安定）10mg 或可待因 0.03g。

④ 行肢导联心电监护。

⑤ 用物准备：无菌心包腔穿刺包、无菌橡皮手套、无菌纱布和胶布、消毒棉签、2%利多卡因注射液或1%普鲁卡因（需做皮试）、2%碘酒或碘

伏、75％乙醇、治疗盘、甲紫、无菌收集瓶等。

2. 操作步骤

① 患者取坐位或半卧位，以手术巾盖住面部，仔细叩出心浊音界，选好穿刺点。常用心尖部穿刺点，据膈位置高低而定，一般在左侧第 5 肋间或第 6 肋间心浊音界内 2.0cm 左右；也可在剑突与左肋弓缘夹角处进针。

② 常规消毒局部皮肤，术者及助手均戴无菌手套、铺洞巾。自皮肤至心包壁层以 2％利多卡因做局部麻醉。

③ 术者持针穿刺，助手以血管钳夹待与其连接之导液橡皮管。在心尖部进针时，应使针自下而上，向脊柱方向缓慢刺入；剑突下进针时，应使针体与腹壁成 30°～40°角，向上、向后并稍向左刺入心包腔后下部。待针锋抵抗感突然消失时，示针已穿过心包壁层，同时感到心脏搏动，此时应稍退针，以免划伤心脏。助手立即用血管钳夹住针体固定深度，术者将注射器接于橡皮管上，尔后放松橡皮管上止血钳，缓慢抽吸，记取液量，留标本送检。

3. 注意事项

① 严格掌握适应证。因此术有一定危险性，应由有经验医师操作或指导，并应在心电图监护下进行穿刺，较为安全。

② 术前需进行心脏超声检查，确定液平段大

小与穿刺部位，选液平段最大、距体表最近点作为穿刺部位，或在超声显像指导下进行穿刺抽液更为准确、安全。

③ 术前应向患者做好解释，消除顾虑，并嘱其在穿刺过程中切勿咳嗽或深呼吸。术前半小时可服地西泮 10mg 与可待因 0.03g。

④ 麻醉要完善，以免因疼痛引起神经源性休克。

⑤ 抽液量第一次不宜超过 100～200mL，以后再渐增到 300～500mL。抽液速度勿快，过快、过多抽液使大量血回心可导致肺水肿。

⑥ 如抽出鲜血，立即停止抽吸，并严密观察有无心脏压塞出现。

⑦ 取下空针前夹闭橡皮管，以防空气进入。

⑧ 术中、术后均需密切观察呼吸、血压、脉搏等的变化。

四、环甲膜穿刺术

1. 适应证

注射表面麻醉药。为喉、气管内其他操作做准备；注射治疗药物；导引支气管留置给药管，缓解喉梗阻；湿化痰液。

2. 禁忌证

有出血倾向。

3. 用品

7～9 号注射针头或用作通气的粗针头，无菌注射器，1％丁卡因（地卡因）溶液或所需的治疗药物，必要时准备支气管留置给药管（可用输尿管导管代替）。

4. 操作步骤

（1）术前准备　向患者说明施行环甲膜穿刺术的目的，消除不必要的顾虑。检查穿刺用品是否齐全。

（2）穿刺步骤

① 患者平卧或斜坡卧位，头后仰。

② 环甲膜前的皮肤按常规用碘酊及乙醇消毒。

③ 左手食指和拇指固定环甲膜处的皮肤，右手持注射器垂直刺入环甲膜，到达喉腔时有落空感，回抽注射器有空气抽出。

④ 固定注射器于垂直位置，注入1％丁卡因溶液1mL，然后迅速拔出注射器。

⑤ 再按照穿刺目的进行其他操作。

⑥ 穿刺点用消毒干棉球压迫片刻。

⑦ 若经针头导入支气管留置给药管，则在针头退出后，用纱布包裹并固定。

5. 注意事项

① 穿刺时进针不要过深，避免损伤喉后壁黏膜。

② 必须回抽有空气，确定针尖在喉腔内才能注射药物。

③ 注射药物时嘱患者勿吞咽及咳嗽，注射速

要快，注射完毕后迅速拔出注射器及针头，以消毒干棉球压迫穿刺点片刻。针头拔出以前应防止喉部上下运动，否则容易损伤喉部的黏膜。

④ 注入药物应以等渗盐水配制，pH 要适宜，以减少对气管黏膜的刺激。

⑤ 如穿刺点皮肤出血，干棉球压迫的时间可适当延长。

⑥ 术后如患者咳出带血的分泌物，嘱患者勿紧张，一般均在 1~2 天即消失。

五、气管内插管术

1. 经口腔明视插管

先将患者头向后仰，若患者口未张开，可用右手拇指对着下牙列，食指对着上齿列，以旋转力量启开口腔。左手持喉镜自右口角放入口腔，将舌推向左方，徐徐向前推进，显露腭垂（悬雍垂），再略向前深入，使弯形喉镜窥视片前端进入舌根与会厌角内，然后依靠左臂力量将喉镜向上、向前提起，增加舌骨会厌韧带的张力即可显露声门。如系直型喉镜，其前端应挑起会厌软骨，显露声门。当声门暴露清楚后，右手执导管后端，使其前端自右口角进入口腔，使气管导管开口接近声门，以旋转的力量轻轻将导管旋入声门，再将导管送入气管内3~5cm，安置牙垫，拔出喉镜。患者若有自主呼吸，观察导管外端有无气体进出，连接麻醉机后，观察麻醉机呼吸囊随患者呼吸有无张缩；如果患者呼吸已经停止，经麻醉机呼吸囊自导管外端吹入气体，观察患者胸部是否有起伏运动，并用听诊器听诊双肺呼吸音是否出现，有条件者应监测呼气末二氧化碳分压，证实导管位置准确无误后，于口腔外将牙垫与气管内导管联为一体，并固定于上下唇皮肤上。

2. 经鼻腔盲探插管

应首先检查鼻腔通畅无异常，插管过程中需保留患者自主呼吸，根据插管时经导管呼出气流的强弱判断导管的位置。插管前鼻腔内滴入麻黄碱使鼻腔黏膜血管收缩，以减少导管通过鼻腔时引起鼻腔内出血。选用合适管径的气管内导管，在导管外部涂上液状石蜡或局麻药膏，右手持管，将导管自鼻孔缓慢送入。当导管前端出鼻后孔接近喉部时，麻醉科医师以耳接近导管外端，随时了解呼出气流的强度，同时左手适当地改变患者头的位置，使气管内导管尖端接近声门，在导管外端探寻到最大通气声时，表明气管内导管的尖端已达声门。随呼吸时相，在呼气或吸气（声门张开）时将导管插入气管。如果气管内导管进入声门后，经导管呼出气流强，有时患者出现呛咳，接麻醉机后可见呼吸囊随患者呼吸而张缩。在盲探插管困难时，应借助纤维喉镜或纤维支气管镜完成气管内插管。

六、静脉切开术

1. 适应证

① 病情紧急如休克、大出血等，急需快速大量输血、输液而静脉穿刺有困难时。

② 需较长时间维持静脉输液，而表浅静脉和深静脉穿刺有困难或已阻塞者。

③ 施行某些特殊检查如心导管检查、中心静脉压测定等。

2. 禁忌证

静脉周围皮肤有炎症或有静脉炎、已有血栓形成或有出血倾向者。

3. 用品及准备

无菌静脉切开包，清洁盘及常规消毒用品，输液器材。

4. 操作步骤

一般选择四肢表浅静脉切开，最常用的是内踝前或卵圆窝处大隐静脉。以内踝前大隐静脉切开为例。

① 患者仰卧位，术侧下肢外旋，静脉切开部位皮肤常规消毒，铺无菌洞巾，用普鲁卡因或利多卡因做局部麻醉。

② 在内踝前上方3cm处，横行切开皮肤，长2～2.5cm。

③ 用小弯止血钳分离皮下组织，将静脉挑出并在静脉下穿过细丝线2根，用1根先结扎静脉远侧端，暂不剪断丝线，留作安置导管时作牵引用。

④ 牵引远侧丝线将静脉提起，用小剪刀在静

脉壁上剪一"V"形切口，以无齿镊夹起切口上唇静脉壁，将静脉切开导管快速插入静脉腔，深约5cm，结扎近侧丝线，并将导管缚牢。将备好之输液器接头与导管连接，观察液体输入是否畅通及有无外渗。

⑤ 剪去多余丝线，缝合皮肤切口。用1根皮肤缝线环绕导管结扎固定，以防滑脱。外用无菌敷料覆盖，胶布固定。

⑥ 不再使用时，消毒，剪断结扎线，拔出导管，局部加压，覆盖纱布包扎，胶布固定。术后7天拆除皮肤缝线。

5. 注意事项

① 切口不可太深，以免损伤血管。

② 分离皮下组织时应仔细，以免损伤静脉。

③ 剪开静脉壁时，剪刀口应斜向近心端，且不可太深，以免剪断静脉。

④ 静脉切开导管插入静脉前，应用无菌生理盐水冲洗干净，并充满液体，以防空气窜入。

⑤ 注意无菌技术，慎防感染。导管留置时间一般不超过3天，如系硅胶管，留置时间可稍长。如无禁忌，可每日定时用小剂量肝素溶液冲洗导管。若发生静脉炎，应立即拔管。

七、洗胃术

1. 操作方法

(1) 备齐用物，携至患者床旁，向患者或家属解释，取得合作。

（2）协助患者取坐位、斜坡卧位或侧卧于床边。有活动义齿应先取出。将治疗巾及橡胶围裙围于胸前，并予以固定。污水桶放于头部床下，置弯盘于患者口角处。

（3）胃管前段涂液状石蜡，经口腔或鼻腔将胃管缓慢送入胃内（方法见鼻饲法），先抽尽胃内容物，必要时留取本送检验。

（4）证实胃管确在胃内后，即可洗胃。

① 漏斗洗胃法

a. 将漏斗放置低于胃部的位置，挤压橡皮球，抽尽胃内容物。

b. 抬高漏斗距口腔 30～50cm，徐徐倒入洗胃液 300～500mL（小儿酌减），当漏斗内尚有少量溶液时，速将漏斗倒转并低于胃部水平以下，利用虹吸作用引出胃内液体，使其流入污水桶内。如液体不能顺利流出，可将胃管中段的皮球加压吸引（先将皮球前端胃管反折，然后压闭皮球，再放开胃管）。

c. 胃内溶液流完后，再抬高漏斗。如此反复灌洗，直至洗出液与灌洗液相同为止。

② 注洗器或注射器洗胃法：用注洗器或注射器接胃管吸尽胃内容物后，注入洗胃液约 200mL左右，再抽出弃去，反复冲洗，直至洗净为止。

③ 自动洗胃机洗胃法：将配好的洗胃液置清

洁溶液桶（瓶）内。将洗胃机上的药液管一端放入溶液桶内液面以下，出水管的一端放入污水桶（瓶）内，胃管的一端和患者洗胃管相连接。调节好液量大小，接通电源后按"手吸"键，吸出胃内容物，再按"自动"键，机器开始对胃进行自动冲洗。待冲洗干净后，按"停机"键。

（5）洗毕，反折胃管迅速拔出，以防管内液体误入气管。帮助患者漱口、洗脸，安卧休息。

（6）整理用物并消毒，记录灌洗液及洗出液总量及性质。

2. 注意事项

① 吞入腐蚀性毒物（如强酸、强碱），新近上消化道出血，食管或贲门狭窄或梗阻，主动脉弓瘤患者，均禁忌洗胃。

② 当中毒性质不明时，应抽出胃内容物送验，洗胃液可选用温开水或等渗盐水，待毒物性质明确后，再采用对抗剂洗胃。

③ 每次灌入量以 $300\sim500mL$ 为限。如灌入量过多，有导致液体从口鼻腔内涌出而引起窒息的危险，并可使胃内压上升，增加毒物吸收；可引起迷走神经兴奋，导致反射性心跳骤停。心肺疾病患者更应慎重。

④ 洗胃过程中如有阻碍、疼痛、流出液有较多鲜血或出现休克现象，应立即停止施行洗胃。洗胃过程中随时观察患者呼吸、血压、脉搏的变化，

并做好详细记录。

⑤ 幽门梗阻患者洗胃，须记录胃内滞留量（如洗胃液 2000mL，洗出液为 2500mL，则胃内滞留量为 500mL）。服毒患者洗胃后，可酌情注入 50%硫酸镁 30～50mL 或 25%硫酸钠 30～60mL 导泻。

⑥ 用自动洗胃机洗胃，使用前必须接妥地线，以防触电，并检查机器各管道衔接是否正确，是否接牢，运转是否正常。打开控制台上的按钮向胃内注入洗胃液的同时观察正压表（一般压力不超过 40kPa），并观察洗胃液的出入量。如有水流不畅，进、出液量相差较大，可交替按"手冲"和"手吸"两键，进行调整。用毕及时清洗。

八、除颤术

1. 适应证

适用于心跳骤停、心室颤动的抢救治疗。

2. 操作步骤

① 备齐用物至床旁，打开电源。

② 患者去枕平卧于硬板床。暴露患者胸部，必要时建立心电监护。判断患者心律失常类型。

③ 迅速开放气道，放置口咽管或气管插管，人工呼吸。在准备除颤仪的同时，给予持续胸外心脏按压。

④ 将除颤仪设置为非同步状态。将两个电极板涂以导电膏，选择合适的能量（成人首次 200J，

第 2 次 200~300J，第 3 次 360J）。

⑤ 首次充电能量 200W·s。充电完毕时，大声嘱其他人员离开患者、病床。

⑥ 放置电极板于合适位置（胸骨右缘第 2 肋间——心尖部；左腋前线第 5 肋间——心底部），紧贴皮肤。两手同时按下两个电极板下的放电键。

⑦ 首次除颤后观察并记录即刻心电图。如室颤持续存在，可立即重新充电，能量递增（200W·s、200~300W·s、360W·s），重复步骤，直至转复成功或停止抢救。

⑧ 如心电监测显示为心电静止，立即给予肾上腺素静脉注射。

⑨ 操作完毕，将能量开关回复至零位。

⑩ 转复过程中与转复成功后，均须严密监测并记录心律/心率、呼吸、血压、神志等病情变化。

3. 注意事项

① 时时检查除颤器性能，及时充电。

② 导电胶涂抹要均匀，防止皮肤灼伤。

③ 放电除颤时，注意患者和其他人、物绝缘。

④ 对于能明确区分 QRS 和 T 波的室速，应进行同步电复律；无法区分者，采用非同步电除颤。

⑤ 同步电复律通常遵医嘱选择稍低的起始能量，选择能量前应按下"同步"键。